양압기 혁명

양압기 혁명

양압기로 코골이 수면무호흡증을 정복하라!

초 판 1쇄 2024년 06월 14일

지은이 홍욱희
펴낸이 류종렬

펴낸곳 미다스북스
본부장 임종익
편집장 이다경, 김가영
디자인 윤가희, 임인영
책임진행 김요섭, 이예나, 안채원, 임윤정

등록 2001년 3월 21일 제2001-000040호
주소 서울시 마포구 양화로 133 서교타워 711호
전화 02) 322-7802~3
팩스 02) 6007-1845
블로그 http://blog.naver.com/midasbooks
전자주소 midasbooks@hanmail.net
페이스북 https://www.facebook.com/midasbooks425
인스타그램 https://www.instagram.com/midasbooks

ⓒ 홍욱희, 미다스북스 2024, *Printed in Korea*.

ISBN 979-11-6910-684-9 03510

값 19,000원

미다스북스는 다음세대에게 필요한 지혜와 교양을 생각합니다.

양압기 혁명

양압기로
코골이
수면무호흡증을
정복하라!

홍욱희 지음

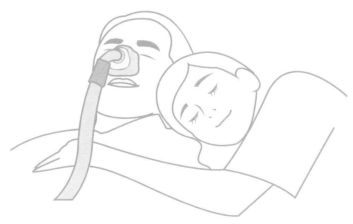

미다스북스

심한 코골이 와 수면무호흡증 으로

양압기 사용 을 생각하시는 분,

양압기 사용이 너무 힘들어서 포기하고 싶거나

이미 포기한 경험이 있으신 분,

자신이 심각한 수면무호흡증 환자인 것조차 인식하지 못하고 있는

전국의 수많은 코골이 동지들에게 이 책을 바칩니다.

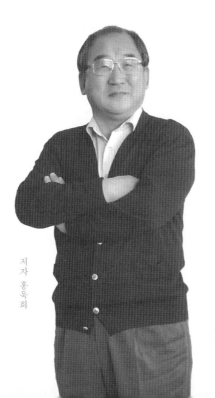

저자 홍욱희

목차

나오는 말

코골이 치료의 해결사, 양압기의 모든 것을 공개합니다

여기 한 특별한 질병이 있습니다. 우리나라 5,100만 명 인구 중에서 약 200만 명, 인구 대비 4% 정도가 앓고 있는 질환입니다. 우리 주변에서도 이 병을 앓고 있는 환자들을 흔히 볼 수 있지요. 어쩌면 여러분의 배우자가, 부모님이, 자녀가, 또는 가까운 친척과 친구 중에서도 환자가 있을 수 있습니다.

이 병은 얼마나 심각한 질환일까요?

암이나 심장질환처럼 심각하게 생명을 위협하는 병은 물론 아닙니다. 고혈압이나 당뇨병, 치매처럼 서서히 진행되면서 환자를 벼랑 끝으로 몰고 가지도 않습니다. 하지만 이런 모든 질병의 중요한 발생 원인으로 작용하여 환자의 건강을 지속적으로 위협하고 일상생활을 어렵게 하며 나아가서 배우자를 비롯한 주변 가족들에게도 상당한 불편을 끼치는 질병입니다.

최근 연구들에 따르면 우울증, 불면증, 주의력결핍 과잉행동장애(ADHD)와 같은 각종 정신질환과도 관련이 깊다고 합니다. 심지어 이 병은 신속하고 적절한 치료가 따르지 않을 경우 환자의 기대수명을 10년에서 20년 정도나 단축할 수 있다는 정말로 무서운 연구 보고도 있습니다.

이 질환의 위협이 비단 이런 개인적 차원에서의 피해에만 국한되는 것도 아닙니다. 이 질환의 환자가 근무하는 산업 현장에서 자칫 산재사고를 불러올 수도 있고, 또 고속도로에서 심각한 교통사고를 유발할 수도 있습니다. 서구에서는 젊은 부부의 세 번째 이혼 사유가 된 지 오래라고 합니다.

이 질병의 정체는 무엇일까요?

예, 그렇습니다. 바로 우리가 잘 알고 있는 심한 코골이를 동반하는 수면무호흡증입니다. (이 책에서는 이를 한데 묶어서 코골이 수면무호흡증이라고 하겠습니다.)

코골이 수면무호흡증의 잠재적 위험성이 이처럼 엄청날 수 있음에도 불구하고 우리는 그동안 이 병에 대해서 잘 알지 못했습니다. 심지어 코골이를 마치 '건강한 남성의 상징'처럼 간주하기도 했습니다. 다만 증세가 정말로 심각했던 극소수 환자들 정도가 개인적으로 병원을 방문해서 수면다원검사를 받고 양압기 치료에 나서는 정도였지요.

양압기가 금시초문인 분들을 위해서 잠깐 설명을 덧붙이자면, 환자가 밤에 자면서 사용하면 신기하게도 코골이와 수면무호흡증을 그야말로 싹 사라지게 하는 신기한 의료기기입니다. 다만 흠이라고 한다면 전량 수입품이기에 가격이 너무 비싸고, 특히 사용법이 상당히 까다로워서 환자들 태반이 이내 사용을 포기한다는 점이라고 하겠습니다.

그런데 문재인 정부가 건강보험 보장성 강화 정책(흔히 '문재인 케어'라고 합니다.)을 시행하면서 양압기 임대지원 제도가 만들어졌습니다. 이 제도의 골자는 코골이 수면무호흡증 환자가 양압기 치료에 나선다고 할 때 그 치료비의 80%를 건강보험 재정에서 환자 대신 지급하는 것입니다. 2018년 7월부터 이 제도가 시행되면서 매년 10여 만 명씩 양압기 임대 환자가 증가하고 있습니다.

이제 제도 시행 5년이 지났습니다. 그러면 그동안 양압기를 임대했던 코골이 환자들은 건강을 회복하고 삶의 행복을 누리고 있을까요?

유감스럽게도 현실은 전혀 그렇지 않아 보입니다. 건강보험심사평가원(심평원) 통계에 그동안 양압기를 임대했던 환자의 거의 절반은 첫 3개월 이내에 사용을 포기했습니다. 또한 1년이 지나서까지 양압기를 계속 사용하는 환자 수는 전체 임대 환자의 겨우 20% 남짓한 정도에 그친다고 합니다.

왜 그렇게 많은 환자가 양압기를 포기하는 것일까요?

그 이유는 그 사용법이 아주 까다롭기에 그렇습니다. 아니, 정말로 그렇게 까다로운 것이 아니라 환자가 그 사용법을 제대로 배울 수 없었기에 양압기 적응에 너무 힘들어하기 때문입니다. 대단히 유감스럽게도 우리나라에서는 의사도, 양압기 임대점도 아직은 양압기 사용법을 잘 알지 못하고 있는 것 같습니다.

양압기는 마치 안경과 같습니다. 환자가 사용할 때만 코골이 수면무호흡증이 사라지지요. 그래서 안경처럼 환자가 평생을 사용하면서 효과를 보게 되는 아주 특별한 의료기기라고 할 수 있습니다. 그런데 이런 양압기를 태반의 코골이 수면무호흡증 환자들이 겨우 몇 개월, 기껏해서 1년 정도 사용하는 데에 불과하다면 이는 마치 언 발에 오줌 누는 격이라고 해도 좋지 않을까요?

양압기 임대지원 제도를 둘러싼 실제 상황이 이처럼 참담한(?)데도 크게 그 혜택을 보는 사람들도 있습니다. 바로 양압기 처방전을 발급하는 병의원 의사들과 그 환자들에게 양압기를 임대하는 임대점이라고 하겠습니다. 이들은 자신이 돌보고 관리하는 환자들이 임대한 양압기를 과연 얼마나 잘 사용하고 있는지, 그래서 기대했던 건강 회복과 성인병 예방의 효과를 얼마나 착실히 거두고 있는지에 대해서 별로 관심이 없어 보입니다. 지금도 매년 10만 명이 넘는 신규 환자가 생겨나는 현실에서 기존의 양압기 환자들을 돌보는 데에 과연 어느 의사가, 어느 임대점이 큰 관심을 기울이겠습니까?

저는 지난 10여 년 동안 양압기를 사용하고 있는 은퇴한 환경과학자입니다. 제가 처음 양압기를 사용했을 때 저 또한 대다수 양압기 유경험자가 그랬던 것처럼 아주 힘들었습니다. 그래서 당시 단단히 결심을 했지요.

"그래, 양압기 사용이 정말로 그렇게 힘들다면 내가 한번 나서서 그것을 쉽게 사용할 수 있는 방법을 찾아보자."

이후 이런저런 노력과 연구의 결과로 저만의 양압기 사용법을 개발할 수 있었습니다. 그러면서 '말 탄 김에 경마 잡힌다'고 제가 한번 양압기 전문점을 열어보자고 생각하게 되었지요. 저라면 모든 코골이 환자에게 양압기 사용 첫날밤부터 잘 자게 할 수 있다는 조금은 과도했던 자신감이 이후의 저를 여기까지 몰고 왔다고 생각합니다.

저는 이 책을 쓰면서 크게 다음과 같은 목표를 설정했습니다.

가장 먼저, 우리 주변에는 코골이 수면무호흡증으로 고생하고 있으면서도 이 질환의 심각성과 위험성에 대해서 잘 모르는 환자들이 너무나 많습니다. 그런 분들이 이 책을 읽고 본인 스스로 치료에 나서도록 마음을 다잡을 수 있다면 얼마나 좋을까 하는 저의 간절한 바람을 이 책에 담고자 노력했습니다.(1장)

두 번째로, 그래서 코골이 수면무호흡증 환자가 처음으로 치료에 나서겠다고 결심했을 때 과연 어느 병원에서 어떤 검사를 받아야 하는지, 또 어떻게 제대로 된 양압기 임대점을 찾아야 하는지 그 방법을 누구라도 알기 쉽게 차근차근 일러드리고자 노력했습니다.

그러면 병원에서 검사받고 임대점에서 양압기를 임대하는 것으로 끝일까요? 아닙니다. 앞에서도 말씀드렸지요. 수많은 임대 환자가 너무나 쉽게 양압기를 포기한다고요. 그래서 여러분은 반드시 양압기 사용법을 제대로 배워야 합니다. 양압기 초보자가 꼭 알아야 하는 일반적인 양압기 사용법을 같이 소개했습니다.(2장)

세 번째로, 그러면 지금도 양압기 사용에 힘들어하고 있는 기존의 임대 환자들은 어떨까요? 저는 이 분들에게도 조금이나마 도움을 드리도자 양압기 유경험자에게 특히 긴요한 몇 가지 사용 팁들을 정리했습니다. 현재 양압기 사용이 너무 힘든 독자라면 꼭 이 부분부터 숙독하기 바랍니다.(3장)

네 번째로, 최근 들어서 인터넷과 유튜브에 코골이 수면무호흡증 환자들을 대상으로 하는 홍보 동영상이 넘쳐납니다. 양압기 사용에 대한 왜곡된 정보와 과장된 정보들도 얼마든지 볼 수 있지요. 하지만 그런 홍보 일색의 동영상 중에서 환자가 양압기 사용에서 정작 어떤 좋은 효과를 얻을 수 있는지 제대로 알려주는 실증적인 얘기는 별로 찾아볼 수 없습니다. 따라서 기존의 양압기 사용자들은 자신이 정말로 양압기를 잘 쓰고 있는지 아니면 사용하느라 애만 쓰고 있는지 자신의 경우와 비교해서 확인할 수 있는 방법이 별로 없다고 하겠습니다.

그래서 이 책의 4장에서는 양압기 사용자가 사용 첫 달부터 3개월 후, 1년 후, 10년 후에 얻을 수 있는 그 실제적인 효과들을 정리했습니다. 다만 안타까운 점은 이런 효과 대부분은 제가 관리하는 환자들의 경험에서 얻어진 것이라는 점을 염두에 두셨으면 합니다.

다섯 번째로, 하지만 양압기 사용법을 제아무리 잘 일러드려도 결국은 양압기 사용을 포기하는 환자들도 있습니다. 양압기 사용과 별로 인연이 없는 환자들이라고 해야 하겠지요. (이런 점은 사실 어느 질병에 대해서나 마찬가지라고 할 수 있습니다. 환자에게 제아무리 명약을 권해도 복용을 거부하는 환자들이 반드시 있기 마련입니다.) 그런가 하면, 양압기 사용을 정말로 권해드리고 싶은 독특한 기질과 성격의 사람들, 특별한 직업군의 코골이들도 있습니다. 이런 사례들은 이 책 뒷부분에 따로 부록으로 정리하였습니다.

마지막으로, 코골이 수면무호흡증을 벗어나고자 그동안 갖은 노력을 다 했음에도 결국은 양압기 포기를 생각하고 있는 안타까운 환자들의 소식을 종종 접하곤 합니다. 이분들의 마지막 대안은 과연 무엇일까요? 제가 드리는 최선의 해결책은 양압기 임대점을 바꾸는 것입니다. 그 방법 또한 부록에서 찾아볼 수 있겠습니다.

하지만 이 책이 코골이 수면무호흡증 환자들에게 이 질병의 위험성을 일러드리고 양압기 사용법을 소개하는 정도의 수준에서 머무는 것은 아닙니다. 저는 보다 국가적인 차원에서 현재의 양압기 임대지원 제도 개혁의 필요성과 제도 개선의 방향도 함께 제시하고자 노력했습니다. 이런 저의 충언에 독자 여러분이 다소나마 귀를 기울여주신다면 이 책을 내는 저자로서 더 이상의 기쁨이 없겠습니다.

전국의 모든 코골이 수면무호흡증 환자 여러분과 이분들을 물심양면 돕고 있는 모든 관계자 여러분에게 이 책을 바칩니다.

2024년 5월

세민수면건강센터 홍욱희 드림

은퇴한 환경과학자는 왜,
양압기 전문가가 되었을까?

저 자신도 수면무호흡증 환자인 것을 정말 몰랐습니다

혹시 '베이비부머(baby boomers)'라는 단어를 아시는지요? 큰 전쟁이 끝나면 군대에서 귀향하는 장병들이 갑자기 많아지겠지요? 그러면 1, 2년 후부터 출산율이 크게 높아집니다. 전 세계적으로는 2차 세계대전 직후에 그런 일이 일어났고, 우리나라에서는 1953년에 종전이 되었으니까 1955년부터 베이비 붐이 시작됩니다. 제가 바로 그 1955년생입니다.

이렇게 먼저 제 나이를 밝히는 이유는 심한 코골이와 수면무호흡증으로 고통받는 분들이 제 연배에서 가장 많기 때문입니다. 물론 이제는 나이와 관계없이, 성별과 관계없이 거의 모든 성인 남녀에서 코골이와 수면무호흡증 환자가 점점 많아지고 있습니다. 저는 코골이와 수면무호흡증 때문에 일상생활에서 어려움을 겪고 있거나, 또는 그래서 이미 양압기를 사용하고 계시는 분들이 먼저 이 책을 읽어주었으면 하는 마음입니다. 이런 분들에게 조금이라도 더 가까이 다가서고자 제 나이부터 밝히는 것입니다.

우리 세대가 사회생활에 전념했던 1980년대부터 2000년대까지 우리나라는 그야말로 모두가 바빴던 그런 시절이었습니다. 경제개발과 국민소득 향상이라는 명제가 국가적 목표였고, 따라서 모두가 그 목표 달성을 위해서 매진하던 시대였다고 할 수 있겠지요.

당시는 그렇게 다 일에 바쁘고 생활에 바빴습니다. 야근은 일상이었고 회식은 왜 그리 많았는지요. 저도 물론 바빴습니다. 아니, 제가 연구한 전공이 환경 분야였기에 저는 더 바빴습니다. 당시는 워낙 환경 문제가 심각했으니까요.

아마도 그래서였나 봅니다. 저는 40대에 들어서면서부터 줄곧 아내에게 밤새 코 고는 소리가 너무 시끄럽다는 핀잔을 받았습니다. 특히 늦게까지 야근하거나 회식에서 술을 많이 마신 날은 그런 잔소리가 더욱 심했습니다. 아예 한밤중에 아내가 아이들 방으로 건너가서 자는 일도 많았습니다.

1990년대 중엽, 제가 막 40대에 접어들면서부터 저는 제 건강이 별로 좋지 못하다는 사실을 눈치챘습니다. 아침에 제시간에 일어나기가 너무 힘들었고, 근무 시간에 졸음을 참는 것도 힘들었습니다. 모처럼 주말에 등산이라도 할라치면 채 10, 20분도 못 걸어서 숨을 헐떡거렸습니다. '아, 기초체력이 너무 떨어졌구나. 운동을 해야겠다.'라고 생각했지요.

물론 나름대로 전혀 노력하지 않았던 것은 아닙니다. 직장과 집 사이가 그리 멀지 않았기에 자전거를 타고 출퇴근한다거나 새벽에 조금 일찍 일어나서 수영장에 가거나 짧은 등산을 하기도 했습니다. 하지만 그런 운동은 대부분 작심삼일에 그쳤던 것도 사실입니다. 야근을 줄이고 회식에서 음주량을 줄이려고 애를 쓰기도 했습니다. 하지만 격무와 스트레스는 음주를 부르고, 음주는 더욱 심한 음주를 불렀던 것도 사실입니다. 그렇게 해서 저는 40대 중반 무렵에 이미 기초체력이 바닥나 있었습니다.

그즈음에 저는 회사의 정기 건강검진에서 매년 고혈압을 통보받았습니다. 나이 40에 150/110의 중증 고혈압 환자가 되었던 것입니다. 그래서 한동안 혈압약을 복용했는데 두세 달 잘 먹다가 나도 모르게 약을 끊고, 그러다가 좀 지나서 다시 약을 먹고… 그러면서 남은 40대를 다 보냈습니다. 하지만 당시에는 제 고혈압이 심한 코골이와 수면무호흡증에서 비롯되었다는 것을 전혀 몰랐습니다.

제가 50대에 접어들고 한참이 지난 어느 날 한밤중이었습니다. 서울 원룸에서 잠을 자는데 갑자기 다리가 심하게 아파서 잠에서 깼습니다. 종아리에 쥐가 났던 것입니다. 혹시 쥐가 난다는 것이 어떤 현상인지 알고 계시나요? 평소 잘하지 않던 축구 시합을 하거나, 모처럼 자전거를 몇 시간씩 타거나, 또는 지나치게 과하게 등산했을 때 다리 근육이 갑자기 경직되는 경우가 있는데 '쥐가 났다'라고 표현합니다.

다리에 쥐가 나면 그 고통이 격심합니다. 한밤중이기에 고통이 더 심하게 느껴질 수도 있습니다. 더욱 곤란한 것은 일단 쥐가 나면 온몸을 꿈쩍도 할 수 없다는 점입니다. 문득 이런 생각까지 듭니다.

'혹시 이러다가 정말로 무슨 일이 일어나는 것이나 아닐까?'

다행히 종아리의 쥐는 몇 분 지나면 풀리기 시작하지요. 식은땀을 흘릴 정도의 고통도 서서히 사라지지요. 한참 후 저는 다시 잠에 빠져듭니다.

그런데 한번 쥐가 나기 시작하면 보통은 그 발생 빈도가 점점 잦아집니다. 저 역시 그랬습니다. 처음에는 두어 달에 한 번씩 발생하다가 어느 순간부터는 한 달에 한 번, 그리고 격주마다 한 번씩 그렇게 발생 빈도가 높아졌지요.

이 책을 읽는 독자 여러분. 혹시 당신이 한밤중에 저처럼 다리에서 쥐가 나는 현상을 단 한 번이라도 경험한 적이 있다면, 지금도 겪고 있다면, 그리고 자신이 심한 코골이인 것을 진작부터 알고 있었다면 제발 부탁드립니다.

당신은 이미 아주 심각한 수면무호흡증 환자입니다.
절대로 치료를 망설이지 마십시오.
여러분에게 꼭 필요한 도움의 손길이 바로 이 책 안에 있습니다.

그렇게 자주 종아리에 쥐가 나면서 저는 더 이상 망설일 이유가 없었습니다. 2012년 당시 우리나라에서도 인터넷을 통한 정보유통의 바람이 이미 불고 있었지요. 저 역시 인터넷에서 코골이와 수면무호흡증에 대해 다양한 정보들을 접하면서 결심했습니다. 그래, 이제 나도 수면무호흡증 해결에 본격적으로 나서보자.

그래서 2012년 가을 무렵에 대전의 한 종합병원에서 수면다원검사를 받았습니다. 이 검사로 제가 중간 정도의 수면무호흡증 환자라는 사실을 확실히 알게 되었지요. 바로 양압기도 구매했습니다. 당시만 해도 양압기 가격이 매우 비쌌지요. 요즘 가격의 2~3배가 족히 되었다고 기억합니다. 어쨌든 그래서 바야흐로 양압기와 함께하는 저의 세 번째 인생이 시작되게 됩니다.

양압기 사용, 처음에는 너무나 힘들었어요

양압기를 산다고 해서 누구나 다 그것을 쉽게 사용하는 것은 정말로 아닙니다. 저 역시 처음부터 양압기 사용에 많은 어려움을 겪었습니다. 저는 인터넷 여기저기에 소개된 양압기 사용 방법을 꼼꼼히 살펴보고 또 양압기 구매할 때 딸려 오는 영문 안내서도 읽고 또 읽었지요. 그렇게 나름대로 충분한 지식을 획득한 뒤에 내게 적당하다고 생각되는 공기 압력을 기기에 설정하고 첫날 밤을 맞았습니다.

뒤의 본문에서 자세히 설명하겠지만 양압기는 마치 선풍기처럼 모터를 사용해서 강한 압력의 바람을 만들어서 그것을 우리 콧속으로 불어넣는 기계입니다. 그래서 TV 병원 드라마에서 쉽게 볼 수 있는 산소마스크와 비슷한 양압기 전용 마스크를 먼저 얼굴에 쓰고, 그것에 플라스틱 호스를 사용해서 양압기를 연결합니다. 그렇게 만반의 준비를 갖추고 저는 똑바로 누운 자세에서 드디어 양압기의 시작 버튼을 눌렀습니다.

그러자 갑자기 센 바람이 곧장 제 콧속으로 불어닥쳤지요. 갑자기 숨이 턱 막힌다는 느낌, 그렇지만 애써 진정하며 천천히 숨을 들이마시고 또 내뱉습니다. 그런데 그 바람의 세기가 조금씩 더 증폭되는 것 같습니다. 저는 혹시 바람 압력이 제게 너무 센 것이 아닌지 부쩍 의심이 들었습니다. 이렇게 밤새 센 바람을 들이마시다가 잠결에 혹시 숨쉬기가 어려워지면 어떻게 될까? 덜컥 겁부터 났습니다.

그래도 어찌어찌 애써 참으면서 적응하고자 노력합니다. 그런데 이번에는 마스크 틈새로 바람 새는 소리가 거칠게 납니다. '쉬이이-' 하는 소리지요. 저는 서둘러서 마스크 끈을 단단히 조여서 더 이상 소리가 나지 않도록 했습니다. 그렇게 간신히 잠이 들었는데 얼마 지나지 않아서 다시 바람 새는 소리에 잠이 깼습니다. 한밤중 온 세상이 다 잠들었을 때 마스크의 바람 새는 소리는 왜 그토록 크게 들리는지요. 저는 다시 마스크의 머리끈을 조정해서 소음을 진정시키고 다시 잠에 빠져들려고 노력했습니다.

하지만 그런 제 노력에도 아랑곳없이 이내 다시 바람 새는 소리가 들립니다. 그러면 다시 마스크를 새로 여미고, 그러다가 다시 바람이 새고 저는 다시 마스크 끈을 조정하고… 그러기를 몇 차례, 저는 아예 마스크를 내던져 버리고 나서야 간신히 아침까지 서너 시간 눈을 붙일 수 있었습니다.

그렇게 양압기와 공포의 첫날 밤을 보냈습니다. 혹시 여러분이 양압기를 단 한 번이라도 사용해 보았거나 지금도 사용하는 분이라면 당신의 첫날 밤 경험도 제가 겪었던 기억과 별로 다르지 않을 것입니다.

그러면 시간이 지나면서 양압기에 대한 공포가 사라졌을까요? 제 경우에는 그렇지 않았습니다. 나름대로 인터넷 검색도 더 열심히 하고 양압기 압력 설정을 몇 차례나 바꾸어 보기도 하는 등 갖은 노력을 다했지만 양압기와의 사투는 여전히 어려웠습니다.

그렇게 양압기와의 사투 한두 달을 보내면서 저는 이런 생각을 하기에 이르렀지요.

'아니, 양압기 사용이 왜 그렇게 어려운거야… 이 기기 사용 자체가 정말로 그렇게 어려운 것일까? 아니면 내가 사용법을 제대로 몰라서 그런 것일까? 우리보다 양압기 사용이 훨씬 활발한 선진국들에서는 어떨까? 그들도 나처럼 똑같은 어려움을 겪고 있을까?'

그래서 다시 인터넷 검색에 나섰습니다. 그때 어렵게 발견한 사실이 있습니다. 선진국의 수많은 사용자 역시 저처럼 양압기 적응에 커다란 어려움을 겪고 있었다는 사실입니다. 전 세계 어디를 막론하고 '양압기는 사용이 매우 어려워서 대부분 환자가 결국은 포기하고 마는 대표적 의료기기'라는 꼬리표를 떼지 못하고 있었던 것입니다.

이제 저는 아예 만사를 접어두고 양압기 공부에 몰두했습니다. 미국 아마존에서 구매할 수 있는 모든 양압기 관련 책들을 사 모았으며, 인터넷 검색을 통해서 관련 정보들을 조직적으로 검토하기 시작했습니다. 여러 차례 외국을 드나들면서 양압기 전문가들을 만나 의견을 나누기도 했습니다. 제 나름대로 양압기를 잘 사용하기 위한 연구도 본격적으로 했지요. 양압기의 작동 원리를 기초부터 찬찬히 살펴보고, 여러 브랜드의 마스크도 꼼꼼히 챙겨서 어느 모델, 어느 사이즈의 것을 사용해야 바람이 가장 적게 새는지도 검토했습니다.

양압기를 사용할 때 양압기와 호스를 배치하는 방법과 위치를 선정하는 것도 중요했습니다. 양압기를 침대 곁 어디에 두느냐에 따라서 마스크에서 바람 새는 빈도가 크게 차이가 났기 때문입니다. 비단 그뿐이 아닙니다. 양압기는 주기적인 관리가 필요한 아주 섬세한 기계입니다. 그 관리 방법도, 호스와 마스크를 세척하는 방법도 제 나름대로 정립했습니다.

결국, 양압기 전문점을 열기로 결심했습니다

그렇게 양압기 공부에 매진하면서 차차 양압기를 제대로 알게 되었습니다. 저도 매일 밤 꿀잠을 잘 수 있었습니다. 불과 서너 달 만에 양압기라는 끔찍한 기계가 이제는 밤마다 숙면을 도와주는 고마운 의료기기로 변모했던 것입니다.

양압기 말입니다. 제대로 잘 사용하기만 한다면 정말로 놀라운 의료기기입니다. 양압기를 잘 사용하게 되면서 제가 느꼈던 감상을 한번 회상해 볼까요.

무엇보다도 제 코골이 소리에 잠도 제대로 못 잔다던 아내의 불평이 싹 사라졌습니다. 비록 좀 불편해 보이는 마스크를 쓰기는 하지만 이제는 옆에서 새근새근 깊은 잠을 자는 제 모습에 만족한다는 아내의 흐뭇한 미소가 저를 행복하게 만들었습니다. 저 역시 매일 아침 상쾌한 아침을 맞으면서, 낮 동안 조금도 졸리지 않은 제 모습을 마주하면서 매우 놀랐습니다.

"아, 이래서 양압기를 쓰는 것이구나!"

여러분, 양압기 사용을 생각하고 있거나 이미 사용 중이라면 제 말을 꼭 기억하십시오. 당신에게는 양압기가 꼭 필요합니다. 혹시라도 그 사용에 어려움을 겪고 있다면, 다시 말해서 양압기 사용이 별로 행복하지 않으시다면 그것은 양압기 사용법을 잘 몰라서 그런 것이지 결코 사용법 자체가 어려워서가 아닙니다. 여러분도 얼마든지 저처럼 양압기와 함께 행복한 미래로 나아갈 수 있습니다.

그렇게 한두 해가 흘렀습니다. 저도 60대를 목전에 둔 나이가 되었지요. 서서히 은퇴를 준비하면서 은퇴 이후의 삶을 걱정하기 시작했습니다. 은퇴 후 나는 과연 어떤 일을 해야 할까? 무슨 일을 해야 그동안 생각했던 '은퇴 후 20년 사회생활 영위'라는 저의 작은 인생 목표에 더 다가갈 수 있을까?

그러던 어느 날 갑자기 한 기발한 생각이 머리를 스쳤습니다. '그래, 내가 직접 양압기를 팔아보자. 나라면 양압기가 필요한 사람 누구에게나 그것을 첫날부터 잘 사용할 수 있도록 도와줄 수 있겠다. 내가 그동안 연구하고 습득했던 그 귀중한 정보를 어찌 나만이 간직할 것인가. 우리나라 수많은 코골이 수면무호흡증 환자들과 공유할 수 있다면 그것 역시 공익을 위해서 일한다는 나의 인생철학에 부합되는 일이 아니겠는가.'

그렇게 제 마음이 정리되자 갑자기 할 일이 많아졌습니다. 어떻게 그동안 한 번도 해보지 않은 장사하는 일을 하루아침에 갑자기 시작할 수 있겠습니까? 다 철저한 사전 준비가 있어야 하는 것이겠지요.

저는 그때 우리나라 양압기 시장의 문제점을 다음과 같은 두 가지로 정리했습니다.

첫째, 일반대중에게 널리 보급하기에는 양압기 가격이 너무 비쌌습니다. 양압기 자체가 정밀 의료기기이고 전량 수입품이라 원래 고가일 수밖에 없지만, 여기에 더해서 국내 시장이 너무나도 협소하기에 시중의 양압기 가격은 국제가격에 비해서 몇 배나 높은 형편이었습니다.

둘째로, 당시에도 벌써 인터넷에서는 양압기 사용이 정말로 어렵다는 글들을 쉽게 찾아볼 수 있을 정도로 사용자들의 양압기 평가가 별로 좋지 못했습니다. 애써 양압기를 구매했던 많은 환자가 사용에 너무 힘들었던 나머지 결국은 포기하고 만다는 소문 역시 빠르게 확산하고 있었던 것입니다.

그러면 양압기 판매가를 시중가의 절반 정도로 낮추고, 양압기를 사는 모든 환자에서 양압기 사용법을 잘 교육해서 첫날밤부터 쉽게 숙면할 수 있도록 도와준다면 어떨까? 그래서 양압기 구매자가 훨씬 더 많아지고 이어서 양압기 수입 가격도 낮아지지 않을까? 그런 선순환 구조가 만들어진다면 내 양압기 비즈니스도 탄탄한 성공 가도를 달릴 수 있지 않을까?

저는 우선 세계적 탑브랜드인 레즈메드와 필립스 양압기 대신 중저가 제품을 수입한다면 우리나라의 그 높은 양압기 가격을 절반으로 낮출 수 있을 것으로 생각했습니다. 요즘의 스마트폰과 마찬가지로 양압기 품질 역시 중저가 제품이라고 해서 탑브랜드 제품들과의 차이가 그리 크지 않을 것이라는 점에 착안했던 것이지요. 그러자니 자연히 중국산 양압기에 눈을 돌리게 됐는데 그중에서 RMS 브랜드 양압기에 눈이 꽂혔습니다. 그래서 갖은 우여곡절 끝에 정식으로 식약청의 수입허가를 받을 수 있었습니다.

양압기 수입 심사 신청에 앞서서 저는 세민수면건강센터라는 이름으로 일찌감치 국세청에 사업자등록을 마치고 2015년 봄, 제가 살고 있는 대전 복합터미널 가까운 빌딩에 25평 사무실을 임대했습니다. RMS 양압기 1차분이 통관심사를 거치고 제 사무실에 입고된 것은 그해 여름 무렵이었지요.

그렇게 호기롭게 개업은 했는데… 시장의 반응은 영 아니었습니다. 개업 첫 달에는 겨우 한 분에게 양압기를 팔았고 둘째 달에는 3명, 셋째 달에도 3명, 넷째 달에는 5명… 이렇게 시장의 반응은 전혀 신통치 못했습니다. 적어도 한 달에 10여 대는 팔아야 손익분기점에 이를 수 있는데 처음 몇 년 동안 줄곧 죽을 쑤기만 했습니다.

왜 그렇게 환자를 늘리지 못했을까요?

저는 처음 개업할 때부터 병원에 영업사원을 파견하는 대신 코골이 환자가 인터넷 광고를 보고 제 발로 찾아오도록 하겠다고 단단히 결심했었습니다. 그렇게 병의원을 거치는 환자 확보 통로를 스스로 물리쳤으니 사업이 잘될 리가 없었던 것입니다. 아, 저는 예나 지금이나 너무나 순진했습니다.

2018년 양압기 임대지원 제도의 빛과 그림자

그런데 2017년 5월 문재인 정부가 들어서자마자 8월에 소위 '문재인 케어'라고 부르는 건강보험 보장성 강화 정책의 시행 계획이 발표됩니다. 여기에는 수면무호흡증 환자가 사용하는 양압기에 대한 건강보험 지원 방안도 들어 있었습니다. 그동안 양압기 가격이 너무 비싸서 일반 환자들이 사용하기에는 너무 힘들었다고 앞에서 말씀드렸지요? 문재인 케어에서는 아예 양압기를 요양급여 대상에 포함해서 환자가 임대해서 사용할 때 건강보험의 혜택을 바로 받도록 했지요.

정부가 어떤 정책을 준비할 때 관련 공무원들이 단독으로 그 내용을 결정하는 법은 거의 없을 터입니다. 특히 많은 국민에게 영향을 미치는 정책이라면 더욱 그러할 터인데 양압기 임대가 건강 관련 사안으로 중요했기에 역시 그랬습니다.

당시 양압기 임대지원 제도의 수립에는 다음과 같은 이해 당사자들이 등장합니다. 보건복지부와 국민건강보험공단의 공직자들, 의사협회와 그 산하 관련 의학회 임원들, 병의원을 경영하는 의사들, 양압기 수입상과 판매상 등이 곧 그들이라고 하겠습니다.

그렇게 해서 보건복지부 공무원과 의사들과 임대업자들의 논의와 타협으로 현재의 양압기 임대지원 제도의 골자가 만들어졌습니다. 이 제도 시행의 가장 중요한 당사자이자 수혜자인 전국의 수많은 코골이 수면무호흡증 환자들의 입장과 사정은 전혀 도외시된 채로 말입니다.

저는 그런 꼴을 가만히 두고 볼 수가 없었습니다. 그래서 이 사업의 주무 부처인 보건복지부를 직접 찾아서 양압기 임대지원 사업의 부당성을 지적하는 청원서를 전달했습니다. 물론 그들은 제 말을 들은 척도 하지 않았지요. 그래서 언론에, 국회에, 결국은 청와대 국민신문고에도 청원서를 제출했지만 아무도 제 말에 귀를 기울이지 않았습니다.

제가 그렇게 양압기 임대지원 제도 시행을 반대했던 이유는 과연 무엇이었을까요? 저는 크게 두 가지 점에 주목했습니다.

첫째로, 양압기는 코골이 수면무호흡증 환자가 한번 구매하면 남은 평생을 함께해야 하는 특별한 종류의 의료기기로 이를 필요로 하는 환자들의 연령대는 20대에서 80대까지 두루 분포되어 있다. 만약 20대 환자가 이 제도의 혜택으로 양압기 임대를 시작한다면 건강보험은 그 환자의 남은 생애 수십 년 동안 매월 임대료를 지불해야만 하는데 과연 건강보험이 그런 엄청난 재정적 부담을 떠안아야 할 필요가 있겠는가?

둘째로, 양압기는 그렇게 평생을 사용해야만 원래 목적인 환자의 건강 회복과 성인병 예방 효과를 기대할 수 있다. 하지만 그 사용 방법이 여간 까다롭지 않아서 대부분 환자가 구매 후 이내 사용을 포기하는 의료기기로 악명이 높다. 그렇다면 이 사업은 결국 코골이 수면무호흡증 환자들을 위한다기보다 일부 의사들과 양압기 임대업체들의 배만 불리는 전형적인 예산 낭비성 사업으로 전락하기에 십상이지 않겠는가?

2024년 현재 이 제도가 시작된 지 햇수로 벌써 5년이 넘었습니다. 저는 양압기 임대지원 제도가 코골이 수면무호흡증의 위험성을 전 국민에게 알려서 수많은 환자가 치료에 나서도록 하는 데에 기대 이상의 성과를 거두었다고 생각합니다.

　하지만 다른 한편으로는 아직도 개선해야 할 점이 여전히 많은 것도 사실이겠습니다. 가장 대표적으로 양압기 임대 환자가 폭증하는 것에 못지않게 대부분 임대자가 임대 후 1년 이내에 양압기 사용을 포기하고 있다는 점을 꼽을 수 있겠습니다.

양압기 임대자의 80%가 1년 이내에 사용을 포기합니다

　양압기 임대지원 제도가 시행된 지도 벌써 5년이 지났습니다. 그동안 우리나라 양압기 시장은 그야말로 폭발적으로 확대되었지요. 건강보험 심사평가원(심평원)의 통계에 의하면 건강보험에 신규 임대등록을 하는 양압기 임대 환자는 매년 증가일로에 있습니다. 이런 추세는 앞으로도 상당 기간 지속될 것으로 전망됩니다. 양압기가 필요한 전국의 코골이 수면무호흡증 환자가 대략 200만 명에 이른다고 하니까 어쩌면 그분들이 다 양압기를 임대할 때까지 이 증가 추세가 계속될지도 모르겠습니다.

　과연 그럴 수 있을까요?

　물론 아닙니다. 현실에서는 수많은 양압기 임대자가 그 사용을 포기하고 있습니다. 그런데 그런 중도탈락자의 수가 어마어마합니다. 역시 건강보험공단 통계에 의하면 '우리나라 양압기 임대자의 거의 절반은 양압기 임대 후 3개월 이내에 사용을 포기하고 1년 이내에 전체 임대자의 약 80%가 양압기를 포기한다.'라고 말씀드릴 수 있습니다. 만약 이 책을 읽는 당신이 이미 양압기 포기의 경험이 있다면 여러분 혼자만 그랬던 것이 절대 아닙니다. 사실상 이제까지 대부분 임대자가 그랬으니까요.

그런데 현실이 이렇다는 것을 세상에 알려주고 이런 참담한 현실을 바로잡아야 한다고 나서는 사람이 그동안 아무도 없었습니다. (적어도 제가 알기로는 없었습니다.) 정부도 건강보험공단도 이런 암울한 현실에는 눈을 감고 있으며 특히 이 양압기 임대지원 제도 시행의 가장 큰 수혜자인 의사들과 임대점들 역시 애써 이런 사실을 감추려고 하는 듯 보입니다.

2018년 제도 시행 이후 새롭게 생겨난 지형도가 있습니다. 바로 인터넷과 유튜브에 코골이 수면무호흡증과 양압기 사용 관련한 내용의 기사와 동영상들이 쏟아지고 있다는 것이지요. 저는 이런 넘쳐나는 광고성 홍보물에 대해서 굳이 쌍지팡이를 짚고 나서서 가타부타 따질 필요는 별로 없다고 생각했습니다.

하지만 이런 제 생각도 이제 점차 바뀌고 있습니다. 그런 넘쳐나는 인터넷 정보 중에는 코골이 수면무호흡증의 위험성을 지나치게 과장하고 있거나, 양압기 사용의 어려움을 너무 단순화시켜서 마치 누구라도 다 양압기를 임대하기만 하면 무난히 사용할 수 있다고 왜곡하고 있는 경우가 너무도 많기 때문입니다.

저는 그런 왜곡되고 과장된 유튜브 동영상 중에서 특히 이런 내용의 것들을 꼬집고 싶습니다. 그런 영상의 주인공들은 – 주로 강남 유명 병의원의 의사들이시네요 – 보통 이런 식으로 양압기를 소개합니다.

"양압기를 사용하는 데에는 여러 가지 어려움이 있습니다. 한밤중에 마스크에서 바람 새는 소리가 크게 난다든지, 공기 압력이 너무 높거나 낮아서 환자가 자주 잠에서 깬다든지, 입으로 호흡하는 습관 때문에 입이 마른다든지 등등의 문제가 발생납니다. 하지만 이런 문제들은 이렇게 저렇게 하면 해결되고, 이래저래 하면 다 해소되기 때문에 사실 별로 큰 어려움은 아닙니다. 설령 양압기 초보자가 이런 문제들로 인해서 좀 힘들어한다고 해도 양압기 사용자라면 누구나 다 처음에 으레 겪는 일이니까 크게 걱정할 필요가 없습니다."

저는 현재 양압기를 사용 중에 있거나 한번 사용했다가 일찌감치 포기했던 분들께 물어보고 싶습니다. 여러분은 과연 이런 양압기 소개말에 얼마나 동의하시나요?

그런가 하면 이런 내용의 유튜브 동영상들도 넘쳐나고 있습니다. 양압기 사용에 따르는 어려움을 일일이 열거하면서 그 구체적인 해결 방법을 친절하게 소개해 주는 영상들이지요.

예를 들어서 이런 식입니다.

"양압기를 사용하면 자주 입이 마르는 현상이 나타납니다. 양압기의 강한 바람이 콧속으로 들어와서 인후를 지나 기도를 통해 허파로 들어가는데 입을 벌리고 자면 공기가 입을 통해서 빠져나가면서 입속의 습기를 다 몰고 나가기 때문에 생깁니다. 이런 입마름 현상의 해결 방법은 반창고를 사용하거나 턱끈을 사용해서 입을 강제로 다물게 하거나 풀페이스 마스크를 사용하는 것입니다…"

이런 영상들은 거의 모두 외국의 양압기 사용법 소개 책자에 나오는 내용을 그대로 반복하고 있습니다. 과연 이런 방법이 얼마나 효과가 있을까요?

저는 별로 효과가 없다고 생각합니다. 제가 권하는 입마름 문제의 구체적인 해결 방법은 이 책의 3장에 소개되어 있습니다.

하나만 더 예를 들어보지요.

한밤중에 마스크에서 바람 새는 소리가 나고 그 때문에 환자가 자주 깨는 바람에 양압기를 포기하는 사람들이 너무 많지요. 그런데 유튜브에서는 이 문제에 대한 해결책을 대부분 이런 식으로 제시하고 있습니다.

"한밤중에 마스크에서 바람 새는 소리가 나면 먼저 마스크를 코 중앙으로 가져다 놓고 머리끈을 재조정해서 바람이 새지 않도록 해야 합니다. 마스크 사이즈가 자기 얼굴에 맞는지도 확인하세요. 마스크 브랜드에 따라서 자신에게 잘 맞고 그렇지 않은 것도 있으니 잘 골라야 하겠습니다."

대체로 이런 식입니다. 이런 동영상을 시청하는 초보 양압기 사용자들은 이를 어떻게 받아들일까요? 자신이 현재 겪고 있는 어려움을 대부분 다른 양압기 사용자들도 다 겪고 있겠거니 하고 지레짐작해 버리지 않을까요?

그런 어려움이 제아무리 심각하다고 해도 양압기를 사용해서 얻는 기대이익에 비한다면 아무래도 사소하지 않겠는가 애써 자위하면서 말이지요. (그러다가 결국은 포기하고 맙니다.)

틀렸습니다. 양압기 사용은 여러분이 꾹 참고 그 모든 어려움을 다 감수해야 할 만큼 절대로 그렇게 어렵지 않습니다. 처음에 그 사용법을 제대로 잘 배우기만 한다면 누구라도 첫날부터 쉽게 사용할 수 있습니다.

여기 그 명백한 증거가 있습니다. 제게서 양압기를 임대한 대다수 환자는 첫날부터 아주 편안하게 잠을 자는 것이 보통입니다. 제가 이튿날 아침 전화를 걸어 양압기를 처음 사용한 소감이 어떠했느냐고 묻기라도 하면 대부분 이렇게 대답하십니다.

"정말로 오랜만에 아주 편안하게 잘 잤어요. 감사합니다."

1장

코골이 해방의 시작:

당신이 코골이 수면무호흡증 환자인 이유

1

심한 코골이라면
수면무호흡증을 의심하라

누구와도 같이 잘 수 없을 정도로 코골이가 심한 당신에게

드르릉드르릉, 드르렁드르렁, 푸륵푸륵, 드릉드릉, 드렁드렁, 고르릉고르릉, 쿠렁쿠렁, 코랑코랑, 코릉코릉, 다르랑다르랑, 구르릉구르릉, 푸우~ 푸우….

앞의 내용은 국어사전에서 찾아본 코 고는 소리 의성어 중 일부입니다. 코 고는 소리가 이처럼 다양한 것을 보면 코골이가 우리 주변에 얼마나 흔한지를 실감할 수 있겠습니다. 우리 부모님 세대에서는 "남자가 고단하면 코를 골 수도 있지…", "코를 골면서 잤으니까 이제 피로가 다 풀렸겠구나."라는 식으로 오히려 코골이에 대해서 아주 선의적으로 표현하기도 했었지요.

역사적으로도 코골이는 건강한 남성의 상징으로 간주하던 것이 보통이었습니다. 코골이에 대한 사회적인 인식도 대체로 긍정적이었거나 어떤 의미에서는 일정 부분 선호되었다고 해도 그리 틀리지 않습니다. 하지만 세상이 변하면서 코골이에 대한 사람들의 생각도 이제 많이 바뀌었습니다.

한밤중에 잠을 자다가 갑자기 호흡을 딱 멈추는 사람들이 있습니다. 그러다가 한 10초, 20초 후에 갑자기 숨이 터지면서 호흡이 되살아납니다. 이런 일이 자주 반복되면 의사들은 수면무호흡증으로 진단하지요. 수면무호흡증은 대부분 심한 코골이들에서 발견됩니다. (거의 코를 골지 않으면서도 수면무호흡증을 앓는 환자들도 있습니다. 나이 든 여성들에게서 가끔 그런 분을 봅니다.) 현대의학이 코골이를 반드시 치료해야 하는 질병으로 규정하고 있는 것도 사실은 심한 코골이의 거의 전부가 심각한 수면무호흡 증상을 함께 나타내기 때문입니다.

수면 중 갑자기 호흡을 중단하면 어떤 일이 빚어질까요?

우리가 숨을 쉰다는 것은 우리 몸이 필요로 하는 산소를 지속해서 혈관 속으로 공급해 준다는 얘기입니다. 이 때문에 핏속의 산소농도는 낮이나 밤이나 항상 95% 이상으로 유지되는 것이 정상이지요. 그런데 수면 중에 호흡이 자주 중단되면 혈중 산소농도가 90% 이하로 낮아지고 그 훨씬 아래로 떨어지는 경우도 자주 있습니다. 저는 그 농도가 60% 이하로 떨어지는 경우도 여러 차례 보았습니다.

우리 두뇌는 항상 신선한 산소를 공급해야 합니다. 그래서 갑자기 산소농도가 낮아지면 심각한 각성 상태에 빠져 온갖 수단을 다해 부족해진 산소를 다시 공급받을 수 있도록 노력하지요. 10초, 20초⋯ 1분⋯ 숨을 멈추었던 코골이가 다시 호흡을 시작할 때 터트리는 "푸~~" 하는 큰 소리는 바로 두뇌의 '살려주세요'라는 외침과 다름없습니다.

잠을 잘 때 두뇌 역시 휴식에 빠져듭니다. 하지만 그 중간중간에 낮 동안에 습득했던 경험과 기억을 정리해서 저장합니다. 우리 몸의 신진대사를 통제하는 갖가지 호르몬을 생산하고 분배하는 일도 수행합니다. 자고 있더라도 우리 두뇌는 여전히 바쁜 것이지요.

수면무호흡증은 이런 두뇌의 부지런한 야간 활동에 치명적인 영향을 미칩니다. 그래서 각종 질환을 불러오게 되는데 가장 대표적으로 고혈압을 불러오는 원인이 됩니다. 공식적인 통계에 의하면 수면무호흡증 환자의 90% 이상이 고혈압 환자이기도 합니다. 또 혈압약을 꾸준히 복용함에도 혈압이 잘 조절되지 않는 환자들의 상당수는 바로 수면무호흡증에서 연유하는 고혈압으로 알려져 있습니다.

수면무호흡증에 시달리는 사람들은 심장 기능이 현저하게 떨어지는 울혈성 심부전의 비율이 25% 더 증가하고 심장마비 발생 확률 역시 30% 더 증가한다는 보고도 있습니다.

만약 여러분이 아침에 일어났을 때 머리가 아프다거나, 잠은 충분히 잔 것 같은데 여전히 피로감이 남아 있다고 느낀다면 혹시 수면무호흡증이 아닌지 의심해 볼 필요가 있습니다. 낮 동안 계속 졸리고 운전 중에 깜박깜박 자신도 모르게 졸곤 한다면 바로 당신이 수면무호흡증 환자입니다.

이 책은 바로 그런 여러분을 위한 것입니다.

코골이 수면무호흡증의 자가 검진 방법

왜 코골이들은 자신이 심하게 코를 곤다는 것을 알면서도 그 치료에는 마치 남의 일처럼 방관하는 것일까요?

아마 가장 주된 이유는 자신의 코골이와 수면무호흡증이 얼마나 심각한지 주변 사람들은 잘 알지만 정작 당사자는 잘 모르는 그런 질환이기에 그렇지 않을까 저는 생각합니다. 코골이 때문에 병원을 찾는 사람들 대부분은 자신이 그 심각성을 인지해서가 아니라 주위 사람들의 성화가 하도 심해서, 특히 배우자의 불평을 견디다 못해서 찾는다고 하는 통계도 있습니다.

물론 심한 코골이라면 자신이 전혀 자각증상을 느끼지 못할 리 없겠습니다. 혹시 6~7시간을 자고서도 아침에 일어나기가 어렵다든지, 한낮에 시도 때도 없이 졸음이 쏟아진다든지, 아직 그럴 나이가 아니면서 이상하게 별로 성욕이 없지는 않은지요? 이런 대표적인 증상들이 오래전부터 코골이 수면무호흡증 환자라고 당신에게 일러주고 있었던 것입니다. 그럼에도 그런 증상이 아주 점진적으로 진행되고 있었기에 정작 환자 자신은 그 심각성을 인지하기 어려웠다는 것이 이 질환의 독특한 특징이라면 특성이겠습니다.

그러면 어떻게 코골이 수면무호흡증의 심각성을 당사자가 확실히 인지할 수 있을까요?

불과 얼마 전까지만 해도 환자 자신이 스스로, 아니면 배우자나 다른 가족의 손에 이끌려서 병원을 찾아야만 했습니다. 하지만 스마트폰 세상이 열리면서 이제는 집에서도 간단히 자신의 코골이 심각성을 알아볼 수 있게 되었네요. 휴대폰에 무료 코골이 어플(앱)을 내려받아서 자신의 수면 상태가 어떠한지를 직접 소리와 그래프로 확인하는 세상이 된 것이지요.

플레이스토어 검색창에 '코골이 측정기' 또는 '코골이 녹음' 등의 검색어를 입력하면 수십 개의 유사한 어플을 볼 수 있습니다. 대표적인 것으로 '수면분석', 'SnoreClock', 'Sleep Monitor' 등을 추천합니다. 이런 어플 중에 하나를 선택해서 내려받은 후 잠자리에 들 때 머리 옆에 두고 켜놓으면 자신의 코골이 상태를 다음 날 아침에 바로 살펴볼 수 있습니다. 가급적 한글 매뉴얼이 있는 어플을 내려받으면 누구라도 쉽게 사용할 수 있지요. 애플의 아이폰에서도 유사한 어플을 사용할 수 있고 태블릿으로도 사용할 수 있습니다.

간단한 설문조사를 통해서 코골이 심각성을 비교적 객관적으로 검증하는 방법도 있습니다. 이런 설문조사는 이미 여러 종류가 실제로 사용 중인데 가장 간단하면서도 비교적 신뢰도가 높은 STOP-BANG 설문지 양식을 제시했습니다.

기본 질문 사항

S(snore) : 밤에 잠을 자면서 코를 크게 고나요?

T(tired) : 낮에 피곤하고 피로감에 시달리며 자주 졸음이 오나요?

O(observed to have stopped breathing) : 수면 중에 숨을 멈추는 것을 다른 사람이 목격한 적이 있나요?

P(high blood pressure) : 고혈압을 앓고 있거나 현재 치료 중이신가요?

부대 질문 사항

B(BMI) : 체질량지수(BMI)가 28 이상입니까?

A(age) : 나이가 50세 이상인가요?

N(neck) : 목둘레가 남성은 43cm, 여성은 38cm 이상입니까?

G(gender) : 남성인가요?

위의 8가지 질문 중에서 기본 질문 4개 중 2개 이상, 여기에 더해서 부대 질문 4개 중 한 개 이상에 '그렇다'라고 대답한다면 당신이 바로 중증의 코골이 수면무호흡증 환자입니다.

위의 설문들에 대해서 조금 더 생각해 볼까요?

여러분이 밤에 자면서 심하게 코를 곤다는 것을 알고 있거나 자신은 잘 모르지만 주변의 누군가가 당신이 한밤중에 자주 숨을 멈추는 것을 목격해서 일러준 적이 있다면 4개 기본 사항 중에서 벌써 2개가 해당이 되니까 이미 심각한 수면무호흡증 환자입니다.

요즘은 1인 가구가 많은데 무심한 당신이 코를 고는지 수면무호흡증이 있는지 전혀 자각하지 못하고 있다고 한번 가정해 봅시다. 그렇더라도 만약 낮에 자주 피곤해하고 또 이미 고혈압 진단까지 받았다면 역시 심각한 코골이 환자임이 분명합니다. 위의 4개 기본 질문 중에서 3개, 또는 전부에서 모두 '그렇다'라고 대답한다면 당신은 이미 너무 늦었습니다. 하루속히 치료를 서둘러야 하겠습니다.

결국, 코골이나 수면무호흡증을 자신이 자각하든 못하든 고혈압 증상이 있으면서 동시에 낮 동안 남들보다 훨씬 더 피곤해한다면 당신은 거의 틀림없이 코골이 수면무호흡증 환자입니다. 더해서 자신이 50대 이상의 남자이고 다소 비만한 체형을 가졌다면 100% 중증 수면무호흡증 환자라고 단언해도 좋겠습니다.

코골이 수면무호흡증은 어떻게 발생할까요?

우리 몸은 외부로부터 공기(산소)와 음식을 공급받아서 유지됩니다. 그런데 음식은 고체와 액체니까 입에서부터 위장까지 도달하는 데에 아무런 문제가 없습니다. 식도가 스스로 연동운동을 해서 음식물을 아래로 밀어 보내기에 그렇습니다. 그런데 공기는 그 이동이 조금 다릅니다. 본질적으로 공기는 허파 아래에 있는 횡격막(가로막)이 위아래로 오르내리면서 허파가 축소와 확장을 반복하기에 이동할 수 있습니다. 이 허파의 팽창–수축력이 얼마나 되겠습니까? 호흡은 본질적으로 아주 미약한 공기 이동 현상입니다.

이렇게 미약하게 공기가 이동하는 통로 곳곳에 관문이 있습니다. 먼저, 콧구멍으로 들어간 공기는 코 뒤쪽에 위치하는 비강이라고 하는 비좁은 터널을 지납니다. 이 비강은 외부에서 유입하는 공기의 온도와 습도를 우리 몸속의 상태와 꼭 맞도록 미리 조절하는 역할을 하지요. 그러자니 자연히 그 속의 공기 이동 통로는 다소 구불구불하게 만들어졌습니다. 그래야만 온습도 조절에 한결 유리할 테니까요.

그런데 어떤 사람은 이 비강의 공기 통로가 원천적으로 다른 사람들보다 좁거나, 또는 비염이나 축농증 등의 질환으로 분비물이나 기타의 이물질로 가로막혀 있기도 합니다. 이럴 때는 잠잘 때 소리가 날 수 있습니다. 마치 피리를 불 때 내쉬는 숨이 좁은 관을 통과하면서 소리를 발생시키듯이 말이지요. 또 어떤 사람은 콧구멍과 비강의 연결 부위가 지나치게 좁아서 여기에서 코골이가 발생합니다. 편의상 이런 증상을 비강코골이라고 부릅시다.

비강을 통과한 공기는 인후(인두)를 지나게 됩니다. 비강에서 공기가 수평으로 이동했다면 이제 공기가 수직으로 이동하는 첫 통로가 인후입니다. 인후는 비강을 지나면서 시작되는 관이지만 중간에서 식도가 갈라져 나가기도 합니다. 목구멍을 중심으로 위아래 대략 10여 센티미터 길이가 되지요. 인후염과 같은 세균감염이 발생하는 장소이기도 하고 때로는 음식물을 먹다가 사레가 드는 장소이기도 하지요. 성대와 목젖이 자리 잡은 위치입니다.

'사레들린다'라는 말을 아시나요? 음식물을 삼키면 목구멍을 지난 후 바로 인후에서 식도로 넘어가는데 그사이 아주 잠깐 음식물이 자칫 기도로 빠지는 일이 없도록 판막이 일시적으로 기도를 차단합니다. 이런 일은 우리가 의식적으로 하는 것이 아니라 두뇌가 무의식적으로 그렇게 근육을 조절합니다. 인후는 아주 복잡한 기관입니다. 목구멍을 중심으로 아래와 위로 음식물이 공기 이동 통로를 침범하지 못하도록 판막이 달려 있고, 성대와 목젖도 붙어 있고 연구개라고 부르는 입천장의 끝부분이 닿아 있는 장소이기도 해서 그렇습니다.

인후는 아주 부드러운 조직으로 둘러싸인 관이기도 합니다. 이 때문에 코골이 발생의 주된 원인이 됩니다. 잘 생각해 보면, 비강은 머리뼈에 에워싸인 살에 존재하는 틈새 통로이기에 축농증이나 비염 환자가 아니라면 그 공간이 물리적으로 막힐 일이 별로 없습니다. 인후 아래쪽에 위치하는 기도 역시 온통 연골조직에 둘러싸여 있어서 관 자체가 좁아질 염려가 없습니다. 그런데 인후는 그런 외부 보호물이 없으니 쉽게 찌그러질 수 있습니다. 마치 정원의 호스를 발로 밟았을 때 살수가 쉽게 차단되는 것처럼 말이지요.

누워서 잘 때는 입천장의 끝부분인 연구개가 역시 중력에 의해서 뒤쪽으로 쳐지면서 인후를 가로막습니다. 혀도 덩달아서 목 안쪽으로 밀려들어가서 인후를 압박하지요. 이런 다양한 이유로 우리가 누워 있을 때는 인후의 내부 공간이 크게 좁아집니다. 바로 코골이가 발생하는 조건에 딱 만들어지는 것입니다.

인후의 공기 이동 통로를 좁게 만드는 원인은 또 있습니다. 밤에는 아무래도 두뇌가 내장근육을 조절하는 데에 낮보다 덜 신경을 쓰게 됩니다. 그래서 낮에 긴장해 있던 인후부의 근육 조직도 밤에는 슬머시 이완되지요. 이런 근육 이완 현상으로 공기 이동 통로가 더 좁아집니다.

마지막으로, 수면 중 인후를 좁혀주는 한 가지 요인이 더 있습니다. 바로 노화와 비만이 그것입니다. 노화는 근육의 경직도를 떨어뜨리고 비만은 인후의 안쪽 벽에 지방층을 형성해서 가뜩이나 좁아진 인후를 더욱 좁게 만듭니다. 여기에 더해서 술과 담배를 즐기고 스트레스에 찌든 사람이라면 인후부를 둘러싼 근육의 경직도가 더 떨어지겠지요?

바로 그렇습니다. 이런 다양한 원인으로 인후 내부가 좁아짐으로써 생기는 것이 바로 코골이와 수면무호흡증이고 이런 인후부에서 발생하는 코골이가 전체 코골이의 80% 이상을 차지합니다. 편의상 이런 코골이를 인후부코골이라고 부릅시다. 비강코골이와 인후부코골이를 모두 합쳐서 전문 용어로는 상기도 폐쇄증후군(OSA)이라고 어렵게 부르기도 합니다.

비강코골이에 비해서 인후부코골이는 코골이의 정도가 훨씬 심합니다. 때로는 마치 천둥이 치는 듯한 큰소리를 내기도 하고, 그 이전에 벌써 수면무호흡증이 발생하지요.

수면무호흡증은 왜 그렇게 무서울까요?

사실 심한 코골이라고 해도 그 당사자로서는 기껏해야 밤에 자는데 숨쉬기가 다소 불편한 정도입니다. 오히려 주변 사람들이 입는 피해가 더 크지요. 남편의 코 고는 소리 때문에 제대로 잠을 못 자는 아내는 하루 종일 졸림과 짜증에 시달립니다. 그럼에도 남편은 마치 아무 일도 없었다는 듯이 하루를 무난히 보내고요.

하지만 수면무호흡증은 전혀 다릅니다. 우선 당사자에게 엄청난 건강상의 악영향을 미치는데 여기에 대해서는 조금 부연 설명이 필요합니다. 여러분은 혈중 산소포화도라는 말을 아시나요? 우리가 호흡하면 허파에서는 들이마신 공기 중의 산소가 핏속으로 들어가고 반대로 이산화탄소는 밖으로 빠져나옵니다. 그렇게 산소를 가득 머금은 피는 거의 100%에 가까운 산소포화도로 먼저 심장으로 이동했다가 동맥을 타고 전신으로 퍼져서 머리끝에서 발끝까지 모든 세포조직에 산소를 공급하지요. 우리가 과거 생물 시간에 익히 배운 내용입니다. 발끝에 이른 핏속의 산소포화도는 대략 90~95% 정도가 되고요. 낮이나 밤이나 대체로 이런 산소포화도를 보이는 것이 정상입니다.

그런데 수면 중 10, 20초 동안 호흡이 멈춰졌다고 가정해 봅시다. 그것도 한 시간에 수십 번씩 그런 일이 발생한다고 하면 과연 어떻게 될까요?

가장 먼저, 허파에서 그동안 산소를 제대로 공급받을 수 없으니 산소포화도가 크게 떨어지게 되겠지요? 그러면 몸 전체에서 산소부족 현상이 발생해서 모든 세포에서 비상이 걸립니다. 산소포화도 측정기(옥시미터라고 부릅니다) 센서를 손끝에 달고 혈중 산소포화도를 측정하면 90% 가까이 떨어지는 것이 보통이고, 심하면 70, 80% 가까이 떨어지기도 합니다. 목이 졸려서 죽는 현상이 바로 두뇌의 혈중 산소포화도 저하 때문인데 그 초기 증상이 수면 중에 똑같이 나타나는 것입니다. 다시 말해서, 수면무호흡을 겪는 당사자는 그때마다 잠시 목이 졸렸다가 풀어졌다가를 반복하는 셈이 되겠습니다.

그러면 우리 몸에서 가장 피해를 보는 기관은 어디일까요?

예, 그렇습니다. 바로 두뇌입니다. 우리 뇌는 무게가 1.2Kg 정도에 불과한 작은 기관이지만 몸에서 사용하는 전체 산소량의 약 20%를 소비합니다. 그만큼 산소농도에 예민하다는 말이 되겠지요. 그런데 이 뇌에 공급되는 산소량이 하룻밤에도 수백 번씩 정상 수치보다 10~20%나 적어진다고 생각해 봅시다. 뇌는 어떻게 될까요?

우리가 잠을 자는 동안 두뇌는 크게 세 가지 일을 수행합니다. 하나는 낮 동안 수집했던 온갖 정보들 – 우리가 보고, 듣고, 맛보고, 느끼고 생각했던 것 등등 – 을 취합하고 정리해서 두뇌 어딘가에 차곡차곡 쌓아두는 일을 합니다. 두 번째로는, 우리 몸이 필요로 하는 각종 호르몬을 분비하고 분배해서 온몸의 대사기능이 정상적으로 진행되도록 조절합니다. 마지막으로, 앞의 두 가지 일을 하는 동안에도 짬짬이 시간을 내어서 잠시 휴식을 취합니다. 뇌도 쉬어야 하니까요.

두뇌가 하룻밤에도 수백 차례나 수면무호흡증에 시달리다 보면 정상적인 자기 업무는 자연히 등한히 하게 마련이겠지요? 그 결과는 기억력 저하, 집중력 부족과 감퇴에 따르는 갖가지 부작용들로 이어집니다. 예컨대, 아직 학생이라면 산만한 행동과 학습 능력 저하, 직장인이라면 정신적 혼란에 따른 멍한 상태와 만성적 두통의 지속, 낮 동안 과도한 졸림 등으로 나타날 수 있습니다.

그뿐이 아니지요. 각종 호르몬의 생산과 분비에도 상당한 혼란이 찾아와서 우리 몸의 물질대사가 제대로 진행될 리 없고, 그러면 자연히 면역력이 크게 떨어져서 각종 질병에 걸리기도 쉽겠지요? 남편이 유독 감기와 알레르기에 자주 시달리고 비염을 비롯해서 일찍부터 고혈압과 당뇨병 등의 성인병이 시작되었다면 혹시 수면무호흡증은 아닌가 잘 생각해 보십시오. 아직 성장기에 있는 청소년이 수면무호흡증에 시달린다면 키가 제대로 크지 않을 수 있고 과체중과 저체중이 찾아올 수도 있습니다. 정신이 산만해져서 학업에 집중하기 어렵고 ADHD 증상을 나타내기도 합니다.

젊은 부부들에게는 성생활이 특히 중요하지요? 그런데 남편이 수면무호흡에 시달리면 성욕을 자극하는 성호르몬 분비에 이상이 생길 확률이 높습니다. 남편이 코를 심하게 골면서부터 성생활에 대한 관심이 급속히 떨어졌다면 십중팔구 그 원인을 수면무호흡증에서 찾아야 할 것입니다.

우리 몸은 나이를 먹으면 각종 성인병이 발생하게 되어 있습니다. 고혈압과 심부전증을 비롯한 각종 혈관성 질환과 당뇨, 치매 등은 노화의 자연스러운 동반자들입니다. 그런데 이런 성인병 발생을 관리하고 통제하는 두뇌의 호르몬 분비에 이상이 생기면 어떻게 될까요? 남들보다 성인병이 더 빨리 나타나고, 그 진행 속도 또한 남들보다 더 빨라질 것은 당연지사가 아닐까요?

다른 비근한 예로서, 체중조절과 운동에도 크게 신경을 쓰고 병원에서 처방받은 고혈압 약도 꼬박꼬박 챙겨 먹고 있음에도 혈압이 별로 떨어지지 않는 사람들이 많습니다. 이런 분들은 한번 자신의 수면 상태에 대해서 진지하게 생각해 보십시오. 수면무호흡증으로 쾌적한 잠을 자지 못하고 있을 가능성이 큽니다. 이럴 때는 먼저 수면무호흡증을 바로 잡은 후에 본격적인 고혈압 치료에 나서는 것이 합리적인 치료 순서입니다.

사실 우리가 심한 코골이를 반드시 치료해야 한다는 것은 바로 이런 수면무호흡증 문제를 해결하기 위해서입니다. 심한 코골이 환자들 대부분이 알게 모르게 수면무호흡증에 시달리고 있으니까 뭉뚱그려서 코골이를 바로 잡자고 말하는 것이지요. 심한 코골이와 수면무호흡증이 불러오는 여러 건강상의 문제점에 대해서는 뒤에서 좀 더 자세히 살펴보겠습니다.

심한 코골이 수면무호흡증 환자들의 일반적인 증상

앞에서 만약 자신의 코골이 심각성이 의심된다면 스마트폰 어플을 사용해서 점검하는 방법을 일러드렸고, 또 STOP-BANG 설문지로 간단히 자가 검진이 가능하다고 설명해 드렸습니다. 여기에서는 심한 코골이 수면무호흡증 환자라면 누구나 경험하는 일반적인 증상들에 대해서 알려드리고자 합니다. 대표적으로 아래 9가지를 꼽았는데 만약 당신이 이 중에서 4가지 이상의 증상을 경험하고 있다면 하루속히 코골이 치료에 나서도록 권해드리겠습니다.

① 밑도 끝도 없이 심한 졸음에 시달린다

우리는 일상생활에서 꾸벅꾸벅 조는 사람들을 자주 보곤 합니다. 우리 자신도 잠깐잠깐씩 졸 때가 있습니다. 버스나 지하철에서도, 책을 읽거나 영화나 텔레비전을 보면서도, 회의실에서도, 심지어 고속도로에서 운전하면서도 깜박 졸 때가 있습니다. 우리는 대부분 이런 일을 그냥 무심하게 지나치곤 합니다.

그런데 다른 사람들에 비해서 유독 심하게 졸음을 달고 사는 사람들이 있습니다. 양압기 때문에 저를 찾아오는 환자들과의 대화에서 제가 가장 흔히 듣는 코골이 수면무호흡증 증상이 바로 이런 한낮 졸음입니다. 너무 졸려서 잠깐 잠들었다가 중요한 약속을 놓쳤다, 기차 시간을 놓쳤다, 심지어 비행기를 놓쳤다는 분들도 있습니다.

하지만 한낮 졸음의 가장 큰 악영향은 그 때문에 빚어지는 교통사고라고 할 수 있겠습니다. 양압기 구매자, 임대자의 가장 주된 부류는 이처럼 깜박 졸다가 추돌사고를 일으켰던 경험이 있는 분들입니다. 이들은 자의에 의해서, 또는 배우자의 손에 이끌려서 저를 찾아오고 이후 가장 확실한 양압기 애호자가 되곤 합니다.

② 일상적으로 피곤함에 절어서 산다

우리 주변에는 유독 피곤함에 절어서 사는 사람들이 있습니다. 매사에 무기력하고 항상 기운이 없어 보입니다. 움직이기를 싫어하고 늘 앉을 곳만 찾는 분들입니다. 대체로 행동이 느리지요. 몸이 마른 분들이 많습니다. 마음 같아서는 기력을 회복할 수 있도록 보약이라도 한 재 처방해 드리고 싶은 그런 분들을 말합니다.

자신이 이처럼 '항상 피곤함에 절어서 산다.'라고 생각하시는 분이라면 한번 자신의 수면 습관을 뒤돌아보기 바랍니다. 혹시 밤에 두세 차례, 혹은 서너 차례씩 잠에서 깨지는 않습니까? 잠이 깨면 보통 화장실을 찾게 됩니다. 그러면 아예 잠이 달아나서 한참을 뒤적이다가 어렵게 잠이 드는 분들도 많습니다. 만약 이런 식으로 잠을 잔다면 우리 두뇌가 충분한 휴식을 취하기 어렵습니다. 그러니 낮 동안 제 기능을 발휘하기 어려워서 온몸이 축 처지고 피곤함에 절게 되지요.

선천적으로 병약하거나 근래에 큰 병에 시달리다가 몸이 허약해진 분들이 있습니다. 큰 수술을 했던 분들도 계시지요. 이런 분들이 일상적인 생활에서 유난히 피곤함을 느낀다면 한번 수면다원검사를 받아보라고 진지하게 권하고 싶습니다.

③ 아침에 일어나면 두통과 입마름에 시달린다

모든 코골이가 다 그런 것은 아니지만 이런 증상을 겪는 사람은 심각한 수면무호흡증 환자라고 장담할 수 있는 증상도 있습니다. 매일 아침 잠자리에서 일어났을 때 머리가 심하게 아픈 사람들입니다. 물론 인터넷을 검색하면 여러 진료과목 의사가 여러 가지 병명을 나열하고 있습니다. 하지만 아직 노년기에 이르지 않은 60세 이하의 남녀가 그 전날 술을 많이 마신 것도 아닌데 거의 매일 아침 심한 두통을 겪는다면 가장 먼저 수면무호흡증을 의심해야 하겠습니다.

신기하게도 그렇게 심한 아침 두통을 호소하면서도 낮에 무섭게 졸음이 찾아온다거나 피곤함을 절실히 느끼지 않는 그런 수면무호흡증 환자들도 꽤 있습니다. 코골이 수면무호흡증의 증상이 개인마다 조금씩, 또는 크게 다를 수도 있다는 점 역시 잘 기억해야 하겠습니다.

아침에 일어나면 입안이 심하게 말라 있어서 우선 물 한 잔부터 들이켜야 하는 사람들도 있습니다. 당뇨병과 같은 지병이 있으면 물론 그럴 수 있지요. 하지만 아직 성인병을 가질 나이도 아닌 젊은 사람이 그렇게 매일 아침 입안이 바싹 마른 경험을 한다면 자신의 수면무호흡증부터 의심해야 할 것입니다.

왜 그럴까요?

앞에서도 자세히 설명했듯이 코골이 수면무호흡증 환자들은 수면 중 인후가 자주 막히기 때문에 대부분 입을 벌리고 잡니다. 코를 통해서가 아니라 입으로 숨을 쉬는 것이 훨씬 편하기 때문이지요. 그렇게 입으로 숨을 쉬면 입안을 촉촉하게 하는 습기가 내뿜는 숨으로 함께 빠져나가면서 입안이 건조해집니다. 아침마다 심한 두통에 시달리면서 게다가 입안까지 바싹 말라 있다면 당신은 100% 틀림없는 수면무호흡증 환자입니다.

④ 한밤중에 갑자기 다리에서 쥐가 난다

앞에서 제가 50대에 이르러 한밤중 갑자기 다리에서 쥐가 나는 경험을 했다고 말씀드렸습니다. 그래서 저를 찾아오는 코골이 수면무호흡증 환자들에게, 특히 40대에서 60대에 이르는 청장년분들에게 자주 이 질문을 합니다. 한밤중에 다리에서 쥐가 나는 경험을 한 적이 있느냐고, 만약 있다면 최근에는 얼마나 빈번히 그런 현상이 나타나느냐고요. 그러면 절반 이상의 분들이 저와 같은 경험담을 얘기합니다. 심하면 일주일에 두세 번씩 그렇게 쥐가 난다고 말씀하는 분들도 있습니다.

네이버에서 한밤중에 다리에서 쥐가 나는 증상을 검색하면 의사들의 다양한 답변이 올라옵니다. 체내 전해질 농도 이상이라느니, 신경근 이상이라느니, 하지불안증후군이라느니… 물론 이런 갖가지 질환들 역시 한밤중 다리에서 쥐가 나게 하겠지요. 하지만 저는 조금이라도 자신의 코골이 수면무호흡증 증상을 의심하는 분이라면 하루속히 수면다원검사부터 받아보시라고 권하고 싶습니다. 당신이 심각한 수면무호흡증 환자임이 거의 틀림없을 것이기 때문입니다.

⑤ 수면 중 땀을 많이 흘린다

모든 코골이 수면무호흡증 환자가 다 그런 것은 아니지만 잠자리가 흥건해질 정도로 밤에 땀을 흘리는 환자들도 있습니다. 저도 그런 고객들을 가끔 보는데 아침에 일어나면 잠옷과 이불이 온통 젖어 있다거나 한밤중 잠에서 깨었을 때 온몸에 땀이 흥건하다는 하소연을 듣곤 하지요.

이 역시 앞에서의 여러 증상과 마찬가지로 수면무호흡증이 아닌 다른 질환들 때문에 발생할 수도 있습니다. 하지만 자신의 코골이 수면무호흡증을 의심하는 분이면서 한밤중에 그처럼 땀을 흘리곤 한다면 당신은 심한 수면무호흡증 환자임에 거의 틀림없습니다. 땀흘림에 더해서 숨이 가빠서 가슴을 두드리며 깬다는 분, 눈을 떴는데 어지러움이 밀려왔다는 분, 가슴이 두근거리곤 한다는 등의 증상이 동반된다는 호소를 하는 환자들도 있습니다.

⑥ 오랫동안 심한 비염과 알레르기에 시달리고 있다

제가 기억하는 한 저는 아주 오래전부터 비염을 앓았던 것 같습니다. 제 나이가 70세인데 아마도 20대나 30대쯤부터 비염 증상이 있지 않았나 생각됩니다. 물론 당시에는 비염을 전혀 자각하지 못했습니다. 두 가지 이유를 들 수 있겠습니다.

첫째는, 당시만 해도 요즘처럼 신문이나 방송, 잡지 등의 언론이나 인터넷 검색을 통해서 쉽게 의학지식에 접하는 그런 시대가 아니었습니다. 사람들이 병원을 찾는 경우도 요즘보다 훨씬 적었지요. 사실 비염 정도의 가벼운 질환으로 굳이 병원을 드나드는 사람은 거의 없었다고 해도 좋았을 것입니다. 저도 비염을 굳이 질병이라고 의식해서 꼭 치료받아야 한다는 생각 자체가 별로 없었다고 생각됩니다.

둘째는, 이 병은 일종의 알레르기(알러지) 질환이어서 계절이 바뀌는 환절기에 유독 심하고 한겨울이나 한여름에는 좀 나아지곤 합니다. 또 심한 비염 환자는 늘 비염에 시달리기에 어느덧 자신도 모르게 거기에 적응해서 사는 것이 보통입니다. 그저 생활하기에 좀 불편한 그런 어쩔 수 없는 작은 고민거리거니 하는 정도로 가볍게 지나치게 된다는 것이지요.

그러면 비염 환자의 특징은 무엇일까요?

제 경험에 바탕해서 말씀드리면 우선 숨쉬기가 불편하다는 점입니다. 항상 콧속에 무엇인가가 들어 있어서 숨쉬기를 가로막고 있는 것처럼 느끼면서 살았습니다. 우리말에 '코찡찡이'라는 말이 있는데 바로 비염 환자를 두고 하는 말이 아닐지 싶습니다. 나는 비염이 없어서 비염이 어떤 증상인지 잘 모르겠다는 분이라면 자신이 감기나 독감에 걸려서 코로 숨을 잘 쉴 수 없었을 때를 생각하면 됩니다. 비염 환자는 항상 그런 상태에서 살고 있다고 해도 좋겠네요.

저는 낮 동안에도 코로 숨쉬기가 힘들었습니다. 과거 우리 세대가 젊었던 시절에는 입을 꼭 다물고 있어야만 할 때가 종종 있었습니다. 교정에서 조회를 설 때, 특히 교장선생님 훈화를 들을 때, 군대에서 상관에게 기합받을 때, 회사에서 높은 사람 만났을 때 입을 꾹 다물어야 했지요. 그런데 저는 그럴 때마다 숨을 잘 쉬지 못했습니다. 그래서 가만히 몰래 살짝살짝 입을 벌려서 숨을 내쉬곤 했습니다.

다시 말해서, 저는 젊었을 때부터 중증의 비염 환자였던 것입니다. 다만 치료를 필요로 하는 질병이라는 것을 몰랐을 뿐입니다. 그래서 저는 처음 보는 코골이 수면무호흡증 환자들에게 꼭 물어봅니다.

"혹시 비염이나 알레르기가 있으세요?" 대부분 고객은 "예, 있습니다."라고 분명히 대답합니다. 간혹 가다가 "비염? 없는데요."라고 말하는 젊은 사람들이 있기는 하지요. 하지만 이들에게 비염의 일반적인 증상을 얘기하면 그제야 고개를 끄덕입니다.

한 가지 좋은 소식도 알려드릴까요? 수면무호흡증에서 기인하는 비염과 알레르기는 양압기를 사용하고 몇 개월이 지나면서, 길어도 1, 2년이 지나면 서서히 사라집니다. 자연히 숨쉬기가 편해지고 따라서 낮에 줄곧 입을 다물고 있어도 전혀 문제가 없습니다. 아침에 일어나면 콧구멍에서 허파에 이르기까지 긴 공기 이동 파이프가 활짝 열려 있는 것처럼 느껴질 때가 종종 있지요. 제가 젊었을 적에 잠시 기공을 배운 적이 있는데 그때도 바로 그런 경험을 했습니다.

저는 양압기를 사용한 이후부터 감기나 독감에 걸린 적이 거의 없기에 1년 365일 그런 쾌적한 상태에서 호흡하면서 살고 있습니다. 전국의 수면무호흡증 환자 여러분, 제가 단언합니다. 양압기를 써서 호흡이 그렇게 편안해질 수 있는 것만으로도 저는 평생 양압기를 써야 한다는 데에 전혀 불만이 없습니다.

⑦ 나이에 비해서 기억력과 인지력이 현저히 떨어진다

나이가 들면서 사람은 누구나 다 조금씩 기억력이 저하됩니다. 무엇인가를 인식하고 기억하고 판단하는 두뇌의 제반 능력을 말하는 인지력 역시 서서히 낮아진다는 점 역시 누구나 인정하는 사실입니다. 그런데 수면무호흡증 환자는 이런 기억력 감퇴와 인지력 저하 현상의 속도가 같은 나이의 다른 사람들과 비교해서 현저히 빠른 것이 보통입니다.

물론 이런 기억력과 인지력 저하 현상은 젊은 사람들에게서는 별로 나타나지 않지요. 그래서 저는 중장년층 고객들에게 항상 똑같은 질문부터 시작합니다. "요즘 기억력이 많이 저하되셨지요? 사물을 판단하는 인지력이 점점 저하되고 있다고 느끼시나요?" 60대 이후의 시니어들은 대부분 다 고개를 끄덕입니다. 이상하게도 말씀으로 분명히 "예, 그래요."라고 대답하시는 분은 별로 없네요. 감추고 싶은 자신의 속사정을 남에게 들켰다는 표정? 그런 겸연쩍은 미소를 짓는 분들도 자주 있습니다.

다음 장에서 더 자세히 살펴보겠지만, 수면무호흡증 환자는 수면 중에 혈중 산소농도가 크게 낮아져서 특히 다량의 산소 공급이 필요한 심장과 두뇌에 치명적인 악영향을 미칩니다. 그래서 남들보다 더 빠르게, 더 심각하게 심장질환과 두뇌 질환이 발생할 수 있는데 일단 발생하면 환자나 가족이 발견하기도 쉽고 무조건 병원부터 가야만 하니까 수면무호흡증의 전조증상으로 삼기에는 좀 어려울 것 같습니다.

이에 반해서 기억력과 인지력 저하 증상은 수면무호흡증의 좋은 전조증상이 될 수 있습니다. 이 증상은 서서히 진행되는 것이 보통이고, 또 어느 정도 발전했을 때부터 꼭 짚어서 치료받아야 하는지에 대해서 의사에 따라 의견이 다양할 수 있습니다. 그래서 특히 이런 증상의 진행 초기 단계에서는 환자 본인 이외에는 가까운 가족들조차도 환자의 상태를 짐작하기가 힘이 듭니다. 그래서 그럴까요? 제가 이 질문을 드렸을 때 환자들이 무언의 미소로 대답하는 이유가 말이지요.

여러분, 자신이 수면무호흡증을 앓고 있고 근래 들어서 기억력과 인지력 감소 증세가 악화하고 있다고 생각한다면 주저 없이 양압기 치료를 시작하십시오. 빠르면 빠를수록 좋습니다. 그 방법만이 기억력 감소와 인지력 감소의 속도를 늦출 수 있는 유일한 의학적 대안이기에 그렇습니다.

⑧ 성적 욕망과 발기력이 심각하게 악화한다

기억력과 인지력 저하 현상은 주로 60대 이상 시니어들에게서 많이 찾아볼 수 있습니다. 물론 최근 들어서는 40대 이후의 중년 여성들도 그런 현상을 호소하는 분이 있으며 드물게는 20, 30대 청년층에서도 그렇게 말하는 코골이 환자를 보기도 합니다. 이에 반해서 성적 욕망의 저하는 대부분 50대 이하의 비교적 젊은 사람들에게서 발견됩니다. 특히 40, 50대 남성이라면 어쩌면 기억력 저하보다 더 심각하게 받아들이기 쉬운 수면무호흡증 전조증상일지도 모르겠습니다.

여러분, 굳이 병원 진료실이 아니면서 젊은 남자를 앞에 두고 '요즘 아침에 일어나면 그것이 잘 서 있나요?'라고 질문을 던지는 경우가 과연 있을 수 있을까요? 제가 그런 짓궂은 질문을 자주 환자들에게 합니다. 그들의 대답은 과연 어떨까요? 대부분이 다 우물쭈물합니다. '예, 제 물건은 아직 튼실합니다.'라고 화끈하게 대답하는 환자를 거의 본 적이 없습니다.

이 연령대의 환자 중에는 부부가 함께 찾아오는 경우도 적지 않습니다. 그만큼 예전에 비해서 부부 금실이 좋은 사람들이 많아졌다는 의미라고 저는 좋게 받아들이지요. 그들을 앞에 두고서도 똑같이 질문합니다. 이때 남편과 아내의 표정이 묘하게 다를 수도 있는데, 저는 그런 조금은 기이한 광경(?)에 마음속으로만 미소를 짓습니다.

어쨌든, 심각한 코골이와 수면무호흡증은 특히 남성들에게 상당한 성적 욕구 저하와 발기력 저하를 불러옵니다. 그러면 아내가 만족하지 못할지도 모르겠습니다. 아직은 젊은 남성 여러분, 심한 코골이와 수면무호흡증을 방치하면 당신과 예쁜 아내 사이에 심각한 괴리와 갈등이 생겨날 수도 있습니다. 부디 명심하기 바랍니다.

⑨ 우울증이 찾아오고 성격 변화를 자각한다

양압기 처방전을 가지고 제 사무실을 찾는 환자 중에는 표정이 그리 밝지 못한 분들이 적지 않습니다. 무언가 불만이 있는 듯한 표정, 다소 무뚝

뚝한 말투, 조금은 신경질적인 반응… 제가 환자들에게 양압기 교육을 하느라 몇 시간씩을 함께 보내기에 저만이 관찰할 수 있는 그분들의 특징이라고 생각합니다. 3분 진료, 기껏해야 10분, 20분 면담에 그치는 병원 의사들은 알아채기가 그리 쉽지 않을 그분들만의 특징이라면 특징이겠습니다.

저도 처음에는 환자들이 왜 그런 표정을 짓는지 전혀 이해하지 못했습니다. 그런데 그들이 양압기 사용 후 몇 개월이 지나면서 환한 표정으로 바뀌는 광경을 자주 목격하면서 그제야 비로소 깨달았지요. '아, 이분들이 그때 그랬던 것은 제대로 숙면을 하지 못했던 나머지 매사가 다 귀찮았기에 그래서였구나.'라고 말이지요.

한번은 거의 80세에 이른 부인 한 분이 저를 찾아오셨습니다. 그리고 이렇게 말씀하셨습니다.

"제 남편이 김인섭(가명)인데 선생님 덕분에 양압기를 잘 쓰게 되면서 사람이 그야말로 천지개벽으로 바뀌었어요. 이제는 제게 큰 소리도 지르지 않고 구박도 예전 같지 않으며 밥 먹을 때 신경질도 부리지 않아요. 선생님, 정말로 너무나 고맙습니다." 저는 그분이 가져오신 참기름 두 병을 집사람에게 안기고 크게 칭찬을 받았습니다.

최근 외국에서는 '심한 코골이와 수면무호흡증이 오래 지속되면 성격이 부정적인 방향으로 바뀌는 환자들이 많다.'라고 하는 연구 보고가 잇달아 발표되고 있습니다. 우리나라에서 그런 논문을 본 적은 아직 없지만 저는 제 사무실에서 그런 환자들을 자주 목격하곤 합니다.

성별과 나이에 상관없이 수면무호흡증 환자가 증가하고 있습니다

이제까지 코골이 수면무호흡증이 어떻게 발생하는지, 그리고 그 대표적인 증상은 무엇인지에 대해서 말씀드렸습니다. 그런 증상들에 의거해서 자신의 코골이 심각성을 자가 검증하는 방법도 알려드렸습니다. 이 장을 끝마치기에 앞서서 이제부터는 주로 어떤 사람들에게서 심한 코골이와 수면무호흡증이 특히 많이 발견되는지 간단히 설명해 드리고자 합니다.

가장 먼저, 누구나 잘 알고 있듯이, 또 인터넷에서도 널리 유포되고 있듯이 코골이 수면무호흡증은 비만한 사람들에게서 많이 발생합니다. 저를 찾아오는 환자들을 보더라도 거의 절반 정도는 비만형 체형을 가진 분들입니다.

그런데 이렇게 쉽게 말하는 것은 사실 어폐가 있습니다. 별로 비만해 보이지 않는 양압기 사용자들도 적지 않기에 그렇습니다.

저는 우리나라에서 비만하다는 말을 듣는 성인 남녀가 대략 전체 성인의 20% 정도라고 생각합니다. 날씬한 체격의 마른 사람들도 그 정도 비율이 되겠지요. 그러면 약 60% 정도는 보통 체형이라고 말할 수 있겠네요. 제가 관찰하는 바, 양압기 처방전을 받는 환자들의 약 50%는 상위 20% 비만형에 속하고, 약 10%는 날씬한 체형, 나머지 40%는 보통 체형의 분들이라고 말할 수 있겠습니다. 다시 말해서, 20% 비만형에서 50%의 환자가 발생해서 그 비율이 자못 높기는 하지만 60% 보통형에서도 40%나 되는 환자가 발생한다는 것입니다.

그럼에도 일반인들은 물론 의사들도 코골이 수면무호흡증 환자는 주로 비만형 사람들이 걸린다고 쉽게 말합니다. 하지만 굳이 저보고 말하라고 한다면, 저는 '비만형 체형의 사람들은 보통 체형의 사람들에 비해서 수면무호흡증 발생률이 겨우 두세 배 높은 정도에 불과하다.'라고 말하겠습니다. 비만형 체형의 사람들에게서 주로 나타나는 질병이 절대로 아니라는 말씀입니다. 세상이 예전 같지 않아서인지 요즘에는 보통 체형의 수면무호흡증 환자 발생 비율이 조금씩 더 높아지고 있습니다. 날씬한 사람들에게서의 환자 발생 비율도 그런 경향을 보인다는 것이 저의 개인적 소견입니다.

이렇게 보통 체형은 물론 날씬한 체형에서도 코골이 수면무호흡증 환자를 그리 어렵지 않게 찾아볼 수 있는 것은 도대체 무슨 이유 때문일까요?

제 가설은 이렇습니다.

요즘 사람들은 예전 사람들보다 운동량이 심각하게 부족하고 그 결과 우리 몸의 근육 탄력성도 현저히 약화하였다. 그 결과 누워서 잠을 잘 때 인후부가 마치 정원의 낡은 비닐 호스처럼 쉽게 찌그러져서 공기 이동 통로가 좁아지는 현상이 보통 체형의 사람들에게서도 많이 나타나고 있는 듯하다. 제 이론이 어떻습니까?

이런 제 생각은 허약한 몸매의 젊은 여성들과 병약한 환자들 사이에서도 수면무호흡증 환자가 일정 부분 발견된다는 관찰로도 증명이 가능할 것 같네요. 이들 역시 인후부 경직도가 특별히 약해서 누워서 잘 때 공기 이동 통로가 다른 어느 체형의 사람들보다 더 쉽게 좁아질 수 있다고 저는 생각합니다.

결국, 코골이 수면무호흡증은 주로 비만한 사람들에게서 나타나는 증상이라는 일반적인 통념은 이제 거의 그 수명을 다한 것 같습니다. 여러분, 자신이 보통 체형이거나 날씬한 체형을 지녔기에 비록 코를 골기는 해도 수면무호흡증 환자는 절대로 아닐 것이라고 더 이상 자신을 속이지 마십시오. 그러는 당신도 수면무호흡증 환자이기 십상이니까요.

두 번째로, 코골이와 수면무호흡증은 나이가 많아질수록 발생 비율이 높다는 분명한 연구조사 결과들이 많이 있습니다. 통계조사뿐만 아니라 여러 의학적 연구에서도 그런 인과관계가 분명히 성립합니다.

사람이 나이가 들면 신체의 모든 근육 조직이 다 약해지기 마련입니다. 인후 역시 그러하기에 앞에서의 병약한 환자나 날씬한 여성들 경우처럼 쉽게 공기 이동 통로가 좁아지겠지요. 여기에 더해서 노인들의 경우에는 한 가지 이유가 덧붙여집니다. 우리가 호흡하는 데에 필요한 여러 근육이 허파를 둘러싸고 있는데 그런 근육들 역시 나이가 들면서 기능이 약해진다는 사실입니다. 허파 속으로 공기가 쉽게 드나들도록 근육이 활발히 움직여 줘야 하는데 그러지 못하니까 인후를 지나는 공기 이동 역시 원활하지 못하게 될 것이 아니겠습니까? 그래서 60대를 넘기면 이제까지 코골이 수면무호흡증이 없었던 분들도 그러지 않게 되는 것이지요.

다른 한편으로, 그러면 왜 요즘은 젊은 사람들에게서도 코골이 수면무호흡증 환자가 그렇게 많이 발생하는 것일까요?

제게서 양압기를 임대한 환자들의 통계를 살펴보면 30세 이하가 8%, 31~40세 사이가 12%, 41~50세 사이가 25%, 51~60세 사이가 32%, 61세에서 70세 사이가 18%, 71~80세 사이가 6%, 81세 이상이 4%로 나타납니다.

저는 앞에서의 경우와 마찬가지로 우리나라 젊은이 중에는 비만한 사람과 신체가 너무 허약한 사람들이 예전보다 훨씬 더 많아졌다, 그래서 점점 더 젊은 수면무호흡증 환자가 증가하고 있다고 해석합니다.

마지막으로, 제가 지난 10년 동안 지켜본 바로는 양압기를 사용해야 하는 여성 수면무호흡증 환자의 비율 역시 조금씩 높아지고 있습니다. 물론 남성 노인 인구보다 여성 노인 인구의 비율이 더 높아서 여성 노인층에서 양압기 사용자가 늘어나고 있는 것은 당연하다고 하겠습니다. 그런데 최근에는 중년 여성들은 물론 젊은 여성 환자들도 조금씩 증가하고 있습니다.

저는 이런 현상이 사회적으로 여성의 활동 영역이 점차 늘어나고 있으며, 일상생활과 직업전선에서 남녀의 구별이 점차 엷어지고 있는 데에서 기인하는 것이겠거니 생각합니다.

원래 여성들에서는 여성 호르몬의 일종인 에스트로젠이 분비되기에 같은 연령대의 남성들에 비해서 근육 탄력성이 더 높습니다. 또 남성들에 비교해서 여성들의 자기관리가 조금은 더 철저하다고 인정해야 하겠지요. 그래서 여성들은 코골이 수면무호흡증 발생률이 남성들에 비교해서 현저하게 낮다는 것이 이제까지의 통념이었습니다.

하지만 이제 세상이 많이 바뀌었습니다. 세상사가 각박해지고 직장생활 역시 점점 더 엄격해지고 있으며 이에 따라 여성들도 남성에 못지않게 높은 노동강도와 갖은 스트레스에 시달리고 있습니다. 여성들의 음주와 흡연 비율도 점점 더 높아지는 추세에 있지요. 사회적으로 여성의 남성화가 진행되고 있다, 또는 남녀의 구별이 점차 엷어지고 있다고 해도 좋지 않을까요?

저는 이런 사회적 현상의 변화가 여성 수면무호흡증 환자의 증가를 부추기고 있다고 생각합니다. 여기에 더해서 중년 여성층에서도 일하는 사람의 비율이 점점 더 높아지고 있기에 중년 여성 환자들 역시 그렇게 늘어나고 있다는 것이 한 과학자로서 저의 관찰입니다.

2

$$\boxed{\text{수면무호흡증이}\\ \text{당신을 이른 죽음으로 이끈다}}$$

수면무호흡증의 심각성, 이제야 제대로 밝혀지고 있습니다

코골이 수면무호흡증 환자가 자신의 질병을 무시하고 그대로 방치했을 때 건강상 많은 문제가 초래될 수 있다는 의학계의 지적은 이미 오래전부터 있어 왔습니다. 하지만 도대체 어느 정도나 건강에 해로운지를 밝히기 위해서 정밀한 의학적 연구가 수행된 적은 그동안 별로 없었습니다. 설령 그런 연구가 일부 시행되었다고 해도 그 결과를 별로 신뢰할 수 없었던 것도 사실입니다. 연구자들에 따라서 연구 결과가 크게 달랐던 것이 보통이었기 때문이지요.

왜 그렇게 연구 결과가 각양각색이었을까요?

이제 어떤 의과대학에서 연구진을 구성해서 코골이 수면무호흡증이 장기적으로 우리 건강과 수명에 어떤 영향을 미치는지 알아보는 연구에 착수한다고 한번 가정해 봅시다.

우선 피실험자들을 모아야 하겠지요? 사실 한 무리의 코골이 수면무호흡증 환자들을 모으기는 별로 어렵지 않겠네요. 널려 있는 게 그런 환자들이니까요. 하지만 비교연구를 위해서는 코골이 환자군과 같은 수의 전혀 코를 골지 않는 보통 사람들도 있어야 합니다. 물론 이 두 무리 관찰 대상 인구(통계학에서는 샘플[sample]이라고 부릅니다.) 사이에는 단지 코골이와 수면무호흡증이 있고 없고의 차이만 있어야 하고 성별, 연령, 학력, 생활 여건, 수면 환경 등에서 거의 차이가 없어야 할 것입니다. 그래야 적어도 10, 20년, 길게는 수십 년 동안 이들을 관찰했을 때 비로소 코골이와 수면무호흡증이 과연 사람들의 건강에 어느 정도나 심각하게 영향을 미칠 수 있는지 통계적으로 분석이 가능할 것이기 때문입니다.

그러면 실험에 참여하는 사람들의 수는 적어도 얼마나 되어야 할까요? 줄잡아서 최소한 각각 100명 이상은 되어야 하지 않을까요? 그래야 중간에 이런저런 이유로 탈락하는 사람, 스스로 포기하는 사람 등등을 제외하고도 분석가능한 샘플의 수가 마지막까지 몇십 명은 남을 것이기 때문입니다.

힘든 일은 이렇게 코골이 환자군과 비 코골이 대조군을 모으는 데만 있는 것이 아닙니다. 이들을 오랜 기간 관찰하고 조사해야 할 연구진의 구성도 전혀 만만하지 않습니다. 그렇지 않아도 바쁜 의사들과 의학자들 중에서 과연 어느 누가 10년, 20년 넘게 수행해야만 제대로 결과를 얻을 수 있는 그런 연구에 뛰어들고 싶어 할까요? 논문 발표가 목전의 과제인 바쁜 연구자들에게 있어서 이런 연구는 정말로 회피하고 싶은 연구임이 틀림없겠습니다.

코골이 수면무호흡증 환자든 그 비교군의 일반인이든 모두가 다 일상생활을 수행하는 사람들이니까 연구자들이 일일이 그들의 행동거지를 장기적으로 추적하는 데에도 엄청난 노력이 소요됩니다. 사람의 건강에 영향을 미치는 인자들이 어디 코골이와 수면무호흡증뿐이겠습니까? 예를 들면 운동 관행, 식사 습관, 음주와 흡연 행태, 스트레스 관리 등 수많은 인자도 주기적으로 모니터링해야만 할 것입니다. 물론 코골이 수면무호흡증 환자 중에는 그 긴 조사 기간 점점 더 그 증상이 악화하는 사람들이 속출할 수 있고 그 반대의 경우도 있을 것입니다. 비교군 중에서 새로 코골이 수면무호흡증 환자가 나타나기도 하겠지요…. 어떻습니까? 생각만 해도 이런 연구가 얼마나 어려울지 짐작이 가시나요?

바로 이런 이유 때문입니다. 그래서 수면무호흡증이 사람들의 건강과 수명에 지대한 영향을 미친다는 사실은 이미 오래전부터 알려져 있었지만 과연 어느 정도나 심각하게 영향을 미치는지에 대해서는 정량적인 연구가 지지부진할 수밖에 없었습니다.

하지만 세월이 지났습니다. 코골이 수면무호흡증의 치료 대안으로 양압기가 출현한 지 30년 넘게 지나면서 연구자들은 그동안 조금씩 쌓아왔던 연구 결과들을 모아서 종합적인 평가를 하기에 이르렀습니다. 양압기가 코골이 수면무호흡증 치료에 지대한 성공을 거두게 했던 것이 그런 평가 결과를 얻는 데에 결정적인 역할을 했던 것이 물론입니다. 이 장에서는 이제까지의 제 경험과 그동안 발표된 수많은 연구 결과를 바탕으로 코골이 수면무호흡증이 우리 건강과 수명에 어떤 악영향을 실제로 미치고 있는지 간단히 정리해 보겠습니다.

당신의 졸음운전이 바로, 수면무호흡증 때문이라는 사실

매년 봄철이 되면 빠지지 않고 언론에 등장하는 뉴스가 있습니다. 바로 봄철 졸음운전에 관한 경고성 기사입니다. 대략 이런 식으로 발표되지요. '매년 봄철마다 졸음운전에서 발생하는 교통사고가 잦아진다. 계절 변화에 대응하는 인체의 생리적 반응으로 춘곤증이 많이 생기는데 그 결과가 운전자들의 졸음운전 현상이다. 봄철 졸음운전으로 인한 교통사고 발생률은 매년 증가하고 있을 뿐만 아니라 치사율도 전체 교통사고 치사율보다 85%나 더 높게 나타난다. 특히 고속도로 운전자들은 특히 봄철 안전운전에 주의를 기울여야 하겠다….'

하지만 코골이 수면무호흡증 환자들이 경험하는 운전 중 졸음은 일반 운전자들이 봄철에 경험하는 춘곤증과는 비교조차 할 수 없을 만큼 그 정도가 강력합니다. 지난 여러 해 동안 졸음운전 관련해서 제가 고객들에게서 들었던 두세 가지 사례를 들어볼까요.

몇 년 전에 경기도 의정부에서 대전까지 양압기를 사고자 군이 저를 찾아온 50대 목사님이 계셨습니다. 양압기 교육을 하는 중에 이런 말을 들었지요.

"제가 오늘 아침 의정부에서 출발해서 대전까지 차를 몰고 왔는데요, 고속도로 졸음쉼터와 휴게소에 3번이나 들러 토막잠을 자면서 왔어요. 그렇게라도 하지 않으면 눈꺼풀이 감겨서 정말로 운전하기 어려워요."

또 이렇게 하소연하는 시내버스 운전기사도 있었습니다.

"사실 우리 버스 기사들은요, 운전 중 깜박깜박 졸지 않는 사람이 거의 없어요. 저도 그런 날이 다반사예요."

건설업자로 고속도로 운전을 거의 매일 같이하는 코골이 환자분은 이런 하소연을 했습니다.

"운전하다가 깜박 조는 일이 정말로 많아요. 추돌사고도 여러 번 일으켰어요. 한번은 차가 갓길로 빠지면서 폐차할 정도로 심각한 사고가 나기도 했어요. 이제 정말로 운전대 잡기가 무섭습니다."

물론 수면무호흡증이 교통사고 발생률을 높인다는 국내외 연구 보고들도 쏟아지고 있지요. 그런 보고서들은 대체로 이런 식으로 기술합니다. "새로운 연구에 따르면 폐쇄성 수면무호흡증은 자동차 사고의 위험을 매우 증가시키며 운전자가 양압기를 사용하면 그런 위험이 감소합니다…."

그렇지만 저는 이런 연구 결과들도 코골이 수면무호흡증으로 인해서 발생하는 교통사고 가능성을 절대적으로 과소평가하고 있다고 생각합니다. 아마도 그 가장 중요한 이유는 경찰이 교통사고의 원인을 '수면무호흡증으로 인한 졸음운전'이라고 기록하는 경우가 아예 없기 때문이 아닐지 생각해 봅니다. 사실 우리나라 경찰은 교통사고의 원인을 안전운전 불이행, 중앙선 침범, 신호위반, 안전거리 미확보, 교차로 통행 방법 위반, 보행자 보호 의무 위반 등으로 분류합니다. 그런데 안전운전 불이행, 중앙선 침범, 신호위반 등등이 왜 발생하는 것일까요? 운전자의 부주의나 고의로 인해서만일까요? 물론 그런 때문이기도 하겠지요. 하지만 더욱 중요한 이유는 어쩌면 졸음운전 때문이 아닐까요? 졸음운전의 가장 주된 원인은 역시 코골이 수면무호흡증에서 찾아야 하지 않을까 저는 그렇게 생각합니다.

코골이 수면무호흡증 환자 여러분, 당신이 운전을 많이 하는 분이라면, 특히 고속도로 통행이 많은 분이라면 절대로 치료를 미루지 마십시오. 당신이 방심하고 있는 사이 당신의 졸음운전이 당신과 당신 가족의 생명과 재산을 하루아침에 모두 빼앗아 갈 수도 있습니다.

서구에서는 코골이가 이혼의 세 번째 사유

신기하게도 저를 찾아오는 남성 코골이 환자들에게서는 그것에 대한 아내의 불평을 언짢아하는 말을 별로 들을 수 없었습니다. 아내들이 참 참을성이 많기 때문일까요? 아니면 남편들이 그만큼 아내 말에 무심하기 때문일까요? 부부가 같이 제 사무실에 오는 경우가 종종 있는데 젊은 신혼부부나 황혼 부부를 막론하고 아내가 남편 코골이에 대해서 그렇게 심하게 불평하는 말도 별로 들어보지 못했습니다. 제가 책에서 읽은 코골이 남편을 둔 서구 부부들 사례들에 비교해서 그렇다는 말입니다.

그 대신 인터넷에서는 아내들의 남편 코골이에 대한 불평을 자주 찾아볼 수 있지요.

"코골이 소리 때문에 제대로 잠을 못 자서 이제는 정말 미치겠어요."

"남편이 코를 골아도 너무 심하게 골아요. 결혼 후 몇 달 만에 살이 찌더니 이제는 도저히 참을 수 없는 지경이 되어버렸어요. 저는 매일 밤 뜬눈으로 지새우고 새벽이 되어서야 겨우 잠듭니다. 자고 있는 남편 코를 확 틀어막고 싶어요."

주로 젊은 주부들이 가입하고 있는 국내 한 인터넷카페에 올라온 글입니다. 남편 코골이에 대한 아내들의 하소연은 비단 이 카페뿐만 아니라 여성 전용 SNS에서 흔하게 찾아볼 수 있습니다.

그러면 서구에서라면 코골이로 인한 부부 갈등이 과연 어떤 수준일까요?

"심한 코골이와 수면무호흡증을 앓고 있는 부부들의 이혼율이 매우 높습니다. 특히 젊은 부부들이 더 큰 문제가 되는 것은 코골이 때문에 잠자리에서 행해지는 키스나 가벼운 신체접촉과 같은 물리적 교감은 물론 일상생활에서의 대화 같은 정서적 교류도 크게 제한되기 때문입니다." 미국 러쉬대학교 수면장애센터 로자린드 카트라이트 교수의 지적입니다.

코골이는 남성들의 테스토스테론 분비를 억제해서 성욕의 감퇴와 발기력의 저하를 불러옵니다. 비단 남성들뿐만이 아니라 수면무호흡증을 앓고 있는 여성들도 심각한 성욕 감퇴와 성기능 장애를 앓고 있는 것으로 밝혀지고 있습니다.

코골이 배우자를 둔 여성은 계속되는 수면 부족으로 극도의 피로감과 스트레스, 졸음, 삶의 질 저하, 우울증 증대 등의 증상을 겪는다고 합니다. 이런 일이 반복되면서 성생활 장애로까지 이어져 자칫 이혼으로 나타날 수도 있다는 것이지요. 2017년 우리나라에서 번역 출간된 『나이트 스쿨』(리처드 와이즈먼 저)이라는 책에도 영국에서 코골이가 이혼의 세 번째 원인이라는 지적이 들어 있습니다. 미국과 영국에서는 배우자의 부정행위와 재정적 파탄이 각각 첫 번째, 두 번째 이혼 사유이지요. 코골이 수면무호흡증은 의학적인 원인으로는 첫 번째 이혼 사유에 해당한다고 합니다.

설마 코골이 때문에 이혼까지 할까요? 하지만 전문가의 이야기를 들어보면 쉽게 이해가 됩니다.

"코골이 문제가 비단 젊은 부부의 잠자리를 갈라놓는 데에서 그치는 것이 아닙니다. 코골이 때문에 남편의 성욕이 저하되어 만족스러운 성생활을 누릴 수 없게 되니까 부부가 이혼의 길로 들어서게 되는 것입니다."

최근 우리나라에서도 젊은 부부들의 불임이 커다란 사회적 문제로 제기되고 있고 섹스리스 부부의 비율이 44.6%에 이른다는 언론보도도 있었습니다. 혹시 배우자의 심한 코골이와 수면무호흡증이 당신 부부의 성생활에도 영향을 미치고 있는 것이 아닐까요?

심장 관련 질환 발생의 주요 원인이 되고 있다

저는 아직 심각한 심장병을 앓는 코골이 환자를 직접 접한 적이 없습니다. 아마도 그런 중증 환자들은 종합병원 심장내과에서 주로 처치를 받을 터인데 그동안 제가 그런 병원들과 한 번도 접촉을 해본 적이 없었기에 아직 기회가 없었던 것 같습니다.

하지만 저를 찾는 양압기 임대 환자들은 거의 전부라고 해도 좋을 정도로 대부분 고혈압 환자들입니다. 그래서 고혈압 치료제를 처방받고 계신 분들이 대다수지요. 물론 이런 분들은 양압기를 사용하면서 혈압이 점차 안정화됩니다. 저도 벌써 오래전에 혈압약을 끊었습니다.

심장은 우리 두뇌와 함께 인체에서 가장 많은 산소를 요구하는 장기입니다. 특히 심장은 허파 바로 위에 위치하여 허파에서 신선한 산소를 공급받은 피를 우리 몸 전체로 전달하는 막중한 역할을 담당하고 있지요. 만약 심장이 갑자기 박동을 멈추면 심장마비가 되고 부분적으로 박동을 멈추어서 혈액 유통에 이상이 생기면 심부전이 발생합니다. 이런 증상이 나타났을 때 신속한 응급조치가 따르지 않으면 그야말로 치명적일 수 있습니다.

이렇게 중차대한 임무를 수행하는 심장이기에 24시간, 365일 항상 힘차게 박동할 수 있도록 구조도 매우 특이합니다. 심장을 거미줄처럼 엮어서 둘러싸고 있는 굵은 혈관을 관상동맥이라고 부르는데 허파에 직접 연결되어 심장 박동에 필요한 산소를 심장 구석구석까지 공급하는 역할을 합니다. 심장을 우리 몸을 움직이는 엔진이라고 한다면 그것에 연료를 공급하는 혈관이 바로 관상동맥이라고 해도 좋겠습니다.

그런데 관상동맥이 어떤 연유로 쪼그라들거나 막히는 일이 발생합니다. 그러면 연료를 제대로 공급받지 못해서 심장이 갑자기 작동을 멈추겠지요? 심장마비, 심부전이 발생하면 환자는 가슴을 쥐어짜는 통증을 느낀다고 합니다. 그야말로 절체절명의 순간이 닥치는 것이지요.

수면무호흡증은 이런 심장병 발생의 가장 중요한 원인을 제공합니다. 혈액 중의 산소농도를 저하해서 심장의 기능 이상과 심장마비를 초래합니다. 최근의 연구 결과들은 수면무호흡증이 각종 심장질환 발생의 주원인이 될 수 있다고 밝히고 있습니다. 만약 수면무호흡증 환자가 양질의 식사를 취하지 못하고 충분한 운동을 하기 어렵다면 심장질환 발생의 가능성은 더 커집니다. 과도한 음주와 흡연, 과다한 약물 복용 등 부적절한 습관이 더해지면 그 확률은 훨씬 더 커지겠지요.

서구의 연구 결과들에 의하면 수면무호흡증 환자는 이 질환이 없는 사람들에 비해서 심장 부정맥(심장의 이상 리듬)이 발생할 가능성이 2~4배 정도 높아지는 것으로 추정되었습니다. 수면무호흡증은 심부전 위험을 140%, 관상동맥성 심장질환 위험을 30% 증가시킨다는 연구 결과도 있습니다.

비단 여기에서 그치는 것이 아닙니다. 수면무호흡증은 심장병 발생 환자에게 관상동맥우회술(CABG)을 시술했을 때 장기적인 합병증의 가능성을 증가시킨다고 합니다.

심방세동이라는 증상이 있는데 심방의 기능이 약화하여 심장이 불규칙으로 뛰는 현상을 말합니다. 심장 부정맥의 일종으로 심장 두근거림을 유발하고 울혈성 심부전을 촉진하며 뇌졸중을 유발할 수도 있지요. 그런데 최근 연구에 의하면 수면무호흡증 환자들에서는 심방세동 발생의 가능성이 두 배로 증가한다고 합니다.

심장 일주기 리듬과 심장 돌연사에 관한 연구들은 수면무호흡증이 주요한 원인이 될 수 있다고 경고하기도 했습니다. 수면무호흡증이 허파에 혈전을 생기게 하는 폐색전증의 발병 가능성을 높여준다는 연구 결과도 있습니다. 폐색전증은 신속히 치료하지 않으면 치명적일 수 있습니다.

만약 수면무호흡증 환자가 어떤 큰 수술을 한다면 다른 일반 환자들보다 그 위험성이 크게 증가할 수 있지 않을까요?

미국 미시간 대학교에서 수행된 광범위한 연구조사에 의하면 수면무호흡증이 수술 후 부작용 발생의 위험성을 크게 높일 수 있다고 합니다. 그런데도 수술을 위해서 입원하는 환자들의 최대 80%가 수면무호흡증 진단을 받지 못해서 병원이 적절한 대응을 못 하고 있다고 우려했습니다. 성인 환자가 수면무호흡증 치료가 따르지 않는 수술을 할 때 수술 후 합병증에 걸릴 위험성이 크게 높아질 수 있다는 공개적인 발표도 있습니다. 이 발표 이후에 미국 마취과학회(ASA)는 수술 전에 환자의 수면무호흡증 정도를 검사해서 상태가 중증이면 수술 전후 환자 관리에 특별한 대책을 강구하도록 하는 가이드라인을 발표하기도 했습니다.

만약 여러분이 중증의 수면무호흡증 환자이고 중요한 수술을 앞두고 있다고 한다면 반드시 수면무호흡증 치료부터 서둘러야 하겠습니다.

치매 발생을 촉진하고 악화시키는 주범이다

저는 가끔 가벼운 치매 증상을 지닌 코골이 수면무호흡증 환자들을 맞습니다. 여기에서 가볍다는 의미는 환자 혼자서는 길을 나서기 어려울 정도이기에 배우자나 자식이 모시고 오는 정도의 치매 증상을 뜻합니다. 집안에서의 생활이나 간단한 의사소통 정도는 무난한 분들이지요. 통원 치료를 받는 분도 계시고 그렇지 않은 분들도 계십니다. 주로 여성 환자들이 많습니다.

이런 환자들을 대하면서 저는 수면무호흡증이 치매를 유발하거나 그 진행 속도를 촉진한다는 점에 대해서 점차 확신을 갖게 되었습니다. 물론 의학적으로 그 인과관계를 증명하는 것도 별로 어렵지 않습니다.

앞에서 두뇌가 심장과 함께 우리 몸에서 가장 많은 산소 공급이 있어야하는 장기라고 말씀드렸습니다. 인터넷 검색을 하면 우리 몸 전체 산소소모량의 20%를 사용한다는 글도 있고 40%나 차지한다는 보고도 있습니다. 두뇌의 무게가 우리 몸무게의 겨우 2%에 불과하다는 점을 고려하면 두뇌야말로 컴퓨터 안의 핵심 칩인 CPU(중앙처리장치)에 해당하는 셈입니다.

그만큼 엄청난 산소 공급이 있어야 하기에 심장에서 바로 두뇌로 직결되는 굵은 동맥이 있습니다. 목을 지나는 경동맥이 그것이지요. 두뇌가 얼마나 많은 산소가 있어야 하는 중요한 장기인지 실감이 가지요?

우리 두뇌의 세포들도 다른 장기 세포들과 마찬가지로 매일매일 일정 수가 사멸하고 새로 생겨나는 세포들이 그 자리를 대신합니다. 그런데 핏속의 산소포화도가 낮아지거나 공급되는 피의 절대량이 부족해진다면 사멸하는 세포의 비율이 그게 높아집니다. 새로 만들어지는 세포들의 수도 심하게 감소하겠지요. 그래서 노인이 되면 누구나 다 기억력 감소 현상부터 실감하게 되는 것입니다.

일반적인 치매는 그런 기억력 감소가 비이상적으로 빠르게 진행되는 현상에서 비롯됩니다. 그러다가 행동이 점차 어눌해지고 사고력·추리력·언어능력 등에서도 이상이 나타납니다. 이어서 성격 변화와 인격장애 등 여러 증상이 복합적으로 나타나서 일상생활 자체가 어렵게 되는 중증 치매로 발전하는 것이지요. 사실 치매란 병의 원인을 가리켜서 붙인 이름이 아니라 이런 증상들이 두루 나타나는 증상을 가리키는 일반적인 명칭이라고 하겠습니다.

그런데 최근에는 알츠하이머란 확실한 병명이 등장했습니다. 치매라는 말과 알츠하이머라는 단어는 같이 쓰이기도 하지만 확실한 차이가 있습니다. 일반적인 치매는 노인이 되면서 두뇌 세포가 서서히 소실되기에 발생하며 기억력 감소부터 시작하여 그 증상이 점차 악화합니다. 그런데 65세 이전에 치매 현상이 나타나서 빠르게 진행되는 경우가 있습니다. 유전적인 요인이 더해지거나 다른 원인이 작용해서 그런다고 하는데 바로 알츠하이머가 그렇습니다.

알츠하이머는 우리 두뇌에서 자체적으로 만들어지는 베타아밀로이드라는 독성 물질의 축적으로 발생한다고 알려져 있습니다. 숙면하기 어렵고 수면장애가 있는 경우에는 이 물질이 제대로 배출되지 못하기에 알츠하이머가 발생하는데 학자들도 아직 그 진행 기작에 대해서 잘 모른다고 합니다. 치료가 필요한 중증 치매 환자의 약 50~60%는 이런 알츠하이머 장애에서 비롯된다고 하지요.

어쨌든 알츠하이머의 발생을 예방하고 치매의 진행 속도를 늦추는 데에는 숙면이 매우 중요하다는 것이 의학계의 일치된 견해입니다. 지속적인 양압기 사용이 치매 및 인지 저하를 개선하고 지연시킨다는 연구 결과들이 최근 쏟아지고 있습니다.

제게서 양압기를 임대한 치매 환자 중에서 상태가 호전되는 경우를 저는 여럿 보았습니다. 한 2, 3년 정도 양압기를 사용한 환자분들은 표정이 한결 밝아지고 성격도 눈에 띄게 좋아지지요. 그리고 가족들에게서 이런 식의 말을 듣곤 합니다.

"우리 어머니가 요즘 한결 정신이 또렷해졌어요. 식사도 거르지 않고 잘 드시고 바깥나들이도 조금씩 할 정도가 되었어요."

저는 양압기를 잘 사용했을 때 치매 진행 속도를 일정 부분 늦출 수 있다고 확신합니다. 일찍부터 양압기를 사용하면 어느 날 슬며시 찾아오는 치매의 발생 가능성도 크게 낮출 수 있다고 단언할 수 있습니다. 저만 해도 제 동창들이나 가까운 친구들과 비교할 때 기억력이 꽤 좋은 편이고 누구보다도 왕성한 사회활동을 하고 있습니다. 제가 양압기를 10년 넘게 사용하고 있다는 것이 치매 예방에 커다란 도움이 되고 있다고 자신 있게 말할 수 있습니다.

우울증, ADHD 등 각종 정신질환의 원인이 될 수 있다

일반인들은 잘 모를 수도 있겠지만 사실 신경과나 정신과 병의원을 다니는 사람들이 주변에 꽤 있습니다. 최근 신경과, 정신과 의원들이 동네 주택가까지 파고드는 것을 보면 각종 정신질환이 어느덧 우리에게도 흔한 질환이 되었다고 하는 생각을 갖게 되지요.

그러면 한국인에게 가장 흔한 정신질환에는 어떤 것이 있을까요?

건강보험심사평가원(심평원)에 따르면 우리나라에서 진단 빈도수가 가장 높은 정신질환은 우울증이라고 합니다. 보통 우울증은 우울감과 무기력이 지속되고 매사에 별로 즐거움을 느끼지 못할 때나 짜증과 분노의 느낌이 지속해서 유지될 때 유발되는 발생하는 정신장애라고 정의합니다. 환자의 기분과 생각 및 행동 방식에 영향을 미치며 다양한 정서적, 신체적 고통을 유발할 수 있습니다. 환자가 일상적인 활동을 하는 데 어려움을 겪을 수도 있고 때로는 인생 자체를 무의미하게 생각하게 해서 자살 충동을 일으키기도 합니다.

우울증과 유사한 질환으로 불안장애가 있습니다. 현대인에게 흔한 심한 스트레스 상황에서 누구나 경험할 수 있는 반응이지만 그 반응의 정도가 일정 수준 이상을 넘어서서 일상적인 생활이 어려울 정도가 되면 환자로 간주합니다. 환자가 특별한 이유 없이 불안감 및 초조감을 강하게 호소할 때, 심장마비나 질식과 같은 위급한 증상을 호소하지만 실제로는 별다른 원인을 찾을 수 없을 때, 환자가 어떤 두려워하는 대상이나 상황에 노출되면 지나치게 불안해하는 경우 등을 전형적인 불안장애로 분류하고 있습니다. 불안장애는 우리나라에서 발생하는 정신질환의 2위를 차지할 정도로 흔한 질병입니다.

3위는 수면무호흡증을 포함해서 정상적인 수면을 어렵게 하는 각종 수면장애가 차지하며, 4위는 스트레스로 인한 적응장애라고 합니다. 조현병이 5위를 차지하지요.

그런데 우울증이 폐쇄성 수면무호흡증과 연관이 있다는 연구 결과가 최근 국내외에서 쏟아지고 있습니다. 미국 오거스타 주립대학 연구팀에서 수행했던 우울증과 수면무호흡증과의 상관관계 연구에서도 그런 결론이 도출되었지요. 연구팀이 우울증 환자 125명을 대상으로 수면무호흡증 여부를 조사한 결과 17명(14%)이 수면무호흡 증세를 보였다고 합니다. 이들 중 6명이 여성이었으며, 비만 등 수면무호흡증 환자에게서 자주 보이는 특징이 없었음에도 그런 결론이 도출되었다고 합니다.

우리나라에서도 유사한 연구가 있습니다. 2022년 건양대병원의 연구는 폐쇄성 수면무호흡증이 우울증과 불안장애의 발생 위험을 2배 이상 높이는 것으로 발표했습니다. 특히 여성 무호흡증 환자의 경우 우울증 발생 확률이 남성 환자들보다 3.9배, 불안장애 2.4배로 더 높게 나타났다고 합니다.

주의력결핍 과잉행동장애(ADHD)는 요즘 언론에서 자주 거론되는 대표적인 정신질환 중의 하나입니다. 환자의 주의력 결핍, 충동성 및 과잉 행동이 특징이지요. ADHD가 꼭 소아와 청소년 학생들에게서만 발견되는 것은 아닙니다. 멀쩡한 성인도 ADHD 장애로 사회생활에 적응 못 하는 경우가 있습니다. ADHD를 치료하지 않으면 환자 자신의 삶은 물론 가족들의 생활에도 상당한 악영향을 미칠 수 있습니다.

ADHD 환자들은 자신에게 충만한 에너지로 지나치게 활동성이 높다고 알려져 있습니다. 그럼에도 이 환자들의 25~50%는 수면 문제로 어려움을 겪고 있다고 합니다. 미국에서의 연구에 의하면 ADHD와 수면 문제 사이에 밀접한 관련이 있어서 ADHD가 수면장애로 오진되거나 그 반대의 경우도 드물지 않다고 합니다. 역시 미국에서의 연구 결과이지만 ADHD 증상을 나타내는 아동들에게서도 수면장애가 흔하게 나타나서 요즘은 그런 아동들에게 수면무호흡증 치료를 병행하는 경우가 점점 증가하고 있다고 합니다.

저는 아직 ADHD 환자를 맞아본 적이 없습니다. 하지만 우울증을 앓고 있는 여성 환자들은 종종 보지요. 대체로 갱년기에 있거나 그 시기를 막 지난 분이 많은데 얼굴에 수심이 가득해서 저를 찾아옵니다.

이런 분들이 양압기를 사용하면 몇 달이 지나면서 점차 표정이 밝아지지요. 이런 환자들과 친해진 후에 좀 더 적극적으로 대화를 하게 되면 소소한 가정사에서부터 사회생활과 직장에서 겪는 온갖 경험담을 들을 수 있습니다. 자신은 정말 잘하고 싶은데 주위 여건이나 주변 사람들이 그런 자신을 잘 이해해 주는 것 같지 않아서 슬프고 우울하다… 이런 이야기들이 주류를 이루는 것 같아요.

하지만 그랬던 분들도 2, 3년이 지나면 전혀 다른 사람이 되곤 합니다. 제가 양압기를 취급하면서 가지는 가장 큰 즐거움의 하나가 바로 이런 분들을 보는 것입니다.

불면증, 기민증 등 수면 관련 질병의 주요 발생원인

심한 코골이와 수면무호흡증 환자들의 주된 특징 중의 하나는 언제 어디서나 즉시 잠에 빠져든다는 것입니다. 물론 밤에 잠자리에 누우면 이내 코를 골기 시작하지요. 그런데 수면무호흡증 환자이면서도 불면증에 시달리는 분들이 가끔 있습니다.

저만 그런 환자를 보는 것이 아니라 실제로 최근의 한 국내 연구에서도 그런 결과가 발표된 적이 있습니다. 2021년 삼성서울병원의 연구진은 6개월 이상 불면증을 호소했던 18세 이상 성인남녀 328명을 대상으로 수면다원검사를 시행했던 결과 이들 중에서 겨우 22%만이 수면무호흡증을 비롯한 다른 수면장애가 나타나지 않았다는 연구 결과를 발표했습니다. 외국에서도 불면증 환자의 수면호흡장애 동반율이 15~70% 정도까지 높게 나타난다고 알려져 있습니다.

우리나라에서는 불면증 환자가 신경정신과에서 불면증 진단을 받을 때 의사들은 우선 불면증 치료제부터 처방하는 것이 보통인 것 같습니다. 그래서 나중에 수면무호흡증 진단을 다시 받아서 저를 찾아오는 환자들은 장기적인 신경안정제와 수면제 복용으로 심각하게 무기력한 상태를 보이곤 합니다.

제 임무는 이런 환자들에게 양압기를 잘 사용하게 해서 수면의 질을 한껏 높이는 데에 있지요. 그리고 한 달, 두 달, 3개월, 6개월이 지나면서 환자 얼굴이 점차 밝아지기 시작합니다. 하지만 환자들은 자신의 건강 상태가 그렇게 호전되고 있음에도 불구하고 병원에서 처방받는 수면제와 신경안정제 복용의 관행에서 쉽게 벗어나지 못합니다. 약 복용을 포기하면 다시 불면의 밤이 찾아오지 않을까 하는 두려움 때문이라고 말합니다.

대체로 이즈음에 이르면 환자가 신경정신과를 방문할 때 제가 자청해서 함께 가곤 합니다. 그래서 의사에게 그동안 양압기 사용의 상황을 대신 설명하고 수면제와 신경안정제 처방을 줄여 달라고 정중히 요청하지요. 의사들은 대체로 이런 제 요청을 잘 받아들입니다. 1년 정도가 지나서 아예 불면증 치료를 완전히 끝낸 환자들도 있습니다.

불면증이나 우울증처럼 흔한 정신장애는 아니지만 기민증 혹은 기면증으로 불리는 잠과 관련된 특별한 질환이 있습니다. 요즘은 드라마나 영화를 통해서 여러 차례 소개된 덕분인지 그래도 아는 사람이 꽤 있는 듯합니다. 낮에 일상생활을 하면서 시도 때도 없이 졸려 하고 또 갑자기 잠에 빠져드는 증상을 보이는 질병입니다.

운전하다가 정지선에 멈추었을 때 갑자기 운전대에 머리를 박고 잠을 잔다거나, 길을 걷다가 픽 쓰러져서 잠을 자는 사람 등으로 언론에 소개되고 있지만 그런 사람들은 실제로 드물다고 합니다. 대부분은 집에서 텔레비전을 보다가 쉽게 잠이 든다든지, 회의 중이나 사무실 근무 중에 갑자기 잠을 잔다든지 심지어 화장실에서 잠에 빠져드는 정도의 증상을 보인다고 합니다. 2022년 건강보험심사평가원 통계에 의하면 우리나라에서 기민증으로 병원에서 치료받는 환자가 연간 6천 명이 넘는다고 하네요.

기민증과 수면무호흡증은 낮에 과도하게 졸음이 쏟아진다는 점에서 그 증상이 유사하다고 할 수도 있습니다. 수면다원검사를 해서 증상을 확인한다는 점에서도 비슷하지요. 다만 수면무호흡증이 훨씬 발생률이 높고 그 원인과 치료 방법도 잘 알려진 데에 반해서 기민증은 유발률이 훨씬 낮고 그 발병 원인도 아직 잘 알려지지 않았습니다. 물론 이렇다고 할 만한 치료 방법 역시 아직은 없는 형편입니다.

제게서 양압기를 임대한 환자 중에도 이런 분이 계십니다. 그래서 기민증 관련해서 다소 문헌조사를 해보았는데 기민증이 수면무호흡증과 관련이 있다는 최근의 연구 결과가 꽤 있었습니다. 대체로 연구자들은 기민증 환자들에서 보통 사람들에서보다 수면무호흡증 증상이 더 많이 나타난다는 점에서 의견의 일치를 보고 있지요.

연구자들에 따라서 다르기는 하지만 2000년에서 2013년 사이에 발표된 연구들은 기민증 환자의 폐쇄수면무호흡증 유병률이 2~68%에 이른다고 합니다. 이렇게 유병률의 차이가 큰 것은 조사 대상 환자의 수가 적고 당시만 해도 폐쇄수면무호흡증에 대한 정의가 다양했기 때문이라고 합니다.

이처럼 기민증과 수면무호흡증이 동시에 나타날 수 있기에 두 질환을 함께 앓으면 진단이 더 어려워질 수도 있습니다. 아직 수면무호흡증 치료가 기민증에 직접적인 효과가 있다고 단언하기는 어렵지만 적어도 수면무호흡증 치료가 기민증 치료에 도움이 될 것은 분명해 보입니다.

3

코골이 치료 전
이것은 반드시 알고 가자!

국민건강보험공단 양압기 임대지원 제도의 ABC

2018년 국민건강보험공단이 도입한 양압기 임대지원 제도의 골자는 이렇습니다.

1. 코골이 수면무호흡증 환자가 양압기 치료의 건강보험 지원을 받기 위해서는 먼저 자신이 심각한 수면무호흡증 환자인 것을 입증해야 한다. 그 입증은 전문 병의원에서 수면다원검사를 받는 것이다. 이 검사는 전국 어느 병의원을 막론하고 검사료를 66만 원으로 정해서 건강보험에서 그 80%를 지급한다. 환자가 부담하는 진료비는 그 20%인 133,090원이다. (2024년 기준. 여기에 초진료 등 병의원에 따라서 약간의 비용이 더 첨가될 수 있습니다.) 이 검사 결과 심각한 수면무호흡증 환자로 확인되면 의사가 양압기 처방전을 발부한다.

2. 처방전을 받은 환자는 수면다원검사 기록지와 함께 그것을 양압기 임대점에 제출하고 양압기를 임대한다. 양압기 월 임대료는 지속형

76,000원, 자동형 89,000원, 이중형 126,000원으로 정해서 환자는 각각 그 20%에 해당하는 15,200원, 17,800원, 25,200원을 임대점에 납부한다. 나머지 80%는 건강보험에서 임대점에 직접 지급한다.

3. 환자가 최초 발급받은 처방전의 유효기간은 3개월 순응 기간에 국한된다. 환자는 이 기간 안에 양압기 사용에 익숙해졌다는 사실을 입증해야 하는데 그 방법은 이러하다. 임대점이나 병의원은 양압기에 장착된 SD카드에 기록된 환자의 수면 데이터를 수집해서 환자가 처음 3개월 중에 어느 연속된 기간 30일 동안 1일 사용 시간이 4시간을 넘는 날이 21일을 넘는지를 평가한다. 만약 21일을 넘겼다면 이를 순응에 합격했다고 하는데 이렇게 합격한 환자에 한해서 의사는 향후 1년 동안 유효한 양압기 재처방전을 발부한다. 임대점은 이 재처방전을 건강보험공단에 제출해야 그동안 임대료를 지원받을 수 있다.

4. 임대점은 매월 그 이전 달의 환자 양압기 사용기록지를 건강보험공단에 제출하고 80% 임대료를 정산받는다. 다만 이 정산은 해당 월의 일평균 양압기 사용 시간이 2시간을 넘을 때만 유효하다. 다시 말해서, 보통 사람의 평균 수면시간을 1일 6시간으로 간주했을 때 양압기 임대자는 적어도 사흘에 하루 정도는 양압기를 사용해야만 건강보험 임대료 지원이 계속된다는 의미이다. (2023년까지는 3개월 하루 평균 사용 시간을 2시간 이상으로 정해서 임대료를 지급하였다.)

5. 양압기 사용에 필요한 소모품인 마스크는 환자가 매년 1회 구매할 수

있다. 그 가격은 95,000원으로 책정하여 환자가 그 20% 19,000원을 임대점에 납부하면 나머지 80%는 건강보험공단이 지급한다.

환자 입장에서 본다면 사실 규정 자체는 이해하기 별로 어렵지 않습니다. 환자가 직접 해야 할 일이 그리 많은 것도 아닙니다. 수면다원검사를 하는 병의원을 찾아서 진료 예약을 하고 검사를 받은 후 의사의 처방전을 받는 일 정도가 환자만이 할 수 있는 일입니다. 양압기 임대점에서 임대계약서를 작성하고 양압기와 마스크를 받아오는 일 정도가 남았는데, 이 일은 병의원에 파견된 임대점 영업사원이 현장에서 바로 처리해 주는 것이 그동안 우리나라의 관행이라면 관행이겠습니다.

이제부터는 환자가 하루하루 양압기를 잘 사용하기만 하면 됩니다. 환자에게 남겨진 번거로운 일이라고 해야 매월 한 번씩 양압기에 장착된 SD카드에 내장된 수면 데이터를 임대점에 보내는 것 정도가 고작이지요. 이 일은 이메일을 보낼 수 있는 정도의 컴퓨터 지식만 있다면 직접 임대점에 메일로 보내면 됩니다. 이밖에 빠른 등기나 택배를 이용해서 SD카드를 임대점에 보낼 수도 있고, 또 친절한 임대점을 만나면 담당 직원이 매월 환자를 방문해서 데이터를 직접 추출해 가져가기도 합니다. 요즘에는 아예 wifi로 양압기를 연결해서 수면데이터가 자동으로 임대점으로 전송되는 양압기도 보급되고 있습니다.

이 제도 관련하여 한두 가지 더 말씀드려야 할 사항이 있습니다.

먼저, 양압기 임대에 요구되는 수면다원검사료와 월 임대료 납부를 면제 받을 수 있는 환자들이 있습니다. 바로 기초생활수급자와 차상위계층에 해당하는 분들이 그렇습니다. 이분들은 병원에서 진료받을 때 진료비 일체를 기초지자체나 건강보험공단이 대신 납부합니다. 여기에 해당하는 코골이 수면무호흡증 환자라면 돈 문제에 전혀 부담을 갖지 마시고 바로 수면다원 검사부터 받으시라고 권해드리겠습니다.

두 번째로, 앞에서 양압기를 임대한 환자는 매달 임대점에 전체 임대료의 20%에 해당하는 임대료를 납부해야 한다고 했는데 여기에 약간의 예외가 있습니다. 처음 양압기를 임대해서 사용할 때 처방전에 기재된 순응 기간 3개월에 한해서는 임대료의 20%가 아닌 50%를 납부해야 한다는 것이지요. 자동형 양압기를 기준으로 하면 월 17,800원이 아니라 44,500원을 납부해야 합니다.

규정이 이렇게 바뀐 데에는 나름대로 이유가 있습니다. 양압기 임대 후 처음 3개월 동안 너무나 많은 임대자가 양압기 사용을 포기하기 때문입니다. 건강보험공단의 입장에서 본다면 환자가 조금이라도 임대료를 많이 납부해야 한다면 혹시라도 양압기 포기율이 조금이라도 낮아지지 않을까 하는 바람이 있었겠지요.

수면다원검사를 꼭 받아야 하나요?

환자 입장에서 본다면 양압기 임대지원을 받는 절차에서 가장 번거로운 일이 처음 의사를 면담한 이후 수면다원검사 일정을 잡아서 정해진 날짜에 검사받는 것입니다. 수면다원검사란 무엇이고 왜 꼭 이 검사를 받아야 할까요?

병원에서는 수면다원검사를 보통 PSG(polysomnography)라고 간단히 부르는데 사실 코골이나 수면무호흡증 진단을 위해서 개발된 검사는 아닙니다. 불면증이나 기민증, 우울증 등 수면과 관련이 있는 질환들은 두뇌의 이상활동과 관련이 깊고 그런 이상적인 두뇌 활동이 우리 몸 전체에 다양하게 영향을 미칠 수 있습니다. 그래서 그런 질환들을 정밀하게 진단하기 위해서는 두뇌 활동은 물론 우리 몸 전체의 상황까지도 두루 측정할 수 있는 특별한 장비가 필요하게 되는데 바로 그런 전자기기 자체를 PSG라고 부르기도 합니다.

수면다원검사는 환자가 밤에 잠을 자는 동안 시행하는데, 보통은 뇌 기능 상태를 알기 위한 뇌파 검사(EEG), 눈동자의 움직임을 감시하기 위한 안전도 검사(EOG), 근육 상태를 알기 위한 근전도 검사(EMG), 심장 리듬을 측정하는 심전도 검사(ECG) 등에 필요한 각종 센서를 환자 몸에 부착해서 측정하지요. 필요한 경우 환자의 수면 상태를 관찰하기 위해서 비디오 촬영을 함께 하는 경우도 있습니다.

어떻습니까? 설명만 들어도 아주 복잡하고 섬세한 장비이지요? 그렇습니다. 이처럼 정교한 장치이기에 가격 자체도 비싸고 또 사용 방법도 여간 까다롭지 않습니다. 이 장비가 생산하는 데이터 양도 엄청난데 이러다 보니 밤에 환자가 검사받을 때 옆에서 도와주고 데이터를 관리하는 전문인력이 필요하게 되지요. 이런 분을 병원에서는 수면기사라고 부릅니다.

그런데 여기 한 가지 의문이 떠오릅니다. 아니, 환자인 내가 심각한 코골이임을 이미 알고 있고 또 수면무호흡증이 있다는 것도 잘 아는데 왜 군이 병원에서 하룻밤을 자면서까지 귀찮게 검사를 받으라고 하는 것일까요?

결론부터 말씀드리면, 대부분 심각한 코골이 환자들에게는 의사의 수면무호흡증 진단도 필요 없고 수면다원검사는 더더욱 불필요하다고 해도 그리 틀리지 않습니다. 임대지원 제도가 시행되기 이전까지는 병원에서 수면다원검사를 받고서 양압기를 구매했던 환자들보다 병원 진료 없이 자신이 직접 결정해서 양압기를 구매했던 환자들이 더 많았으니까요. (유럽에서도 의사 처방전 없이 개인이 양압기를 직접 살 수 있는 나라가 많습니다.)

그러다가 갑자기 양압기 임대지원 제도가 시행되었습니다. 이 제도의 전제조건은 중증 수면무호흡증 환자들에게만 양압기 임대료의 80%를 국민건강보험이 지원한다는 것이었지요. 그렇지 않으면 건강보험 재정이 이내 바닥날 것이기 때문입니다.

그러면 어떻게 그 많은 코골이 중에서 중증 환자들만을 선별해 낼 수 있을까요?

물론 의사가 발부하는 양압기 처방전이 필요하겠습니다. 그런데 의사가 자의적으로 처방전을 발행할 가능성이 전혀 없다고 단언할 수 있을까요? 처방전을 받은 환자에게 건강보험에서 매월 71,200원씩이 지급된다고 한 번 생각해 보십시오.

그렇습니다. 수면다원검사는 의사가 양압기 처방전을 발행하는 데에 있어서 그 객관성과 공정성을 담보하기 위한 수단이라고 하겠습니다. 물론 대단히 비싼 방법이기는 하겠지만 말입니다. 결국은 다 돈 문제가 걸려 있기 때문이라고 할 수 있지요.

간이수면검사라고 해서 PSG보다 훨씬 간단한 장비를 사용해서 수면무호흡증을 진단하는 방법도 있습니다. 이미 오래전부터 전 세계적으로 널리 사용되고 있지요. 이 기기는 단순형 수면다원검사기라고 해도 좋은데 환자가 병원에서 하룻밤을 묵으면서 사용하는 것이 아니라 집에 가지고 가서 사용할 수 있습니다. 의사나 간호사가 직접 검사 결과를 컴퓨터에서 출력할 수 있기에 수면기사가 별도로 있을 필요도 없습니다. 물론 검사 비용도 정식 PSG에 비교하면 크게 저렴합니다.

그러면 이렇게 하면 어떨지 생각해 봅니다. 앞으로 건강보험공단이 이런 간이 수면다원검사기를 활용해서 발부한 양압기 처방전도 인정하겠다고 한다면 말이지요. 물론 현재 건강보험이 병의원에 지급하는 50만 원의 수면다원검사 지원비를 절반 이하로 크게 낮추는 조건으로 말이지요.

그런데 이런 제안을 의사들이 과연 쉽게 받아들이려 할까요?

번거로운 양압기 임대지원 제도, 반드시 이용해야 하는 이유

코골이 수면무호흡증 환자가 양압기를 사용하는 일은 그 자체가 대단히 번거로운 일임이 틀림없습니다. 더욱이 처음 양압기를 임대하기까지 몇 차

레나 병원을 들락거려야 하는 환자로서는 대단히 귀찮은 일이라고 해도 좋겠습니다.

여기에 양압기 임대비용 문제까지 겹칩니다. 건강보험공단에서 양압기 임대료의 80%를 지원한다고 해도 환자는 처음 임대 3개월 동안 임대료로 매월 44,500원을 임대점에 내야 하고, 이어서 임대가 계속되는 한 꼬박꼬박 17,800원씩을 매월 내야만 합니다.

그래서 약삭빠른 어느 임대자는 제게 이런 전화를 걸어옵니다.

"박사님, 제가 곰곰이 생각해 보았는데요. 매월 임대료로 17,800원씩을 내니까 1년이면 21만 원이 넘어요. 이제 양압기 임대를 그만하고 아예 양압기를 사면 어떻겠습니까? 혹시 제가 쓰고 있는 이 양압기를 중고로 제게 팔 수는 없을까요?"

아예 이렇게 물어오는 환자도 있습니다.

"선생님, 제가 너무 바빠서 수면다원검사를 받을 수도 없어요…. 양압기를 임대하는 대신 양압기를 제게 파실 수는 없나요? 그러면 제가 선생님에게서 양압기 교육을 받아서 잘 쓸 수 있을 것 같은데요."

아니, 건강보험에서 주는 절대로 적지 않은(?) 임대료를 받아서 그 덕분에 간신히 사무실 운영을 하고 있는데 환자가 임대를 중단하겠다고 하면 저는 어떻게 살라고 그러는 것일까요? (이 말은 농담입니다.)

저는 앞에서와 같이 제게 양압기를 팔라고 묻는 환자들을 애써 물리치고는 싶지 않습니다. 하지만 양압기 임대에 관해서 다시 한 번 생각해 보라고 권하면서 다음과 같이 설명하곤 합니다.

가장 먼저, 제가 양압기 판매점과 임대점을 번갈아 10년 가까이 하면서 경험한 바에 의하면 양압기 임대지원 제도가 시행된 이후 환자들의 양압기 지속사용률이 눈에 띄게 높아졌습니다. 이는 다음과 같은 예에 비유할 수 있겠습니다.

일반 가정에서 임대해서 사용하는 상품 중에 양압기에 비교할 만한 기구로 러닝머신과 안마의자를 들 수 있을지 모르겠습니다. 러닝머신은 그렇게 비싸지 않지만 안마의자는 요즘 수백만 원씩이나 하는 제품들도 쏟아지고 있지요. 그런데 이런 제품들을 우리가 직접 사는 경우와 임대해서 사용하는 경우를 한번 생각해 봅시다.

직접 사든 임대를 하든 처음 한두 달 동안은 누구나 다 잘 사용합니다. 그래서 다리에 근육이 붙는다든지 몸이 한결 가뿐해진다든지 하는 효과도 보게 되지요. 하지만 두세 달이 지나고 6개월, 1년이 지나면 어떨까요? 처음만큼 그렇게 잘 사용할까요?

대부분 사람들이 그러지 못합니다. 사용 빈도가 점점 떨어지다가 1, 2년도 못 가서 아예 사용을 포기하는 것이 보통이겠지요.

그런데 러닝머신과 안마기를 직접 사는 경우와 임대를 하는 경우를 비교해 본다면 어떨까요? 아무래도 전자의 경우보다는 후자의 경우에 조금 더 자주 사용하고 조금 더 오래 쓰지 않을까요?

양압기도 마찬가지라고 하겠습니다. 임대지원 제도가 시행되기 이전 제가 양압기를 고객들에게 직접 팔았을 때와 제도 시행 이후 임대하는 경우를 비교했을 때 환자들의 양압기 지속사용률은 후자가 훨씬 더 높았습니다. 그러니 이 제도가 아예 없으면 모르겠지만 일단 만들어져서 시행되고 있는 이상 양압기 임대를 찬성할 수밖에 없다는 것이 제 생각입니다.

여기에 더해서 코골이 수면무호흡증 환자가 반드시 양압기를 임대해야만 하는 보다 중요한 이유가 있습니다. 러닝머신이나 안마의자와 달리 양압기는 항상 철저한 점검과 관리가 요구되는 3등급 의료기기라는 점 때문입니다. 또한 양압기는 한번 사용을 시작하면 싫든 좋든 남은 평생을 함께해야만 하기에 더욱 그렇습니다.

양압기 세팅의 대부분은 오직 양압기를 잘 아는 전문가, 즉 그런 자격과 능력이 되는 의사나 임대점 직원만이 할 수 있습니다. 만약 기기 세팅이 잘못되면, 예를 들어서 환자 체력에 견주어서 지나치게 센 압력이나 지나치게 약한 압력의 바람이 공급되게 한다면 환자가 밤새워 고생하는 사태가 발생할 수 있습니다. 이럴 때 환자는 이내 양압기 사용을 포기하고 말겠지요.

환자가 양압기를 쉽게 포기하는 이유는 이 밖에도 그야말로 수십 가지가 되는데 – 그래서 그렇게 많은 환자가 양압기를 포기하고 있고 또한 제가 이 책을 쓴 이유이기도 합니다 – 이런 문제점들을 차근차근 살펴서 항상 환자가 양압기를 편안하게 사용할 수 있도록 해주는 것이 바로 임대점의 주된 임무입니다. 그런데 만약 환자가 양압기를 직접 구매한다면 어디에서 그런 전문적인 도움을 구할 수 있겠습니까?

마지막으로, 양압기는 일반적인 임대 상품들과는 달리 환자가 그만 사용하고 싶다고 해서 함부로 그만둘 수 있는 기기가 아닙니다. 만약 여러분이 의사가 처방한 고혈압약이나 당뇨병 약을 복용하고 있는데 귀찮다고 해서 의사의 허락 없이 함부로 복용을 중단한다면 어떻게 되겠습니까? 양압기 사용도 마찬가지입니다.

코골이 수면무호흡증은 극히 일부의 예외적인 경우를 제외한다면 여러분이 삶을 마감하는 순간까지 지속되는 질환입니다. 그래서 환자는 남은 평생 양압기를 줄곧 사용해야만 하지요. 그런데 이 오랜 기간 동안 가끔은 양압기의 설정을 다시 해야 하는 경우가 생깁니다.

예를 들어서 사람이 나이가 들면 코골이 수면무호흡증이 더 심해지는 것이 보통이지요. 그러면 양압기의 공기 압력 설정도 다시 해야 합니다. 세월이 지나면서 마스크 모델을 바꿔줘야 할 필요성도 생기지요. 더욱이 양압기와 마스크는 항상 새로운 모델이 시장에 등장합니다. 양압기를 임대한다는 것은 여러분의 남은 여생 동안 여러분이 항상 최상의 상태에서 양압기를 사용할 수 있도록 임대점이 그 관리를 책임진다는 의미입니다. 환자가 개인적으로 양압기를 구매할 때는 전혀 기대하기 어려운 긴요한 서비스를 항상 받게 된다는 말이지요.

과거 양압기 임대지원 제도가 없었을 때는 환자가 어쩔 수 없이 양압기를 직접 구매할 수밖에 없었습니다. 하지만 정부의 임대지원 제도가 이미 시행되고 있는 이상 이 제도를 이용하는 것이 최선의 대안이라고 하겠습니다.

4

양압기 치료의 절대적 해답

인터넷에 떠도는 수많은 코골이 치료법에 절대로 속지 마세요

요즘은 인터넷이 거의 모든 정보를 독점하는 시대입니다. 그래서 코골이와 수면무호흡증에 대해서 궁금하신 분이나 양압기에 대해서 알려고 하시는 분이라면 우선 네이버나 구글을 검색하고 유튜브를 두루 살펴봅니다. 정말로 돌아다니는 정보가 엄청나게 많습니다. 어쩌면 제가 이 책에서 일러드리는 것보다 훨씬 더 다양한 지식과 정보를 인터넷에서 구할 수도 있겠습니다.

하지만 인터넷과 유튜브의 그 많은 정보가 다 옳다고는 절대 믿지 마십시오. 물론 제대로 된 정보들이 꽤 있지만 그에 못지않게 훨씬 더 많은 정보는 전혀 사실이 아니거나, 어떤 의도가 있어서 전부 또는 부분적으로 왜곡되어 있거나, 비록 옳은 정보이기는 하지만 전혀 영양가 없는 정보일 수도 있습니다.

그런데 그런 무수한 정보 중에서 과연 어떤 것이 사실인지, 또 내게 정말로 유용한 정보인지를 확인할 방법이 별로 없습니다. 코골이와 수면무호흡증 증상 관련해서도 그렇고, 그 치료법에 관해서도 마찬가지라고 할 수 있습니다. 이제부터는 주로 코골이 수면무호흡증 치료 방법에 대해서 인터넷에 떠도는 그 많은 정보를 한번 검토해 보겠습니다.

먼저, 코골이 수면무호흡증 치료를 표방하고 있는 제품의 종류부터 살펴볼까요.

콧속으로 밀어 넣는 1, 2만 원 상당의 간단한 플라스틱 고리와 코 위에 마치 대일밴드처럼 붙여서 콧구멍을 열어주는 밴드 제품들이 있고요, 앞의 플라스틱 고리보다 조금 더 콧속 깊숙이 밀어 넣는 실리콘제 튜브나 고리도 있습니다. 수면 시 한두 알씩 먹어서 코골이를 방지한다는 알약이 있는가 하면, 콧속이나 입 안 깊숙이 뿌려주는 스프레이제 제품들도 많습니다. 팔목에 차고 자면 코골이를 방지한다는 손목시계형 코골이 방지 제품도 10여만 원에 팔리고 있습니다.

다음으로, 코골이 방지용 베개들이 몇만 원에서 수십만 원에 이르기까지 종류도 다양하게 소개되고 있으며, 특별하게 고안된 마스크가 코골이를 방지하는 효과를 가진다고 선전하면서 비싸게 팔리고 있기도 합니다. 이런 고가의 제품들이 TV 홈쇼핑에서, 인터넷 쇼핑몰에서, 또는 각종 건강기구 전시회에서, 혹은 여러 축제 현장에서 다양한 상술로 팔리고 있지요.

이제 병원에서 의사들이 소개하는 상품들을 살펴볼까요. 가장 먼저, 이비인후과에서는 양압기 처방 이외에 코골이 방지 수술이 수백만 원에서 천만 원이 훨씬 넘는 비용으로 시술되고 있지요. 성형외과와 치과 등에서는 보통 구강내삽입장치라고 부르는, 입안에 집어넣는 마우스피스 형태 또는 틀니 비슷한 상품을 주로 처방하는데 이것 역시 가격이 백만 원대를 가볍게 웃도는 것이 보통입니다.

한의학계에서도 최근 코골이 치료에 큰 관심을 보이고 있는데 비염이나 축농증을 치료하면 코골이가 해결된다고 주장하면서 다양한 한약재를 판매하기도 하고, 비만 조절과 생활 습관 개선 등을 통한 코골이 방지법을 처방하는 곳들도 적지 않습니다.

어쩌면 제가 모르는 코골이 방지법들이 더 많이 있을지도 모르겠습니다.

참으로 다양하기도 하지요? 그런데 그 많은 기구와 처방들이 코골이와 수면무호흡증 방지에 과연 얼마나 효과가 있을까요?

우리가 인터넷이나 약국, 가판대 등에서 쉽게 살 수 있는 플라스틱 링과 고리, 코골이 밴드, 다양한 형태의 콧속 삽입 튜브와 고리 등의 제품들은 대부분 콧구멍에서 비강에 이르는 관문(코 안쪽)을 조금 넓혀주는 역할을 합니다. 만약 이 부분이 유난히 좁아서 여기에서 코골이가 유발된다면 그런 분들에게는 이런 제품이 어느 정도 효과가 있을 것 같기는 합니다. 다만 문제는 코골이가 정말로 심각한 사람들에는 이런 원인으로 코를 고는 사람들의 비율이 극히 낮다는 것이지요. 아마도 10% 미만에 그치지 않을까 짐작은 하는데 저는 우리나라에서 구체적인 통계학적 조사를 했다는 말은 아직 들어보지 못했습니다.

알약이나 스프레이 약품 처방은 인후부의 근육경직도를 강화하는 방법입니다. 하지만 이런 처방이 얼마나 근육경직도를 높여줄 것인지는 의심이 가는데, 상식적으로 생각해도 누구나 쉽게 살 수 있는 약 처방만으로 우리가 잠을 자는 6, 7시간 내내 그런 효과가 지속될 것이라고 기대하기는 어렵겠네요.

베개 종류도 그렇습니다. 예전에는 단순히 베개 형태를 일반 베개와는 다르게 납작하게 만들고, 그러면서도 가운데 부분이 조금 우묵하게 내려앉은 그런 형태의 것들을 코골이 베개라고 해서 팔았습니다. 요즘에는 보다 진화된 제품으로 베개 속에 디지털 센서와 모터를 내장해서 사용자가 코를 골면 모터의 작동으로 베개의 한쪽이 높아지거나 낮아지는 그런 제품들도 소개되고 있습니다.

물론 이런 베개들도 일부 코골이 환자들의 공기 이동 통로를 열어주는 데에 조금은 도움이 될 수 있지 않을까 생각합니다. 그렇다고 해서 대부분 심각한 코골이들의 공통적인 증상이라고 할 수 있는 연구개와 혀가 내려앉고 지방층의 형성 등으로 좁아진 인후부를 크게 열어줄 것으로까지 기대하기는 어렵지 않을까요? 저도 여러 차례 거금을 들여서 이런 베개들을 사서 직접 실험해 보았습니다. 그 결과는 말씀드리지 않아도 아시겠지요?

가장 최근에 등장한 손목시계형 코골이 방지제품에 대해서도 잠깐 설명하겠습니다. 이 기기는 팔뚝에 차고 자면 코골이가 발생했을 때 착용자에게 약한 전기적 자극을 가하도록 고안되었습니다. 이 자극은 착용자를 잠에서 깨울 정도는 아니지만 그 자극에 반응해서 무의식적으로 몸을 뒤척이게 할 수는 있지요. 그러면 코골이가 잠시 멈추겠네요. 몸을 옆으로 눕히면 그동안 인후를 압박하던 연구개나 목젖, 혀 등이 다시 제자리로 돌아오고 인후의 근육도 잠시 긴장하게 될 터이니까요. 그러다가 다시 코를 골게 되면 다시 전기자극이 가해집니다. 그런데 이런 일이 하룻밤에도 수십 회, 수백 회나 반복된다고 한번 생각해 보십시오. 과연 그것이 코골이 환자 자신에게 진정한 숙면의 효과를 제공할 수 있을까요?

잊힐 만하면 다시 등장하는 제품으로 밤에 잠을 잘 때 착용하면 코골이 방지 효과가 있다는 특별한 마스크도 있습니다. 이름도 비염 마스크, 수면 마스크, 코골이 마스크 등으로 참으로 다양합니다.

사실 심한 코골이들은 거의 100% 수면 중에 입을 벌리고 숨을 쉽니다. 목젖보다 위쪽 인후부에서의 공기 이동이 원활하지 못하기에 자신도 모르게 입을 벌리고 호흡하는 것이지요. 그런데 이런 환자에게 마스크를 씌워서 강제로 입을 막으면 과연 어떤 일이 벌어질까요? 물론 어떤 사람들은 그동안 입으로 하던 호흡을 코로 하게 되니까 그 김에 비강과 인후 상단부의 공기 이동이 조금 원활해져서 코골이가 일정 부분 개선될 수도 있겠습니다.

하지만 심각한 코골이라면 코로 하는 호흡이 정말로 어려워서 어쩔 수 없이 입으로 숨을 쉬는 것이 보통인데 반강제적으로 입을 틀어막는 마스크를 착용하고 자게 한다면 밤사이에 아무 일도 없을 것이라고 과연 누가 장담할 수 있을까요?

그러면 그런 일반적인 코골이 방지 상품들을 사용했을 때 다른 문제는 없을까요? 혹시 어떤 부작용이 있을 수 있지 않을까요?

저는 특히 입막음 마스크와 같이 수면 중 (반)강제로 입을 막게 하는 코골이 방지 상품들에 대해서 크게 우려합니다. 앞에서 지적했던 것처럼 만약 심각한 코골이 수면무호흡증 환자가 그런 마스크를 사용했을 때 정말로 큰일이 날 수도 있기에 그렇습니다. 특히 병약자나 연로한 노인이 함부로 그런 마스크를 사용하고자 해서는 결코 안 될 것이라고 저는 생각합니다.

최근에는 일부 의사들까지 나서서 수면무호흡증 환자들에게 반창고 등을 사용해서 밤새 입을 막고 자라고 권하고 있습니다. 관련 제품 광고에 직접 나서기도 하지요. 하지만 저는 치료가 필요한 정도의 심한 수면무호흡증 환자들에게는 코로 들어간 공기가 비강과 인후를 지나서 허파에 이르기까지 그 이동 통로를 먼저 열어준 이후에나 환자 입을 막는 방법을 생각해야 한다고 생각합니다. 잘못하다가는 밤새 자칫 큰일을 치를 수도 있기 때문입니다. 저는 그런 광고를 하는 의사들이 원망스럽기조차 합니다.

양압기 사용이 코골이 수면무호흡증의 표준치료법입니다

이제까지 건강관리기기 제품 차원에서 코골이 방지기기들을 살펴보았습니다. 그러면 병원에서 채용하고 있는 코골이 수면무호흡증 방지 방법들을 한번 살펴볼까요?

불과 몇십 년 전까지만 해도 이비인후과 의사들조차도 코골이와 수면무호흡에 대해서 그 심각성을 별로 인정하지 않았습니다. 그래서 증상이 아주 심각한 환자들만을 대상으로 소위 코골이 수술을 처방하고 또 시행하는 정도였지요. 여기에서 증상이 심각하다는 것은 코골이 때문에 일상생활이 아주 불가능할 정도의 환자를 말하며 우리가 일반적으로 알고 있는, 부부가 다른 방을 써야 할 정도의 보통 코골이 수면무호흡증 환자가 아닙니다. 예컨대, 시도 때도 없이 졸려서 심지어 운전대를 붙잡고서도 잠이 든다든지, 회의 중에도 곯아떨어지기 일쑤라든지 하는 환자들에게만 선택적으로 시행하는 대안이 바로 코골이 수술이었다는 말입니다.

코골이 수술은 비강과 인후의 좁아진 공기 이동 통로를 넓혀주는 수술을 두루 포함합니다. 크게 나누면, 축농증 수술에 유사한 비강 수술, 인후를 넓혀주는 인두부 수술, 혀를 앞으로 조금 빼내는 설근부 수술, 그리고 턱을 앞으로 당겨서 혀도 자연스레 앞으로 나오게 하는 턱뼈 수술 등이 있다고 합니다. 이렇게 해서 공기 이동 통로가 조금이라도 넓어지면 당연히 코골이가 사라지고 또 수면무호흡증 역시 사라질 것입니다.

여러분은 축농증 수술이 얼마나 어려운지 아십니까? 코골이 수술 역시 마찬가지로 아주 고난도의 수술입니다. 우리 목구멍 안쪽 깊숙한 곳에까지 기구를 집어넣어서 생살을 잘라내야 하기에 대부분 전신마취를 하고서 시행합니다. 또 수술 후에는 두세 주일, 또는 그 이상까지도 제대로 자지도 못하고 먹지도 못하는 고통이 뒤따릅니다. 이런 수술 체험담과 수술 후일

담은 네이버 검색에서 쉽게 찾아볼 수 있겠습니다.

코골이 수술은 비용이 많이 든다는 단점도 있습니다. 건강보험 지원이 어렵기에 수백만 원 혹은 수천만 원을 환자가 고스란히 지불해야만 합니다. 다행히 실비보험에 들어 있으면 별걱정이 없겠지만 그마저도 없다면 정말로 비싼 수술이라고 하겠습니다.

여기에 더해서 다른 문제점도 많습니다. 환자에 따라서는 수술 효과가 기대했던 만큼 나타나지 않을 수도 있고, 또 수술 후 몇 년이 지나면 코골이가 다시 재발하는 가능성이 크다는 단점이 있습니다. 생살을 잘라서 인후부를 넓혀 놓았는데 우리 몸의 소화기와 호흡기 부분은 내배엽에 속한 기관이어서 재생이 아주 빠르지요. 그래서 기껏해야 2, 3년 정도 지나면 코골이와 수면무호흡증이 재발합니다.

코골이 수술이 인후부가 막히는 환자들을 대상으로 하는 선택적 대안이라면 구강내삽입장치를 사용하는 대안은 특별한 구강 구조 때문에, 혹은 잠자는 동안 혀가 안쪽으로 밀려서 인후부를 압박하기 때문에 코를 고는 사람들에게만 유효한 대안입니다. 보통은 마치 틀니처럼 생긴, 환자의 입 구조에 딱 막는 보형물을 사용해서 턱을 앞으로 내밀게 하는데 사용자는 밤새 이 삽입물을 입에 물고서 자게 됩니다.

이 방법의 장점은 일부 코골이 환자들에게는 아주 효과가 좋으며 비용도 비교적 저렴하다는 것입니다. 또 일단 사용에 익숙해지기만 하면 그리 불편함을 느끼지 않고 오랜 기간 사용할 수 있다는 점도 장점이 될 수 있습니다. 하지만 코골이 환자의 일부만이 그런 특이한 구강 구조를 가집니다. 혀의 인후부 압박으로 인해서 코를 고는 환자들도 사실은 그렇게 흔하지 않습니다. 따라서 대다수 코골이 환자에게는 별로 합당한 대안이 아니라고 할 수 있습니다.

다음으로, 한의학적인 처방은 주로 비강코골이를 겨냥하는 것처럼 보입니다. 비강 속의 공기 이동이 원활하지 못해서 코를 고는 사람에게는 비염이나 축농증을 치료해서 비강을 깨끗하게 해준다면 어느 정도 코골이가 해소될 것은 분명해 보입니다. 약제 사용이나 섭식 개선, 생활 습관의 개선 등을 통해서 코골이를 해결하겠다는 처방은 인후에 낀 지방을 제거하고 근육 경직도를 강화해서 인후부코골이를 완화하는 데에 일정 정도 효과가 있을 것으로 짐작합니다. 하지만 이런 한의학적 치료법 역시 주로 경증의 고골이 수면무호흡증 환자들에게서나 효과를 기대할 수 있고 또한 오래도록 그 효과를 유지하기에는 아무래도 무리가 있는 대안이라고 저는 생각합니다.

이제 마지막으로 양압기를 사용하는 대안에 관해서 설명해 보겠습니다.

앞에서 제가 우리 몸의 인후를 마당에 방치된 정원용 호스에 비교한 적이 있지요? 낡은 정원호수는 그냥 두면 축 늘어져서 쭈글쭈글하지만 수돗물을 틀면 이내 팽팽해집니다. 마찬가지로 우리 인후부도 평상시의 공기 압력보다 훨씬 더 센 압력으로 공기를 보내주면 마치 수압으로 팽팽해진 정원호수처럼 그렇게 팽창해서 공기 이동이 훨씬 원활해지겠지요? 물론 코골이 문제는 당연히 사라지겠고요. 그렇습니다. 이것이 바로 양압기의 작동 원리입니다.

양압기는 1980년대 초엽에 처음 개발되어 본격적으로 상품화된 역사는 아직 40년 정도에 불과합니다. 하지만 그동안 양압기는 비약적인 발전을 거듭해서 2000년대에 이르러서는 전 세계적으로 코골이와 수면무호흡을 치료하는 표준적인 치료법으로 완전히 자리를 잡았습니다.

양압기가 코골이 수면무호흡증의 '표준적인 치료 방법'이라고 제가 독단으로 말씀드리는 것이 아닙니다. 미국 국립 의학도서관의 자료에서도 이런 지적이 분명히 나타나 있습니다.[1]

"폐쇄성 수면무호흡증은 환자의 호흡하고자 하는 노력에도 불구하고 상기도의 부분적인 막힘 또는 완전한 막힘으로 시작됩니다. 만약 치료하지 않고 그대로 두면 수면무호흡증은 심혈관 및 대사질환과 같은 여러 질환의 원인이 될 수 있습니다. 폐쇄성 수면무호흡증에 대한 현재의 '황금률(gold standard)' 치료 방법은 양압기 사용입니다."

그러면 그 많은 다른 대안들에 비해서 양압기만이 가질 수 있는 장점은 무엇일까요?

무엇보다도 큰 장점은 대다수 코골이 수면무호흡증 환자들에게 두루 적용이 가능한 대안이라는 점을 들어야 하겠습니다. 그야말로 불가피하게 수

---

1 https://pubmed.ncbi.nlm.nih.gov/27134515/

술해야만 할 정도로 심각한 정도의 코골이라든지, 아니면 특별한 구강 구조를 가져서 수술이나 구강내삽입장치 이외에 달리 대안을 찾기 어려운 경우를 제외하고는 거의 모든 코골이에게 양압기 사용이 가장 좋은 대안이 될 수 있습니다.

여기에 더해서, 고난도 수술이나 환자 맞춤형 보형물이 아니라 마치 스마트폰이나 TV처럼 쉽게 구입이 가능한 의료기기라는 점, 적어도 양압기를 사용하는 동안에는 코골이와 수면무호흡에서 해방될 수 있다는 점, 구매 가격 또한 최근에는 상당히 저렴해졌다는 점 등을 들 수 있을 것입니다. (건강보험 지원을 받아서 양압기를 임대한다면 사실 그 비용은 지나치게 저렴하다고 해도 좋겠습니다.)

물론 양압기에도 적지 않은 단점이 따릅니다.

무엇보다도 근원적인 치료법이 아니라 – 이 말은 양압기가 코골이와 수면무호흡의 발생원인까지 아주 없애주는 대안이 아니라는 것입니다. – 마치 안경처럼 우리가 사용하는 동안에만 효과를 볼 수 있다는 점이 거리낄 수도 있습니다. 또 양압기를 사용하기 위해서는 마치 전투기 조종사가 쓰는 것과 비슷한 마스크를 밤새도록 착용해야 하는데 이 역시 사용자에 따라서는 여간 갑갑한 일이 아닐 수 없겠습니다. 여기에 더해서, 양압기용 마스크는 주기적으로 깨끗이 씻어서 사용해야 하는 등 건강 안전을 위해서 반드시 지켜야 하는 몇 가지 수칙들도 뒤따릅니다.

바로 말해서 양압기는 '사용 자체는 좀 번거롭지만 그래도 심한 코골이들에게는 평생을 함께해야 하는 제2의 배우자'라고 할 수 있지 않을까 생각합니다.

여전히 코골이 수술을 권하는 병의원들이 있습니다

가끔 병원에서 처방전을 발급받기 이전에 미리 저를 찾아서 양압기 임대 관련 문의를 하는 환자들이 있습니다. 그런데 묘한 얘기를 하는 분들이 간혹 있습니다. 보통 이렇게 얘기를 꺼냅니다. "수면다원검사를 하고 처방전을 받으러 병원에 갔는데요, 그런데 의사가 코골이 수술을 해야만 한다고… 그래서 수술 날짜부터 잡자고… 박사님, 어떻게 해야 할까요?" 또 이렇게 말하는 환자도 있습니다. 제게서 양압기를 임대해서 잘 사용하고 있는 환자의 경우입니다. "제가 재처방전을 받으러 병원에 갔는데요… 의사가 비강 수술을 해야 한다고… 그래서 잠시 양압기 임대를 중단하라고 하네요."

물론 수술이 꼭 필요한 코골이 환자들도 있을 수 있습니다. 의사가 환자의 비강이나 인후부의 해부학적 구조상 불가피하게 수술이 필요하다고 할 때 환자의 처지에서는 쉽게 거절하기 힘든 것이 우리나라의 관행이라면 관행이기도 합니다. 그런데 이럴 경우 의사도 아닌 제가 환자에게 "아니요, 코골이 수술은 별로 필요 없어요, 받지 마세요."라고 말한다면 혹시 의료법 위반이 아닐까요?

이와 관련해서 제가 두 가지 점만 짚어드리겠습니다.

먼저, 그러면 왜 일부 의사들은 그렇게 코골이 수술에 집착하는 것일까요?

결국은 돈 문제라고 할 수 있겠습니다. 앞에서 말씀드렸던 것처럼 코골이 수술은 큰 비용이 듭니다. 게다가 건강보험 지원조차 되지 않기에 병원으로서는 양압기 처방전을 발급하는 것보다 훨씬 더 많은 실수익을 기대할 수 있습니다. 더욱이 이런 고가의 수술이라면 대개는 비용 대부분이 실비보험에서 지급됩니다. 그런 보험을 가진 환자 처지에서는 사실상 자기 주머니에서 큰돈이 나가는 것이 아니니까 굳이 의사의 권유를 물리치기도 그리 쉽지 않을 것이라고 생각합니다.

하지만 코골이 수술은 비단 수술 자체로서 끝나는 것이 아닙니다. 앞에서 누누이 지적해 드렸다시피 이 수술은 수술 후 회복되기까지 환자에게 오랜 고통의 시간을 강요합니다. 수술 후 몇 년도 지나지 않아서 거의 100% 코골이가 재발한다고 해도 좋습니다. 수술 자체가 가지는 위험성도 대단히 높습니다. 그런데 의사 말만 듣고서 덥석 수술하겠다고 나서는 것이 과연 바른 판단이라고 할 수 있을까요?

두 번째로, 지난 10년 가까이 수많은 코골이 환자를 지켜보고 그들의 양압기 사용을 도왔던 양압기 전문가의 관점에서 말씀드리겠습니다.

제 경험상 저는 이제까지 양압기 사용으로 치료할 수 없었던 코골이 수면무호흡증 환자를 거의 보지 못했습니다. 물론 양압기 사용에 남들보다 훨씬 힘들어하고 또 결국은 포기하고 마는 환자들은 적지 않게 있었습니다. 하지만 이들은 양압기 성능이 그들의 코골이 문제를 해결하는 데에 역부족이어서 포기했던 것이 전혀 아닙니다. 자신의 생활 여건이나 주변 환경 여건상, 또는 개인적인 기질과 성격상 도저히 양압기에 적응할 수 없었기에 포기했던 것이라고 저는 생각합니다.

그래서 결국 제 결론은 무엇일까요?

저는 의사로부터 코골이 수술을 권유받은 환자들에게 이렇게 제 의견을 말씀드립니다. "제가 이제까지 아주 많은 수면무호흡증 환자를 지켜보고 그들의 양압기 사용을 도왔는데요, 단언컨대 양압기 사용으로 효과를 보지 못한 환자들을 아직 보지 못했습니다. 제 생각에는 먼저 양압기를 한 6개월이나 1년 정도 사용해 보고 그래도 양압기 사용이 너무 힘들다거나 또는 수면무호흡증 해결에 별다른 도움이 되지 않는다고 생각된다면 그때 수술해도 늦지 않다고 생각합니다."

가끔 아주 예외가 없는 것은 아니지만 대부분 환자는 이런 제 조언에 따르는 편입니다. 그래서 저는 마음속으로 흐뭇한 미소를 짓곤 하지요.

양압기 치료의 첫걸음:

양압기 임대하기

1

> # 수면다원검사는
> # 가급적 가까운 병원에서

수면센터, 수면클리닉, 수면병원… 병의원 이름도 다양합니다

앞의 1장에서는 코골이, 수면무호흡증이라는 질병이 환자 자신의 건강을 얼마나 심각하게 해치고 있는지에 대해서 주로 설명했습니다. 환자가 병원에서 수면다원검사를 받고 양압기를 임대할 때까지의 방법과 절차에 대해서도 자세히 말씀드렸습니다. 여기 2장에서는 실제로 양압기를 임대해서 사용할 때까지의 전 과정을 환자 본인의 관점에서 검토해 보도록 하겠습니다.

가장 먼저, 여러분이 병원에서 수면다원검사를 받고 싶어 한다고 했을 때 과연 어느 병원, 어느 과를 찾아야 할까요?

앞에서 설명했듯이 수면다원검사(PSG)는 병원에서 하룻밤을 자면서 받습니다. 그런데 이 검사장비를 아무 병원이나 다 갖추고 있지는 않습니다. 수면다원검사를 받고 싶은 환자는 반드시 국민건강보험공단에서 지정한 병의원에서만 이 검사를 받아야 합니다.

건강보험공단은 양압기 처방전을 발행할 수 있는 의사의 진료과목을 가정의학과, 내과, 소아청소년과, 신경과, 이비인후과, 정신건강의학과 그리고 재활의학과 전문의로 한정하고 있습니다. 물론 그런 전공과목의 병의원 중에서도 적절한 수면다원검사 장비와 검사실을 갖추고 있으며 의사가 일정 시간 강습을 수료해서 자격증을 갖추고 있어야만 처방전 발행이 가능합니다.

그런데 이상하지요? 요즘 들어서 인터넷 포털에서나 유튜브 등에서 찾아보면 ㅇㅇ수면센터, ××수면클리닉, △△수면의원 등 '수면'이라는 이름을 붙인 병의원들을 많아졌습니다. 이런 병의원들은 양압기 임대지원 제도가 시행되기 시작한 2018년을 전후로 서울 강남 지역을 중심으로 나타났습니다. 그러다가 이제는 전국 주요 도시들에까지 확산하고 있고 크고 작은 종합병원들에서도 수면 관련 클리닉을 별도로 운영하기도 합니다. 한마디로 병의원의 처지에서는 돈이 되기에 그런 간판을 붙이는 것이지요.

그러면 이런 병의원에서 근무하는 의사들의 전공과목은 과연 앞에서 언급된 건강보험공단 지정 진료과목의 어디에 해당할까요?

앞의 서문에서도 말씀드렸다시피 저는 다른 임대점에서 양압기를 임대했다가 중도에 사용을 포기하고 저를 찾는 환자들을 종종 봅니다. 그런 환자 중에는 강남의 유명 수면전문 병의원이라든지 또는 저명한 대학병원의 수면센터에서 처방전을 받은 환자들도 있지요. 그래서 그런 수면전문을 내세운 병의원들에 대해서 어느 정도는 알고 있는 편인데 제 결론은 이렇습니다.

우리나라의 수면전문 병원이라든지, 수면클리닉이라든지 하는 병의원에서의 코골이 수면무호흡증 환자 치료 효과는 사실상 동네 이비인후과 의원들의 경우와 별로 다르지 않다. 다시 말해서, 밤에 드르렁드르렁 코 고는 소리 때문에 그리고 그로 인해서 발생하는 수면무호흡증 때문에 양압기를 사용하고자 하는 일반적인 코골이 환자라면 굳이 그런 수면전문 클리닉을 찾을 필요는 없다는 것입니다.

현실이 그럼에도 그런 수면전문 병의원들이 인터넷 광고를 통해서, 유튜브를 통해서, 기타 언론 매체들을 통해서 보통의 코골이 환자까지 유치하고자 그렇게 적극적으로 나서고 있는 것을 보면 역시 우리나라가 자본주의에 지나치게 물들어 있구나 하는 생각에 낭패감조차 들곤 합니다.

전형적인 코골이 수면무호흡증 환자는 가까운 이비인후과로 가세요

우리나라 전체 코골이 환자의 80, 90%에 해당하는 보통의 코골이 수면무호흡증 환자들은 그 발생 원인은 코에서 목구멍에까지 이르는 공기 이동 통로가 부분적으로 막히기 때문이라고 말씀드렸습니다.

이런 분들은 남녀노소를 불문하고 양압기를 사용하면 즉각 코골이 문제가 해결되는 전형적인 코골이군 환자입니다. 다만 여성의 경우는 앞에서도 말씀드렸다시피 남자들처럼 그렇게 심하게 코를 골지는 않으면서 수면무호흡증에 시달리는 분이 적지 않지요. 대체로 갱년기에 이르렀거나 막 지나신 분, 조금 날씬한 분 중에서 그런 분들이 많습니다. 80세 이상 시니어들에서도 계십니다.

만약 이런 전형적인 코골이가 수면무호흡증 치료를 결심했다면 저는 굳이 무슨 무슨 수면전문 병원이나 대학병원 수면클리닉을 찾을 필요는 없다고 분명히 말씀드리겠습니다. 그 대신 집 근처 이비인후과 병의원을 찾아가도 충분하고 또 사실 그렇게 하는 것이 여러 모로 유리할 수도 있다고 권해드리겠습니다. 왜 그럴까요?

전형적인 코골이 수면무호흡증 환자들에게 병원과 의사가 제공하는 서비스는 사실 별로 많지 않습니다. 양압기 임대지원에 꼭 필요한 수면다원검사를 해서 처방전을 발행해 주고, 매년 한두 차례 처방전을 재발급해 주는 것 정도에 그치는 것이 보통이기 때문입니다.

하지만 현실은 굳이 집 근처 이비인후과 의원을 마다하고 멀리 떨어진 종합병원을 찾아가는 환자들이 적지 않습니다. 아무래도 의원급보다는 종합병원 전문의료진에게 더 신뢰를 두는 다소 왜곡된 선입관에서 비롯하는 것이 아닐지 생각해 봅니다.

제가 일반적인 코골이 환자의 경우 대형 종합병원에서보다 동네 의원에서 수면다원검사를 받는 것이 좋다고 굳이 권해드리는 것은 두 가지 이유에서 비롯됩니다.

먼저, 코골이 수면무호흡증 진단을 위한 수면다원검사에 사용하는 기기는 동네 의원과 종합병원에서 사용하는 것이 전혀 다를 바 없습니다. 이 기기를 관리하는 수면기사나 처방전을 발행하는 의사의 자질이나 능력도 별로 차이가 나지 않는다고 저는 생각합니다. 동네 의원에서 수면다원검사를 받았기에 그 질이 떨어지고 종합병원을 찾으면 양압기 임대지원을 받을 수 있는 확률이 더 높아진다든지 하는 일은 절대로 일어날 수 없다는 것이지요.

이에 반해서 정작 환자의 처지에서는 종합병원 대신 동네병원을 찾을 때 유리한 점이 여러 가지 있을 수 있습니다. 한번 이렇게 생각해 보십시오.

종합병원에서 수면다원검사를 받고자 하면 먼저 전화로 진료 예약을 하고 상당한 기간을 기다린 후에 병원을 찾게 됩니다. 서울의 유명한 종합병원이나 수면전문병원에 진료 예약을 잡고자 할 때 한두 달 이상, 또는 몇 달씩 기다리는 것이 보통이라고 들었습니다. 하지만 동네병원에서라면 이런 진료 예약이 한결 빠르고 쉬울 수 있겠지요.

동네 의원이든 종합병원이든 처음 이비인후과 진료실에 들어선 환자에게 의사는 코골이 수면무호흡증과 관련해서 여러 가지 물어보는 것이 보통입니다. 그 증상이 얼마나 심각한지 묻고 이런저런 수면 습관 등을 묻지요. 이어서 환자의 콧속을 들여다보기도 하고 혈압을 재고 혈액검사나 알레르기 검사를 하기도 하는데 때로는 몇 가지 다른 검사가 더해지기도 합니다. 종합병원이나 대형 수면전문 병원에서라면 이런 검사의 수효가 조금 더 많아질 수 있지 않을까요? 진료비도 조금 더 많아지겠지요.

이제 환자가 수면다원검사를 받으러 병원에 간다고 가정해 봅시다. 종합병원에서 검사받는다고 하면 검사일 오후 6시 이전에 병원에 갑니다. 그리고 정식으로 입원 절차를 밟고 이후 병실에서 대기하는 것이 보통입니다. 검사는 수면 중에 받아야 하는데 여러분은 보통 몇 시에 잠을 자나요? 대체로 10시가 넘어서 잠자리에 든다면 그때까지 환자는 과연 어떻게 시간을 보내야 할까요?

자, 이제 수면검사실로 이동해서 잠을 청합니다. 낯선 검사실에서 잠을 잔다고 하면 사람에 따라서는 편안히 잠을 자기가 어려울 수도 있을 것 같네요. 여기에 더해서 머리와 가슴, 코 부위 등에 여러 개의 센서를 부착하고 자야만 한다는 긴장감이 더해져서 어떤 환자들은 아예 수면유도제를 복용하기도 합니다. 그러다 보니 보통은 이른 아침 4~5시 정도에 눈을 뜨는 환자들이 적지 않지요. 그러면 이제부터 아침 9시까지, 즉 병원이 다시 정상적으로 돌아가서 퇴원 절차를 밟을 수 있을 때까지 환자는 또 어떻게 시간을 보내야 할까요?

하지만 동네 의원에서라면 이런 번거로운 입 · 퇴원 절차가 아예 없는 것이 보통입니다. 환자가 저녁 9시나 10시 무렵에 방문해서 수면기사의 관리 하에 검사를 받고 아침 일찍 눈을 뜨면 바로 귀가할 수 있습니다. 제시간에 출퇴근해야만 하는 일반 직장인이나 가사를 책임지는 주부도 일상생활에 별로 지장을 받지 않고 수면다원검사를 받을 수 있다는 점이 동네병원을 찾아야 하는 가장 좋은 이유입니다.

마지막으로, 일반 코골이 수면무호흡증 환자가 동네 이비인후과 병원을 찾고자 할 때 한 가지 주의해야 할 점을 일러드리고자 합니다.

요즘은 수면다원검사를 받는 환자 수가 많이 늘어나는 추세이기에 많은 병의원은 이것이 아주 좋은 수입원이라고 합니다. 그러면서 일부 병원들은 특정 양압기 임대점과 직간접적인 관계를 맺어서 처음 처방전을 발부받는 환자들을 일방적으로 그런 임대점에 소개하는 일이 관행적으로 행해지고 있습니다.

그럴 경우라도 만약 의사가 직접 소개한 임대점의 서비스에 만족해서 환자가 양압기를 잘 사용한다면 별로 문제가 없겠지요. 하지만 만약 환자가 양압기 사용에 너무 힘들어하는 등의 이유로 임대점과 크고 작은 문제가 발생할 때는 어떨까요? 이럴 때 의사와 환자, 임대점 사이에서 다소 곤란한 문제가 발생할 수 있고 급기야 환자가 쉽게 양압기 임대를 포기하는 일도 빚어지지 않을까요?

그래서 저는 여러분에게 이렇게 권해드리고 싶습니다.

만약 여러분이 아직은 건강에 아무런 문제가 없는 단순성 수면무호흡증 환자라면 굳이 대형 종합병원이나 수면전문 병의원을 찾을 필요는 별로 없을 것 같다. 대신 동네 이비인후과 의원에서 편하게 수면다원검사를 받는 것이 더 바람직한 대안이 될 수 있겠다고.

다만 이런 경우 초진 전화 예약 시에 한번 이렇게 물어보는 것이 좋겠습니다.

"그런데 거기서 처방전을 받고 제가 잘 아는 양압기 임대점에서 양압기를 임대해도 괜찮을까요?"

만약 전화를 받는 간호사의 대답이 부정적이라면 이후의 결정은 여러분에게 맡기겠습니다.

수면장애 질환에 시달리는 수면무호흡증 환자들의 현명한 선택은?

우리 주변에는 이런저런 이유로 잠을 제대로 자지 못하는 분들이 의외로 많습니다. 일상생활의 지나친 스트레스에 시달리는 나머지 일시적으로 수면장애를 겪는다거나 여성들의 경우 갱년기 장애로 불면증에 빠지는 경우입니다. 누구나 다 겪을 수 있는 그런 가벼운 수면장애들이 많겠지요. 그런가 하면 지금 당장 전문의의 치료를 받아야 할 정도로 심각한 수면장애에 시달리는 환자들도 상당히 많습니다.

다소 장황하기는 하지만 그런 수면장애의 종류를 잠깐 살펴보겠습니다.

널리 인용되는 국제적인 수면장애 질환의 분류는 크게 불면증, 수면호흡장애, 수면과다증, 수면-각성주기 장애, 사건수면 등의 5개 범주로 구분합니다. 각 범주에는 여러 세부 수면 질환이 포함되는데 그 세부 질환에 따라 원인과 진행 과정, 의학적 심각성 등이 다 다르고 따라서 치료 방법도 크게 달라집니다.

수면 관련해서 일반인에게 가장 잘 알려진 질환이라고 한다면 단연 불면증을 꼽아야 하겠지요. 이 병은 잠자리에 눕고부터 잠이 들기까지 너무 시간이 오래 걸리거나, 어렵게 잠이 들어도 자주 깹니다. 또는 몇 시간 못 자고 너무 일찍 잠이 깨어 다시 잠들기 어렵거나, 자고 일어난 후에도 몸이 개운하지 않은 증상 등으로 아주 다양하게 나타납니다.

불면증은 우리나라 성인의 20% 이상이 앓고 있을 정도이지만 그 원인이 아주 다양하고 따라서 치료 방법 역시 매우 다양합니다. 불면증은 남자보다 여자에게 더 흔하고 60대 이상의 노인층에서 더 환자가 많은 것으로 잘 알려져 있습니다.

수면호흡장애는 잠을 자는 도중에 기도가 막혀서 또는 호흡운동을 관장하는 두뇌 호흡중추의 작동 이상으로 숨을 제대로 쉬지 못하는 나머지 충분히 숙면을 취할 수 없는 질병을 의미합니다. 코골이 수면무호흡증이 바로 상기도 막힘으로 숙면을 취하지 못하는 폐쇄성 수면무호흡증(영어로는 단순히 'OSA'라고 부릅니다.)에 해당하지요. 이와 달리 신경과적, 정신과적인 이유로 숨쉬기가 어려운 현상을 중추성 수면무호흡증이라고 부릅니다('CSA'라고 부릅니다). 양압기가 바로 이런 수면호흡장애 환자들에게 유용한 대표적인 치료법입니다.

우리 주변에는 다른 사람들에 비해서 지나치게 잠을 많이 자는 사람들이 있습니다. 의학적으로는 이를 수면과다증이라고 하는데 그렇게 많은 잠을 자면서도 낮 동안 졸음이 쏟아져서 시도 때도 없이 잠깐씩 조는 것이 특징이라고 할 수 있지요. 대표적으로 기면증(기면증)을 들 수 있습니다. 기면증은 우리 뇌에서 만들어지는 하이포크레틴이라는 각성 물질의 분비가 적어지면서 생기는 질환으로 알려져 있습니다. 이런 질병은 수면장애 환자의 겨우 1~2%에 불과할 정도로 발생 확률이 낮지만 조기 발견이 매우 어렵고 치료 또한 쉽지 않은 대표적인 수면장애 질환입니다.

인간은 다른 동물들과 마찬가지로 체내에 생체시계가 있습니다. 바이오리듬이라고 해서 밤낮의 리듬과 계절적 리듬에 맞추어서 우리의 일상생활 주기가 동조된다고 하지요. 예를 들어서, 가장 자연적인 바이오리듬은 아침에 해가 뜰 때 눈이 떠지고 밤에는 어둠이 깔린 후 3~4시간이 지나면 자연스레 잠을 자게 되는 현상이라고 하겠습니다.

그런데 이런 생체시계가 제대로 작용하지 않아서 밤이 늦어도 잠을 자지 못하고 아침 해가 뜬 후에도 계속 자야만 하는 사람들이 의외로 많습니다. 계속되는 야간 근무에 익숙해진 나머지 밤낮이 바뀌어서 그렇게 되는 사람들도 있고, 시험공부 때문에 제시간에 잠을 자지 못하다가 그렇게 되는 경우도 많지요. 해외 출장이 잦은 회사 직원이라든지 항공기 승무원들도 정상적인 바이오리듬에 따라 생활이 어려운 나머지 제시간에 잠을 자기가 어렵습니다. 이런 증상을 보통 수면각성장애로 구분합니다.

마지막으로, 사건수면이라고 해서 잠을 자는 도중이나 잠이 덜 깬 상태에서 비정상적인 행동을 취하는 증후군이 있습니다. 흔히 몽유병이라고 하는 수면보행증, 어린아이가 밤에 자다가 갑자기 깨어서 이리저리 돌아다니고 대성통곡을 한다든지 하는 야경증, 역시 수면 중에 나타나는 가위눌림 현상, 수면섭식장애, 악몽장애, 야뇨증, 렘수면행동장애, 하지불안증후군 등 종류도 많고 증상도 다양하지요.

제가 여기에서 이렇게 다양한 수면장애의 유형을 소개하는 것은 이런 수면장애를 앓고 있는 분 중에는 수면무호흡증 증상을 함께 보이는 환자들도 적지 않다는 것을 알려드리기 위함입니다. 신기하게도 이런 다양한 수면장애 환자들이 양압기를 사용하면 밤에 숙면하기가 한결 수월해지고 그래서인지 그런 수면장애 증상들까지 크게 개선되는 경우를 저는 여러 차례 경험했습니다.

만약 여러분이 이제까지 말씀드린 이런 여러 유형의 수면장애 중에서 어느 하나를 지니고 있고, 그래서 현재 신경과 또는 정신과 전문의의 치료를 받고 있다면 의사에게 양압기 치료의 필요성과 가능성을 한번 문의해 보라고 권하고 싶습니다.

만약 그 의사가 양압기에 대해서 잘 모르고 있거나(그런 경우가 사실은 매우 많습니다.) 아직 양압기 처방전을 발행할 수 없는 경우라면 어떻게 해야 할까요? 그럴 때는 다른 수면전문 병의원이나 종합병원 수면클리닉을 찾아야만 하겠지요. 다만 비록 간판은 수면전문의원이라고 달았어도 사실은 신경과 또는 정신과 수면전문의가 아닌, 이비인후과 전문의 또는 심지어 치과 전문의가 진료하는 그런 병의원도 있다는 점을 고려하시기 바랍니다.

수면클리닉이나 수면전문 병의원을 찾을 때는 인터넷을 검색해서 어떤 진료과목의 전문의가 근무하는지 미리 체크해 보는 것이 좋겠습니다.

각종 성인병이나 지병이 있는 환자라면 대형 종합병원을 찾으세요

만약 당신이 40대 이전의 단순성 코골이 수면무호흡증 환자라면 고혈압이나 당뇨병 등의 성인병에 대해서 아직은 별로 염려할 필요가 없겠습니다. 60대 중장년층에서도 요즘은 그런 성인병을 마치 남의 일로 간주하는 건강한 분들이 적지 않습니다. 이런 분이라면 동네 이비인후과 병의원에서 양압기 처방전을 받아도 전혀 문제가 없다고 이미 누누이 말씀드렸습니다.

그런데 40대에서 60대에 이르는 코골이 수면무호흡증 환자 중에는 병원에서 처방받는 혈압약, 당뇨병약을 벌써 몇 년씩 장기간 복용하는 환자들이 의외로 많이 있습니다. 제게서 양압기를 임대하는 분들의 상당수가 바로 그런 경우인데 이런 분이 처음 오셨을 때 저는 항상 이렇게 묻곤 합니다. "선생님이 병원에서 고혈압, 당뇨병 진단을 처음 받았을 때, 그리고 주기적으로 처방전을 받으러 병원을 방문했을 때 혹시 의사가 '먼저 코골이 수면무호흡증부터 고치세요.'라든지 '양압기를 사용하면 고혈압이나 당뇨병 같은 성인병이 한결 나아집니다.'라는 말을 한 번이라도 들어본 적이 있으셨나요?"

이 질문에 대해서 "그럼요, 의사가 권유해서 양압기 처방전을 받았어요."라고 자신 있게 대답하는 환자를 저는 한 번도 보지 못했습니다. 우리나라 내과 의사들은 수면무호흡증이 그런 성인병 발생의 주된 원인이 될 수 있으며 또한 수면무호흡증 해결 없이는 고혈압, 당뇨병 같은 흔한 성인병의 관리와 완치가 어렵다는 사실을 아직도 잘 인식하지 못하고 있는 것 같습니다. (더 자세한 내용은 앞의 1장을 보세요.)

　비단 고혈압과 당뇨병이 아니더라도 정말로 다양한 성인병 질환들이 코골이 수면무호흡증과 관련성이 높습니다. 따라서 이미 이런 성인병 질환을 앓고 있는 코골이 환자라면 양압기를 사용해서 수면무호흡증을 치료하는 데에 그치지 않고 양압기 사용이 실제로 본인의 성인병 개선에 어떤 긍정적인 영향을 미치고 있는지를 꾸준히 관찰하는 일도 대단히 중요합니다.

　저는 지난 10년 가까이 각종 성인병에 시달리는 코골이 수면무호흡증 환자들의 양압기 사용을 도와주면서 그런 지병이 크게 호전되는 상황을 죽 지켜보았습니다. 그런데 안타까운 점은 그런 환자들의 주치의 진료과목이 당연히 내과인 데에 반해서 양압기 처방은 주로 이비인후과나 수면전문병원에서 받기가 쉽다는 사실이라고 하겠습니다. 이렇게 성인병 치료는 내과에서 받고, 수면무호흡증 치료는 따로 이비인후과나 수면전문 병의원에서 받는다면 성인병 치료에 양의 피드백 효과를 거두기가 별로 쉽지 않을까요?

　그런 사례를 들어보겠습니다.

　중견 공무원으로 근무하는 48세의 이철수 씨(가명)가 양압기 처방전을 들고 제 사무실에 처음 찾아왔습니다. 그 당시, 그는 직장과 일상생활에서의 심한 스트레스로 다양한 성인병에 시달리고 있었습니다. 여러 해 전부터 최고혈압이 150 내외를 넘나들면서 고혈압약을 복용했고, 최근에는 제2형 당뇨병 진단을 받아서 치료제도 이미 복용하기 시작했습니다. 이 밖에도 스트레스성 불면증 때문에 동네 신경정신과 의원에서도 별도의 치료제 처방까지 받았기에 매일 아침 복용하는 약이 그야말로 한 움큼이나 되었지요.

그러던 철수 씨가 양압기 사용 후 건강이 놀랄 만큼 좋아지기 시작했습니다. 시커멓던 얼굴에 혈색이 돌고 걸음걸이도 몰라보게 활기차졌지요. 사무실 일과 일상생활 매사에 자신감이 붙으면서 성격도 한결 느긋해졌습니다. 그는 제게 이렇게 말하곤 했습니다.

"박사님, 매일 밤 숙면을 하니까 건강이 눈에 띄게 나아진 것 같아요. 이제 한밤중에 화장실에 가지 않아도 되고 높은 혈압 때문에 오후만 되면 목덜미가 뻐근해지던 증상도 사라졌어요."

그렇습니다. 철수 씨의 경우가 전형적인 사례인데 양압기 사용으로 성인병이 극적으로 개선된 경우라고 하겠습니다. 그런데 어느 날 저를 찾은 철수 씨가 제게 큼직한 약 봉투 하나를 내밀었습니다.

"박사님, 저는 이제 건강에 자신이 생겨서 성인병 치료제가 더 이상 필요 없어요. 그런데 병원에서는 여전히 약을 먹어야 한다고 이렇게 많은 약을 처방해 주네요. 이 약들을 계속 먹어야만 할까요?"

저는 철수 씨에게 성인병 담당 주치의들의 진료실을 찾을 때 당당하게 이렇게 말하라고 일러주었습니다.

"저는 언제 언제부터 양압기를 사용하고 있으며 그 이후 건강 상태가 크게 개선되었다고 생각합니다. 그래서 앞으로는 그런 치료제 처방이 없어도 될 것 같습니다."

철수 씨에 의하면 의사가 처음에는 양압기 덕분에 건강이 크게 회복되었다는 자기 말에 반신반의하는 눈치였다고 합니다. 하지만 철수 씨가 하도 강하게 말하니까 마지못해 처방약의 종류를 조금씩 줄여주었지요. 양압기 사용 2년이 지나면서 철수 씨는 더 이상 성인병 치료약을 복용하지 않게 되었습니다.

다른 사례도 하나 들어보지요. 제게서 양압기를 임대하는 환자 중에 김정기 씨(가명)라고 신장이식 수술을 받은 분이 있습니다. 아직 40대 초반의 정기 씨는 훤칠한 용모에 키가 늘씬한 호남형인데 오랜 기간 신장병을 앓다가 1년여 전에 신장이식 수술을 받았다고 했습니다. 처음 제게 왔을 때는 아직 수술후유증에서 벗어나지 못해서 기력도 부치고 얼굴 혈색도 검고 짜증을 자주 부리는 등 건강 상태가 별로 좋지 않다는 것을 쉽게 알아볼 수 있을 정도였지요.

정기 씨는 모 대학병원 신장내과에서 관리받고 있는데 수면무호흡증 증상이 발견되어 의사가 이비인후과에 수면다원검사 진료를 요청했다고 합니다. 검사 결과 수면무호흡증 정도(AHI)가 7.2로 비교적 낮았지만 불면증과 주간졸음이 인정되어 가까스로 양압기 처방전을 받을 수 있었습니다.

정기 씨의 양압기 사용은 지난 1년 6개월 동안 순조로웠습니다. 양압기를 처음 사용한 지 딱 한 달 만에 순응을 통과했으며 이후에도 평균수면 시간이 늘 7~8시간을 지켰습니다. 정기 씨가 신장이식 환자임에도 그렇게 빨리 건강을 회복할 수 있었던 데에는 양압기 사용의 영향이 대단히 컸다고 저는 생각합니다. 정기 씨가 다니는 병원의 내과와 이비인후과 협진 치료가 아주 좋은 결과를 불러왔다고 해도 좋겠지요.

저는 우리나라 내과 의사들도 이제는 서구 다른 나라들에서처럼 수면무호흡증을 진단하고 양압기 처방전을 발행하는 데에 좀 더 적극적으로 나서야 한다고 생각합니다. 참고로, 저는 그동안 많은 코골이 환자에게 양압기를 판매하고 임대했지만 내과에서 발행한 양압기 처방전을 가지고 온 환자를 아직 한 번도 본 적이 없습니다. 국민건강보험공단 지침에 의하면 내과 의사들도 엄연히 양압기 처방전을 발행할 수 있다고 되어 있음에도 말이지요.

연로하신 수면무호흡증 부모님은 어느 병원으로 모셔야 하나요?

이제까지는 자발적인 의사로 병의원에서 수면다원검사를 받고 양압기를 임대할 수 있는 코골이 수면무호흡증 환자들에 대해서 말씀드렸습니다. 그런데 환자가 너무 연로하거나 오랜 질병으로 너무 허약해져서 거동조차 어려울 경우가 있을 수도 있습니다. 이럴 때는 어떻게 해야 할까요?

사례를 들어서 말씀드려 보겠습니다. 어느 날 진성민 씨(가명)라는 50대 초반의 남자가 저를 찾아왔습니다. 경증 치매 상태의 아버님과 함께 사는 80대 고령의 어머님이 수면무호흡증 환자가 아닌지 의심스럽다고 했습니다. 그것을 어떻게 발견했느냐고 물었더니 모처럼 어머니 댁을 찾았던 성민 씨의 여동생이 어머니 곁에서 밤늦게까지 텔레비전을 보는데 소파에 누워 선잠이 드신 어머니가 잠깐잠깐씩 숨을 멈추더라는 것입니다.

사실 성민 씨 어머님은 아주 강인하고 독립적인 분이시라고 합니다. 그러니까 그 높은 연세에도 자식들과 따로 떨어져서 치매기까지 있는 남편과 단둘이 사는 것이겠지요. 다행히 자녀들이 같은 대전 시내에 살고 있기에 자주 부모님 댁에 드나들면서 이것저것 살펴드린다고 합니다. 성민 씨에 의하면 어머니가 지난 몇 년 동안 부쩍 허약해지셨다고 합니다. 두 분이 다 주기적으로 종합병원 진료를 받는 것도 물론이고요.

그런 연세의 노인분이라면 사실 하룻밤을 병원에 머물면서 수면다원검사를 받는 것 자체를 힘들어하는 것이 보통입니다. 그래서 제가 성민 씨에게 어머니가 병원에 가서서 정식으로 수면다원검사를 받기 이전에, 먼저 제게 오셔서 양압기 체험을 한번 해보시는 것이 어떠냐고 제안을 했습니다. 양압기를 사용해서 1~2시간 낮잠을 자보시면 어머니에게 양압기가 정말로 필요할지 아닐지 확실히 알 수 있을 것이라고요.

며칠 후, 성민 씨가 어머니를 모시고 왔습니다. 여동생까지 어머니를 부축해서 함께 왔는데 어머니는 호리호리한 작은 몸매에 아주 인자하신 인상이셨습니다. 다만 혼자 걷는 것조차 힘들 정도로 힘이 없어 보이기는 했지요.

이런 분에게는 굳이 밤에 잠은 잘 주무시는지, 어떤 점이 불편한지 물을 필요가 없습니다. 양압기와 그 효능에 대해서 애써 설명해 드린다고 해도 이해하시기도 쉽지 않지요. 그래서 저는 이렇게 했습니다. 어머니를 바로 수면체험실로 모셔서 환자 얼굴에 꼭 맞는 양압기 마스크를 잘 씌워드리고 그분 체력에 적합하게 미리 설정한 압력으로 양압기를 켜드렸습니다.

양압기를 처음 경험하는 환자는 갑자기 강한 바람이 콧속으로 들어오는 것을 감지하는 순간 공황에 빠질 수 있습니다. 그래서 한 10분 정도 환자가 양압기에 잘 적응할 수 있도록 제가 곁에서 숨 쉬는 방법을 일러드립니다. 그리고 마지막으로 이렇게 말씀드리지요.

"어머니, 아무 걱정하지 마시고 편하게 눈을 감고 누워계시기만 하면 됩니다. 바깥에서 저희가 지켜보고 있으니까 아무 걱정하지 않으셔도 됩니다."

그렇게 어머니만 남겨두고 우리는 조용히 수면체험실을 빠져나왔습니다.

성민 씨와 여동생분은 빈방에 홀로 남겨둔 어머니가 불안한지 줄곧 안절부절못했습니다. 그래서 한 15분 정도 후에 제가 수면체험실 문을 살짝 열고서 어머니 상태를 살펴보도록 했습니다. 어머니는 과연 어떠셨을까요?

예, 그랬습니다. 어머니는 처음 침대에 누운 그 모습 그대로, 얼굴이 천장을 향한 채로 마치 천진난만한 어린이가 쌔근쌔근 낮잠을 자듯이 그렇게 편안하게 주무시고 계셨습니다. 그제야 성민 씨 남매도 크게 안심하는 눈치였지요.

생전 처음 양압기를 사용해 보는 어머니는 꼼짝도 하지 않고 그야말로 편안하게 2시간을 주무셨습니다. 너무 오래 주무시는 것 같아서 우리가 깨워드렸지요. 그리고 이렇게 여쭈었습니다.

"어머니, 얼마나 주무신 것 같아요?"

돌아온 대답은 이랬습니다.

"글쎄, 한 20, 30분 잤나요?"

저는 어머니를 큰 거울 앞으로 모시고 갔습니다. 거울 속에는 단 2시간 동안에 얼굴 주름이 활짝 펴지고, 놀랄 만큼 생기발랄해진 한 여인의 고운 모습이 담겨 있었습니다.

저는 성민 씨에게 어머니를 가까운, 제가 잘 아는 이비인후과 의원으로 모셔서 수면다원검사를 받도록 권해드렸습니다. 물론 두 남매는 제 권유대로 그렇게 어머니를 모셨고 어머니는 벌써 몇 년째 양압기를 잘 쓰고 계십니다.

성민 씨 어머니처럼 거동과 외출에 다른 사람의 도움이 필요할 정도로 연로하시거나 병약한 코골이 수면무호흡증 환자라면 저는 멀리 떨어진 종합병원 대신 가까운 동네병원 이비인후과에서 수면다원검사를 받으시도록 안내해 드립니다. 몸과 마음이 허약한 노인분이 굳이 종합병원을 선호해서 어렵게 진료 예약을 하고, 정해진 날짜에 긴 밤을 홀로 보내면서 수면다원 검사를 받고 할 필요가 별로 없다는 것이지요.

물론 예외도 있습니다. 치매나 알츠하이머, 파킨슨병 등으로 인해서 현재도 종합병원에 다니고 계시는 분이라면 수면다원검사를 굳이 동네병원에서 따로 받을 필요가 없겠지요. 그런 환자분이라면 담당 주치의와 의논해서 그 병원 내에서 수면다원검사를 받으시는 것을 권해드리겠습니다.

2

좋은 임대점 선택이
곧, 양압기 치료의 성공이다

당신의 양압기 치료 성공 여부는 결국 임대점에 달려 있습니다

앞에서 코골이 수면무호흡증 환자가 양압기를 사용하고자 결심했을 때 처음 해야 하는 일, 즉 어느 병원을 찾아서 수면다원검사를 받아야 하는지 설명을 해드렸습니다. 그러면 이제부터는 병원에서 처방전을 받아서 양압기 임대점을 선택하기까지의 과정에 대해서 말씀드리도록 하겠습니다. 이 부분은 병의원과 양압기 임대점의 은밀한 관계가 깊숙이 내재하는 민감한 부분이기에 여간 조심스럽지 않은데 저는 환자의 입장에 서서 이 문제를 한번 바라보도록 하겠습니다.

양압기를 사용하고자 처음 병의원을 찾는 코골이 수면무호흡증 환자들은 좋은 의사를 만나서 최선의 진료를 받을 수 있다면 그것으로 모든 문제가 다 해결될 것으로 쉽게 생각하는 것이 보통이라고 하겠습니다. 그래서 동네 이비인후과 병의원을 찾아도 별로 문제가 없는 일반 코골이 수면무호흡증 환자들까지도 굳이 멀고 진료 절차도 복잡한 대학병원을 찾는 것이겠지요.

　누차 강조하는 것 같지만 여러분의 코골이 수면무호흡증 문제는 의사가 처방으로 치료하는 것이 아니라, 환자 본인이 양압기를 잘 사용함으로써 스스로 고치는 병입니다. 다시 말해서, 양압기를 잘 사용하는 것이 코골이 수면무호흡증을 치료하는 최선의 대안이지 의사의 진단이나 처방은 어느 병의원이든 거의 대동소이합니다. 굳이 명의를 찾고자 노력하는 일은 여러분이 생각하는 것만큼 그리 중요하지 않다는 점을 꼭 기억하기 바랍니다.

　그러면 도대체 어떻게 해야 양압기를 잘 사용할 수 있을까요? 인터넷에서 찾아보는 양압기 경험자들의 사례를 살펴보면 그렇게 양압기 사용이 어렵다고들 하는데 말입니다.

　바로 여러분을 잘 도와서 편안하게 양압기를 사용할 수 있도록 해주는 좋은 양압기 임대점을 찾는 일입니다. 그런데 이런 점을 환자 여러분은 물론 의사도, 임대점도, 그리고 건강보험공단조차도 간과하고 있다는 데에서 모든 문제가 비롯된다고 저는 생각합니다.

　처음에 제가 서문에서 말씀드렸지요? 양압기를 임대한 코골이 수면무호흡증 환자의 절반은 사용 3개월 이내에 포기하고 사용 1년이 지나면 거의 80%가 포기하는 것이 우리나라의 현실이라고요. 몇 번씩 거듭하는 말인 것 같지만 양압기는 매일 사용하지 않으면 여러분의 수면무호흡증 문제 해결에 거의 도움이 되지 않습니다.

　그러면 동네 병의원에서 소개하는 양압기 임대점과 대학병원 또는 수면

전문 클리닉에서 소개하는 임대점, 이렇게 두 가지 선택지가 놓여 있을 때 전자보다 후자에게서 양압기를 임대한다면 환자가 양압기를 더 잘 사용할 수 있을까요?

아닙니다. 건강보험공단의 통계수치로 보거나, 제 경험상으로 보거나, 또는 인터넷에서 찾아보는 여러 양압기 사용자들의 경험담으로 보거나 현실은 어느 병의원에서 진료받든, 어느 임대점에서 임대하든 양압기 사용 성공률은 거의 대동소이합니다.

그러면 전국적인 체인망을 통해서 양압기 임대 서비스를 제공하는 대형 임대점과 동네 이비인후과 의원 어느 한 곳을 거점으로 운영되는 소규모 임대점에서 각각 양압기를 임대한다고 했을 때 환자들의 양압기 사용률에서 차이가 있을까요?

유감스럽게도 별로 차이가 없는 것 같습니다. 코골이 환자가 어느 병의원에서 진료받든 양압기 사용률에서 거의 차이가 없듯이, 어느 임대점에서 양압기를 임대해도 그 성공률의 차이는 거의 찾아볼 수 없을 정도입니다. 다만 제가 알기로 전국의 오직 한 곳 양압기 임대점만은 예외입니다. 제 자랑 같아서 조금 쑥스럽기는 하지만 저의 세민수면건강센터가 바로 그렇습니다. 왜 제가 그런 예외에 해당하는지에 대해서는 앞으로 차차 설명해 드리기로 하고 우리나라에서의 양압기 임대 절차와 방법은 그 현실이 어떠한지를 먼저 살펴보도록 하겠습니다.

대다수 양압기 임대점의 현실은 사실 대동소이합니다

우리나라에서는 병원에서 양압기 처방전을 발부받은 환자가 스스로 임대점을 선택하는 경우가 거의 없습니다. 동네 이비인후과를 찾든 수면전문병의원을 찾든, 또는 대형 종합병원을 찾든 의사가 환자에게 양압기 처방전을 발부할 때 보통 이렇게 말합니다. "양압기는 접수대의 간호사가 알려주는 곳에서 임대하면 됩니다." 규모가 큰 대학병원이나 기타 종합병원에서라면 이렇게 말하겠지요.

"환자 대기실에 나가면 양압기 임대점을 소개하는 안내서가 놓여 있으니 찾아보고 담당 영업사원을 만나면 됩니다."

다시 말해서, 환자는 자의에 의해서 양압기 임대점을 선택하는 것이 아니라 의사가 일러주는 대로 양압기 임대점을 정하는 것이 관행이라면 관행이라고 하겠습니다.

이제 환자 대기실에서 환자가 영업사원을 처음 만나는 장면을 한번 따라가 볼까요?

보통은 영업사원이 병의원 어느 한적한 구석이나 작은 빈방, 또는 가까운 휴게실로 함께 가서 환자 앞에 양압기와 마스크를 꺼내놓습니다. 그리고 양압기는 어떻게 사용하는지, 마스크는 어떻게 착용하는지 한 10분, 15분 정도 설명을 합니다. 이어서 이렇게 마무리를 짓지요. "자, 됐습니다. 이제 오늘 밤부터 제가 일러드린 대로만 하면 양압기를 잘 사용할 수 있습니다."

과연 그날 밤부터 환자는 양압기를 잘 사용할 수 있을까요? 대부분은 그렇지 않습니다. 양압기 사용 첫날 밤에 벌어지는 가장 일반적인 상황을 한 번 그려보지요.

환자는 먼저 양압기 콘센트를 전원에 꽂습니다. 그러면 약간의 소음이 들린 후 몇 초가 지나지 않아서 양압기가 스탠바이(stand-by) 상태가 됩니다. 이제부터 언제든지 환자가 양압기를 사용할 수 있다는 의미이지요. 다음 차례로 환자는 영업사원에게서 받은 마스크를 얼굴에 착용합니다.

양압기용 마스크는 우리가 영화나 드라마에서 흔히 보는, 병원 응급실에서 환자의 코에 얹혀 있는 그런 마스크처럼 생겼습니다. 군대에 다녀온 남자라면 방독면 마스크를 생각하면 됩니다. 다만 그것보다는 크기가 훨씬 작고 무게도 훨씬 가볍지요. 그런데 이 마스크를 착용하는 일도 처음에는 여간 어렵지 않습니다. 병원 휴게실에서 영업사원이 설명했던 그대로 잘 착용한 것인지 살짝 의심부터 들지요. 어쨌든 그럭저럭 양압기도 준비되었고 마스크도 썼으니 이제 자리에 누웠습니다.

환자는 마스크 아래쪽 끝단을 양압기에 연결된 호스에 꽂습니다. 그리고 양압기 스위치를 켭니다. 이내 양압기가 작동을 시작하면서 거센 바람을 뿜어내지요. 콧속으로 갑자기 쏟아지는 강한 바람에 환자는 깜짝 놀라는 것이 보통입니다. 심한 경우 공황에 빠지기도 합니다.

"이렇게 콧속으로 엄청난 바람이 쳐들어오는데 나보고 잠을 자라고… 아니, 도저히 그럴 수 없어… 그래도 이렇게 하는 것이라고 했으니 조금은 더 기다려 볼까?"

양압기를 처음 대하는 바로 그 순간에 양압기 사용을 일찌감치 포기하는 환자들도 꽤 있습니다. 그래도 어찌어찌 감내하면서 잠을 청했다고 합시다.

그런데 한밤중에 갑자기 '쉬이―' 하는 처음 듣는 소리에 잠이 깹니다. 도대체 이 소리가 어디에서 들리는 것일까? 바로 마스크에서 바람이 새면서 나는 소음입니다. 환자는 허겁지겁 마스크의 머리끈을 꽉 조여서 더 이상 바람이 새지 않게 응급조치하지요. 그리고 다시 잠을 청합니다.

얼마나 지났을까? 다시 한 번 '쉬이―' 하는 소음에 역시 잠이 깹니다. 이번에는 이전보다 더 강하게 마스크 끈을 조이지요. 시계를 보았더니 처음 잠을 청한 지 이제 겨우 한 시간이 지났습니다. 그런데 그날 밤 이런 일이 여러 차례 더 발생했습니다. 환자는 일찌감치 마스크를 벗어 던졌거나, 아니면 어찌어찌 기나긴 하룻밤을 보낸 기념으로 이튿날 아침 마스크 자국이 선명한 자기 얼굴과 직면하는 것이 보통입니다.

그럼에도 환자는 양압기와의 사투로 자는 둥 마는 둥 하는 며칠 밤을 더 경험합니다. 그러다가 결국은 양압기 임대점이나 담당 영업사원에게 전화를 걸게 되지요. 사실 환자들의 하소연은 밑도 끝도 없습니다. 어디 바람 새는 소리뿐이겠으니까? 제3장에서 보다 자세히 설명하겠지만 양압기를 잘 사용할 수 없는 이유는 수십 가지, 수백 가지가 될 수도 있습니다.

여기까지 읽으신 독자 여러분들 중에는 정말로 그렇게 양압기 사용이 어려운지, 제가 너무 과장하는 것은 아닌지 의심하는 분들이 적지 않을 것 같습니다. 하지만 허풍이 절대 아닙니다. 제 설명은 어디까지나 다른 양압기 임대업체에서 양압기를 임대했다가 결국은 포기하고 저를 찾아오신 제 환자분들의 경험담을 바탕으로 제시하는 것입니다.

그렇다고 해서 제가 여기에서 양압기 사용이 정말로 그렇게 어렵다고 강조하려는 것도 물론 아닙니다. 사실을 꼭 짚어서 미리 말씀드리자면, 양압기 사용은 절대로 그렇게 어렵지 않습니다. 다만 그 전제가 있습니다. 환자가 양압기 사용법을 사전에 잘 배우고 그대로 따라 하기만 하면 그렇다는 말씀입니다.

지금 우리나라 대부분 양압기 임대점들은 환자에게 양압기 사용법을 제대로 가르쳐주지 않습니다. 환자가 거의 독학으로 그 사용법을 익히게 합니다. 하지만 그렇게 사용법을 제대로 익히기도 전에 수많은 양압기 사용자가 포기하고 말지요. 이것이 우리나라 양압기 임대 지원 사업의 참담한 (?) 현실이라고 하겠습니다.

다른 선진국들에서도 양압기 사용이 그렇게 어려울까요?

여기까지 설명해 드리면 독자 여러분은 어쩌면 이렇게 질문할 수도 있겠습니다. '그러면 다른 나라들은 그 실태가 어떤가요? 다른 선진국들에서도 양압기 사용을 포기하는 사람들이 우리처럼 많을까요?'

이 질문에 대한 대답은 '대충은 그렇지만 그래도 우리처럼 그렇게 문제가 심각하지는 않다.'라고 하는 것이 아마도 가장 정확하지 않을까 싶습니다. 왜 그럴까요?

제대로 쓸 만한 양압기가 미국을 비롯한 선진국 의료기기 시장에 본격적으로 도입된 지 이제 30여 년이 흘렀습니다. 처음 양압기가 등장했던 1980년대 말엽부터 이 기계는 '환자가 사용하기 가장 어려운 의료기기 No. 1'으로 악명이 자자했지요. 요즈음 우리나라 양압기 초보자가 첫날 밤에 경험하고 있는 것처럼 온갖 문제가 다 발생하면서 환자 누구나 다 그 적응에 무척이나 어려워했습니다.

그러면서 서구 의료계와 양압기 제조업체, 판매업체들은 이 문제를 근본적으로 해결하고자 수많은 노력을 기울였습니다. 한편으로는 환자가 보다 편안하게 사용할 수 있도록 양압기에 신기술을 도입하고, 다른 한편으로는 초보 사용자들이 그것을 잘 사용할 수 있도록 도와주는 교육 시스템을 사회적으로 갖춰나가면서 문제를 조금씩 해결할 수 있었습니다. 나라에 따라서 다소 다르기는 하지만 그런 범사회적인 양압기 적응의 기간이 약 20년 정도 필요했습니다. 그래서 2010년대에 이르면 코골이 수면무호흡증 환자들의 양압기 사용 포기율이 현저하게 낮아집니다. 그럼에도 불구하고 지금도 여전히 '양압기는 환자가 사용하기 매우 어려운 의료기기'라는 꼬리표를 떼지 못하고 있는 것 역시 사실이기는 합니다마는.

비유해서 말씀드린다면, 양압기 사용 관련한 우리나라의 현재 상황은 서구 선진국들에서의 1990년대, 양압기가 막 시장에 도입되던 그즈음에 유사하다고 할 수 있겠습니다. 아무도 양압기 사용법을 제대로 가르쳐 주지 않으면서 코골이 수면무호흡증 환자들에게 그냥 양압기를 툭 던져주고 한번 써보라고 등 떠미는 현실. 과연 누구의 책임일까요?

선진국들의 양압기 사용 실태를 조금 더 자세히 살펴볼까요?

미국에서는 양압기가 처음 시장에 출시되었을 때부터 환자가 그것을 구매할 때 반드시 의사의 처방전을 제시하도록 하는 규정이 만들어졌습니다. 다만 그런 규정은 우리나라처럼 특정 진료과목의 의사가 반드시 수면다원검사를 통해서만 처방전을 발부하는 것이 아니라 진료과목에 상관없이 '이 환자는 코골이 수면무호흡증이 심각해서 양압기를 사용해야 하겠다.'라는 판단이 서면 누구라도 다 처방전을 발부할 수 있도록 했습니다. 심지어 의사 절대 수가 부족한 미국 일부 주에서는 의사가 아닌 의료종사원, 즉 병원에서 근무하는 간호사나 기타 전문의료원들도 처방전을 발부할 수 있도록 허용하기도 했습니다.

이렇게 양압기 처방전 발급이 쉬울 수 있었던 데에는 진작부터 '진료는 병원에서, 의약품과 의료기기 구입은 별도의 전문 매장에서'라는 분명한 의약분업 체계가 이미 자리를 잡고 있었기 때문이기도 합니다. 의사가 양압기 처방전을 발부한다고 해도 굳이 수면다원검사를 실시해서 비싼 진료비를 청구할 수도 없고, 또 양압기 판매점들로부터 어떤 은밀한 혜택도 기대할 수 없으니까 의사가 처방전 발급에 크게 목을 맬 이유가 전혀 없었던 것이지요.

미국에서는 얼마 전까지만 해도 양압기 임대 제도가 그리 활발하지 않았습니다. 2018년 이전의 우리나라처럼 환자들은 인터넷 쇼핑몰을 통해서,

또는 동네 의료기기 전문점을 통해서 직접 양압기를 샀습니다. 환자가 양압기를 처음 사용할 때 많은 어려움을 겪었던 것은 현재의 우리나라와 별로 다를 바가 없었지만 그래도 미국은 지역 보건당국과 병원들이 잘 협력해서 환자들의 양압기 사용법을 도와주는 각종 프로그램을 도입하고, 또 동네 도서관에서 양압기 사용법 관련 책자들을 쉽게 찾아볼 수 있어서 그 사정이 우리나라보다는 한결 좋았다고 할 수 있습니다.

잘 알려져 있다시피 미국은 우리나라와 같이 전 국민을 대상으로 하는 공공 의료보험제도가 없습니다. 그 대신 민간 의료보험제도가 발달했는데 그렇다고 해서 공공의료보험이 전혀 없는 것이 아니라 메디케어, 메디에이드라고 해서 사회 저소득층과 장애인 및 특별한 돌봄을 필요로 하는 환자들에게 정부가 의료비를 직접 지원하는 공공의료보험 성격의 제도가 있습니다.

2010년대에 이르러 드디어 메디케어와 메디에이드에서 코골이 수면무호흡증 환자의 양압기 임대와 구매를 지원하게 됩니다. 여기에 더해서 여러 민간 의료보험도 양압기 임대와 구매에 대한 의료비 지원을 일반화하기 시작하지요. 환자들의 처지에서는 예전보다 훨씬 적은 비용으로 양압기를 사용할 수 있게 되는 길이 열렸던 것입니다. 이에 힘입어서 양압기 사용 환자가 급속히 증가했습니다.

이처럼 양압기가 널리 보급되자 환자들의 양압기 포기율이 너무 높은 것이 사회적으로 문제가 됩니다. 예전에는 환자 본인의 돈으로 양압기를 구매해서 사용했으니 정부나 보험회사가 하등 신경을 쓸 이유가 전혀 없었지요. 환자들도 애써 비싼 돈을 주고 산 양압기이니만큼 어떻게 해서든 보다 잘 사용해 보려고 갖은 노력을 다했을 것입니다. 그런데 이제 정부와 민간 보험회사가 양압기 구매를 지원하면서 그들이 환자가 과연 얼마나 양압기를 잘 사용하고 있는지 관심을 안 가지려야 안 가질 수가 없게 되었습니다. 그래서 어떻게 되었을까요?

미국에서는 최근 많은 양압기 사용 지원조직과 단체가 생겨나고 있습니다. 양압기 구입과 임대를 지원해 주는 민간 보험업계와 정부 관련 여러 의료기관이 이런 양압기 사용지원 프로그램을 적극적으로 돕고 있는 것입니다. 이런 조직과 기구들이 양압기를 처음 사용하는 사람들에게 본격적인 도움의 손길을 펼치면서 환자들의 양압기 사용률도 조금씩 높아지고 있습니다.

이웃 나라 일본의 경우는 어떠할까요?

일본은 일찍이 2000년대 초반에 국민건강보험에 양압기 임대지원 제도가 도입되었지요. 사실 우리나라의 양압기 지원제도는 이런 일본의 사례를 많이 참고로 해서 만들어졌습니다.

일본 역시 이 제도 시행 초창기에는 현재의 우리나라 상황과 마찬가지로 양압기 포기자가 속출하기도 했습니다. 다만 제가 개인적으로 들은 얘기인데, 일본은 환자들이 의사의 지시에 우리보다 훨씬 더 잘 복종한다고 합니다. 그래서 양압기 사용을 포기하는 임대자의 비율이 당시의 미국보다 훨씬 낮았다고 합니다.

어쨌든 미국이나 일본 같은 나라들에서도 여전히 코골이 수면무호흡증 환자가 양압기를 잘 사용하기는 그리 녹녹하지 않아 보입니다. 다만 우리나라와 크게 다른 점이 있다고 한다면 지난 10, 20년 전부터 양압기 사용자들을 돕기 위한 사회적 조직과 기구들이 본격적으로 활동하고 있고 그 결과 근래 들어서 양압기 사용 포기율도 크게 낮아지고 있다는 점이라고 하겠습니다.

우리나라에서는 과연 언제나 그런 날이 올 수 있을까요?

3

5~6시간 양압기 교육이
첫날 밤 꿀잠을 약속한다

세민수면건강센터는 병원과 독립해서 양압기 임대 환자를 받습니다

서두에서도 말씀드렸던 것처럼 저희 세민수면건강센터는 병의원에 영업 사원을 파견해서 양압기 임대 환자를 받지 않습니다. 아니, 저는 영업사원 이 아예 없습니다. 오직 스스로 찾아오는 환자들 위주로 양압기를 임대합 니다.

이렇게 병원과 연계하지 않는 양압기 임대점이 저희 외에 더 있는지 저 는 알지 못합니다. 하지만 이런 제 방식이 옳다고 생각하기에 앞으로도 저 의 신조를 꺾는 일은 절대로 없으리라 생각합니다.

제가 굳이 병원에 영업사원을 파견하려 하지 않는 이유는 무엇일까요?

첫째, 병원에 의료기기 영업사원이 드나드는 행위 자체가 불법인지 아닌 지 저는 잘 모르겠습니다. 하지만 그렇게 할 때 어떤 일이 일어날 수 있는 지는 어느 정도 짐작하고 있습니다. 불필요하게 의사와 영업사원, 또는 임 대점 사이에 갑을 관계가 조성되고 그러면 우리나라의 관행상 별로 좋아

보이지 않는 거래가 있을 수도 있다고 생각합니다. 그동안 저는 나름대로 사회 정의를 추구한다는 신조에서 일관된 삶을 살아왔는데 70을 바라보는 나이에 이제 와서 새삼스레 제 신념을 배신하고 싶지는 않습니다.

둘째, 다른 의료기기들은 몰라도 제가 다루는 양압기에서만큼은 그것을 고객들에게 제공할 때 반드시 일정 수준의 교육이 따라야만 한다고 저는 생각합니다. 만약 환자가 그런 교육을 제대로 받지 못하면 양압기 사용 첫날부터 편안하게 사용할 수 없기 때문입니다. 그런데 병의원 구내에서는 몇 시간이나 소요되는 양압기 교육에 적합한 그런 편안한 공간을 발견할 수 없는 것이 보통입니다.

마지막으로, 저는 저 자신이나 영업사원들이 병원에 드나듦으로 해서 발생할 수 있는 의사들과의 불필요한 마찰 소지를 처음부터 가급적 회피하려고 했습니다. 무슨 말인가 하면, 환자에게 양압기를 제공할 때 의사의 의견과 제 의견이 조금 다를 때가 있습니다. 저 자신이 처음 양압기 판매점을 시작했을 때부터 몇 차례 경험했던 일인데 예를 들면 이렇습니다.

저는 A 환자에게 적당한 공기 압력이 6이라고 생각하는데 의사가 굳이 8이라고 강조하면서 양압기 압력을 그렇게 설정하라고 요구하는 경우가 종종 있었습니다. 이럴 때 일개 임대점에서 의사의 지시를 뿌리친다는 것은 우리나라 정서에서는 도저히 있을 수 없는 일이겠지요. 비록 나중에 가서 제 의견이 더 합리적인 것으로 판명이 나더라도 그때 그 자리에서는 도저히 의사를 이길 수 없는 것이 우리나라의 관행이라면 관행이라고 할 수 있습니다. 저는 병원에 드나듦으로 해서 생길 수도 있는 그런 마찰의 소지를 되도록 회피하고 싶었습니다.

그래서 저는 환자가 스스로 제 사무실을 찾아오도록 하는 영업 방식을 여전히 고수하고 있습니다. 그 결과 제가 관리하는 환자 수는 다른 임대점에 비교할 수조차 없을 정도로 소수에 불과합니다. 하지만 제 환자들의 양압기 사용 만족도는 정반대라고 할 수 있지요.

이런 저만의 영업 방식에 대해서 제가 반드시 옳다고는 생각하지 않습니다. 하지만 저의 이런 방식에 대해서 여러분의 생각은 어떠신지, 의견을 공개적으로 구하고 싶습니다.

환자가 먼저 양압기 체험을 한 후 수면다원검사를 받는 것이 좋습니다

몇 년 전에 비교해서 이제 양압기에 대해서 알고 있는 사람들이 꽤 많아졌습니다. 언론을 통해서, 인터넷을 통해서 양압기에 대한 소개와 광고가 그만큼 많아진 덕분이라고 생각합니다.

그런데 이상한 점이 있습니다. 양압기에 대해서 그 장점이 얼마나 큰지 그렇게 많이 소개되고 있음에도 불구하고 현실에서는 여전히 많은 사람이 '어떻게 응급실 중환자들이나 사용하는 그런 이상하게 생긴 마스크를 쓰고 잠을 잘 수 있겠느냐.'라고 거부하거나, 또는 '나는 그렇게 하고서는 도저히 못 자겠다.'라고 지레짐작해 버린다는 점입니다.

그런 코골이 환자들이 가끔 제 사무실을 찾아올 때가 있습니다. 보통은 스스로 오는 것이 아니라 부인의 손에 이끌려서, 또는 자식들이 모시고 오지요. 60, 70대 남성분들이 대부분입니다. 이런 환자들의 특징은, 심한 수면무호흡증 때문에 항상 잠이 부족하다는 것입니다. 그래서 성격까지 변해서 짜증스러운 표정이 얼굴에 가득한 환자들이지요.

이런 분들에게는 수면무호흡증이 얼마나 심각한 질병인지, 또 양압기가 어떻게 본인의 건강을 회복시킬 수 있는지 등을 알아듣게 설명하기가 대단히 어렵습니다. 심한 경우 제가 아무리 잘 설명하려고 해도 아예 건성으로 듣는다는 것이 뻔히 보이는 그런 경우도 있습니다.

그러다가 어느 순간부터 제가 꾀를 냈습니다. 이런 환자들에게는 양압기에 대한 설명을 아예 생략하고 우선 양압기부터 씌워보자고요. 그래서 몇 분 동안 간단한 인사를 마치자마자 바로 얼굴에 마스크를 씌워서 수면체험실로 안내합니다. 한 시간 정도 낮잠을 자라고 하지요. 보통 이렇게 말씀드립니다.

"이제 한 시간 정도만 양압기 체험을 하겠습니다. 설령 잠을 자지 않아도 좋습니다. 그저 누워계시기만 하면 됩니다. 한 시간 후에 제가 다시 오겠습니다."

환자는 침대에 눕는 순간까지도 긴가민가하는 표정을 짓습니다.

환자를 그렇게 남겨두고 나온 후 한 10분 정도 지나서 같이 온 가족들과 함께 가만히 체험실 문을 열어봅니다. 환자는 과연 어떤 상태에 있을까요? 처음 누웠던 자세 그대로 얼굴이 천장을 향한 채로 그야말로 누가 업어가도 모를 정도로 곤하게 자고 있습니다. 저희가 문을 연 것도 전혀 모르지요. 그러면 가족 중에서 누가 그럽니다. "아니, 그렇게 심하게 코를 골던 분이 코골이가 뚝 그쳤어요. 정말로 신기하네요."

이렇게 서너 차례 환자를 더 살펴보다가 두 시간 정도 지나면 흔들어 깨웁니다. 환자는 앞에서의 성민 씨 어머니 경우처럼 환한 얼굴로 수면체험실을 나서지요. 이렇게 체험을 마친 환자를 상대로 양압기 설명을 이어가기는 사실 그리 어렵지 않습니다. 교육을 마칠 즈음이면 환자가 먼저 이렇게 말하지요.

"선생님, 제가 어느 병원에서 수면다원검사를 받는 것이 좋을까요? 추천을 부탁드리겠습니다."

그렇습니다. 자신이 심하게 코를 곤다는 것을 잘 알고 있고 때로는 수면 중에 숨을 제대로 쉬지 못한다는 것을 자각하고 있는 환자들이 의외로 많습니다. 그럼에도 수면무호흡증을 꼭 치료해야 한다고, 양압기를 반드시 사용해야만 한다고 하면 질색하고 화부터 내곤 하는 환자들 또한 적지 않지요.

이런 분들에게 특별히 권해드립니다. 병원에서 수면다원검사를 받기 전에 한번 잠시 시간을 내어서 양압기 체험을 해보시라. 그동안 얼마나 제대로 자지 못했는지를 깨달으면 그때는 자신이 먼저 병원에 수면다원검사 진료 예약을 할 것이 틀림없겠습니다.

양압기 교육을 꼭 개별적으로 해야 하는 이유가 있습니다

병원에서 받은 양압기 처방전을 들고 저를 찾는 환자 중에는 왜 제가 양압기 사용법을 개별 환자들에게 일일이 하는 수고를 마다하지 않는지, 그 대신 유튜브나 블로그, 혹은 페이스북에 양압기 사용법 동영상을 올려놓는다면 양압기 사용이 어려워서 고생하는 전국의 수많은 환자가 바로 혜택을 입을 것이 아니겠느냐고 비난 겸 충고를 하는 분들이 간혹 계십니다.

예, 맞습니다. 저도 그런 생각을 아주 하지 않는 바가 아닙니다. 하지만 그렇게 코골이 수면무호흡증 환자 일반을 상대로 양압기 사용법을 교육할 수 없는 데에는 다 그럴만한 사정이 있다는 것을 여러분이 알아주셨으면 합니다.

이 문제는 사실 그 뿌리가 양압기라는 특별한 의료기기의 고유한 특성에서 기인한다고 먼저 말씀드리고 싶습니다. 양압기는 전 세계 어느 나라에서나 병원 밖에서 사용하는 의료기기로서는 가장 높은 안전 등급을 부여받고 있습니다. 우리나라도 3등급 의료기기로 지정되어 있는데, 이는 '중증도의 잠재적 위해성을 가진 의료기기'라는 의미입니다. 다시 말해서, 함부로 사용하면 예상치 못한 불행을 초래할 수도 있는 기계라고 하겠습니다.

사정이 그렇기에 미국과 같은 몇몇 나라들에서는 개인이 양압기를 구매하는 데에도 반드시 의사가 발부한 처방전을 요구하는 것이겠지요. 아무나 함부로 양압기를 구매해서 사용했을 때 환자 건강에 어떤 좋지 못한 상황이 빚어지지나 않을까 하는 우려에서 그렇게 하는 것이라고 저는 짐작하고 있습니다.

하지만 양압기 구매에 그토록 엄격한 미국에서조차도 환자가 실제로 양압기를 사용하는 데에는 별다른 규제가 없습니다. 개인 소유의 양압기에 대해서 환자가 공기 압력을 어떻게 조정해서 사용하든, 어떤 마스크를 사용하든, 수면무호흡증 치료 목적 이외에 다른 용도로 사용하든 그것은 전적으로 개인 마음대로입니다. 아니, 개인이 자신의 소유물을 자기 마음대로 한다는 데에 대해서 그것을 규제하는 규정을 만드는 것 자체가 어려운 일이겠지요.

그러면 국가 의료보험이나 민간 의료보험회사가 양압기 임대료를 지원해서 환자가 양압기를 사용한다고 했을 때도 그럴까요? 아닙니다. 엄격하게 말해서 그런 양압기는 개인 소유가 아닌, 임대업체의 소유라고 할 수 있습니다. 환자와 임대업체가 임대계약서를 작성한 이상 임대업체가 양압기 관리의 모든 책임을 지게 된다는 의미이지요. 다시 말하면, 지금 여러분이 임대해서 건강보험의 재정지원으로 사용하고 있는 양압기는 임대점이 그 관리자입니다.

여기에 더해서, 우리나라 임대지원 제도는 매년 의사가 양압기 재처방전을 발부하는 것을 전제로 하고 있습니다. 의사가 환자가 양압기를 잘 사용하고 있는지, 만약 잘 사용하고 있지 못하다면 그렇게 할 수 있도록 도움을 주라는 의미이겠지요.

바로 이런 이유 때문입니다. 여러분이 사용하는 양압기와 그 사용에 대한 책임은 여러분 자신이 아닌, 전적으로 그것을 임대한 임대업체와 재처방전을 발행하는 의사의 공동책임이라고 할 수 있습니다. 그런데 제가 어떻게 불쑥 나서서 '양압기는 이러이러하게 사용해야 한다.'라고 자세한 설명을 할 수 있겠습니까? 만약 그랬다가 제 말을 따라 했던 환자에게서 어떤 좋지 못한 의료사고라도 발생하면 그 책임이 과연 누구에게 주어질까요?

특히 우리나라는 크고 작은 의료행위 관련 사고가 발생했을 때 그 책임의 대부분을 의사나 병원이 아닌, 환자와 기타 병원 외부인들에게 떠넘기는 것으로 악명(?) 높은 나라로 잘 알려져 있습니다. 혹시라도 제게도 그런 일이 발생할 수 있지 않을까 우려하지 않을 수 없기에 저만의 양압기 사용 방법을 함부로 공개하기 어렵다고 말씀드리겠습니다.

제가 환자들에게 일대일 교육을 고집하는 이유가 한 가지 더 있습니다. 인터넷 포털에서 어떤 질병에 대해서 검색하면 의사들이 작성한, 끝에 이런 문구가 첨가된 답글을 접하게 됩니다. "… 이 질환의 치료에 대해서는 전문의에게 진료받는 것이 좋습니다." 왜 의사들이 그 치료법을 좀 더 자세히 설명하지 않고 꼭 의사를 찾으라고 하는 것일까요?

환자 치료가 의사들의 돈벌이 수단이기 때문만은 아닙니다. 그 어떤 간단한 질병이라도 치료와 처방은 환자 개개인이 가지는 여러 특성과 차이점들, 예컨대 나이와 성별에 따르는 차이, 생활 습관이나 직업, 작업 환경 등에서의 특성, 거주 환경이나 심지어 생활 수준의 차이까지도 고려해야 해서 그렇습니다.

저도 마찬가지입니다. 양압기 사용에는 사실 좀 예민한 부분이 있습니다. 환자가 현재 어떤 건강 상태에 놓여 있는지, 수면 환경은 어떠한지, 생활 습관과 직업에서 고려해야 할 사항은 없는지 등등 의사들의 의료행위에 거의 유사한 여러 개인 정보들을 고려해서 그 사용법을 일러주는 것이 좋습니다. 그래서 저는 특별한 경우가 아니라면 양압기 사용법을 교육할 때 꼭 환자와 일대일 교육을 하는 것이 바람직하다고 생각합니다.

바로 이런 이유로 인해서 저는 이 책에서 제 양압기 사용 방법을 꼬치꼬치 다 설명하기가 어렵습니다. 이 책에서는 제가 대부분 양압기 사용자에게 공통적으로 유용하다고 할 수 있는 부분들에 국한해서 양압기 사용법을 말씀드린다는 점을 널리 양해하시기 바랍니다.

양압기 교육은 적어도 5~6시간이 걸립니다

제가 영업사원을 두지 않고 있기에 대부분 제 고객들은 새로 양압기를 교체하고자 하는 오랜 단골손님이거나 인터넷 검색에서 제가 쓴 글을 보았거나, 또는 제 기존 환자들이 소개해서 저를 찾는 분들입니다.

어떤 분은 이미 양압기 사용 경험이 있기도 하고, 또 어떤 분은 양압기를 사용했다가 포기 상태에 이르러서 임대점을 바꾸고자 연락하는 분도 계십니다. 물론 양압기에 아주 초짜인 분도 계시고 또 어떤 분은 본인의 코골이 수면무호흡증이 그렇게 심한지조차도 몰랐다가 가족의 권유로 억지로 오시는 분도 있습니다. 미리 수면다원검사를 받아서 의사가 발행한 처방전을 가지고 오는 환자들도 있고 병원 방문에 앞서서 양압기 체험차 찾는 환자들도 있습니다.

이렇게 저를 찾는 통로가 각기 다르고 또 환자마다 가지는 개인적, 환경적 특성과 여건도 각기 다르기에 제가 환자를 처음 모실 때는 이런 점들을 두루 고려해서 사전에 개인별 교육계획을 짜게 됩니다. 교육은 대체로 1부와 2부로 나누어서 하는데 그 중간에 한두 시간 양압기 체험 시간을 가지는 것이 보통입니다.

1부에서는 환자의 현재 수면무호흡증 상태가 어느 정도로 심각한지를 환자 눈높이에 맞추어서 설명하는 것으로 시작합니다. 사실 의사들도 환자들에게 처음 처방전을 발부할 때 이런 설명을 하기는 합니다. 하지만 불과 몇 분 동안에 끝나는 설명으로는 크게 부족하다는 것이 제 생각입니다. 저는 수면다원검사 기록지에 기록된 수치가 무엇을 의미하는지를 현재 환자의 눈높이와 건강 상태에 견주어서 보다 자세히 일러드리는 데에서 제 교육을 시작합니다.

이어서 만약 양압기를 사용하지 않으면 앞으로 본인 건강에 어떤 악영향을 미칠 수 있는지, 또 앞으로 양압기를 꾸준히 잘 사용하면 어떤 건강상의 혜택을 얻을 수 있을지도 환자가 이해할 때까지 충분히 설명합니다.

다음으로 양압기에 대해서 그 작동 원리와 기본적인 기능에 관해서 설명합니다. 이 정도까지 마치는 데 대략 1시간 정도가 걸리는데, 양압기를 사용했던 환자라면 왜 그동안 그렇게 사용이 어려웠는지를 본인 체험에 바탕으로 논의하기도 합니다. 양압기 임대지원 제도에 대해서 차근차근 설명하는 것도 잊지 않습니다. 특히 연세가 높은 환자들에게는 그분이 충분히 이해할 때까지 몇 번이고 반복해서 설명해야 할 때도 종종 있습니다.

1부의 마지막은 마스크 선정과 그 사용 방법에 대해서 일러주고 실제로 환자 자신에게 가장 적당한 마스크를 골라서 그것을 바르게 얼굴에 착용하는 방법을 실습하는 시간을 가집니다. 양압기를 오래 사용했던 환자들도 잘 모르고 있고 그것을 처방하는 의사와 임대점 영업사원들도 그렇다고 할 수 있는데, 이제까지 제 경험에 의하면 환자가 양압기 사용을 쉽게 포기하는 이유의 거의 절반은 마스크에서 기인한다고 생각합니다. 그만큼 환자에게 꼭 맞는 마스크를 선정하고 올바르게 쓰는 방법을 교육하는 일이 중요하다고 하겠습니다.

이제 한 10여 분 잠깐 휴식 시간을 가지지요. 그리고 이어서 환자가 양압기를 체험하는 시간을 가집니다. 환자를 수면체험실로 모셔서 앞에서 설명했던 대로 본인이 직접 마스크를 착용하도록 한 후 침대에 눕게 하지요. 수면 체험 방법은 바로 앞에서의 성민 씨 어머님 경우를 생각하면 되겠습니다.

2부에서는 환자가 집에서 양압기를 실제로 사용하는 데에 있어서 꼭 필요한 사항들을 주로 설명합니다.

먼저 모든 양압기 사용자가 꼭 알아야 하는 적정압력이라는 것이 무엇인지 하는 설명부터 시작하지요. 자동형과 지속형 양압기가 갖는 기능상의 차이점도 짚어드립니다. 중년 이상 연배의 환자들은 비록 자동형 양압기를 임대했어도 지속형 기능으로 설정했을 때 훨씬 편안하게 자는 분들이 계십니다. 하지만 양압기 처방전을 발부하는 의사들조차도 이런 점을 잘 모르고 있는 것 같습니다. 무조건 자동형을 강조하는 의사들이 간혹 있습니다.

요즘의 양압기는 사실 어떤 면에서 승용차나 스마트폰에 유사하다고 할 수 있습니다. 승용차에는 에어컨, 오디오, 내비게이션 등이 기본적으로 장착되어 있지요? 스마트폰 역시 기본적인 통화나 사진 찍는 기능 이외에도 뉴스를 보고, 게임을 하고, 결제하는 등등 참으로 그 기능이 다양하게 진화했습니다. 스마트폰만큼은 아니지만 양압기 역시 단순히 코골이 수면무호흡증 치료를 위한 기능만 있는 것이 아닙니다. 환자가 사용하는 데 조금이라도 더 편리할 수 있도록 여러 부가 기능이 부착되어 있습니다. 대표적으로 가습기, 램프(ramp), 플렉스(flex)의 세 가지를 들 수 있겠습니다.

양압기에 장착된 가습기는 가정용 가습기와 유사해서 쉽게 양압기에 부착된 개인용 가습기라고 생각하시면 되겠습니다. 노약자와 각종 질병을 앓고 있는 환자들에게 특히 유용하지만 비염이나 축농증 같은 이비인후과 질환이 있는 사람, 항상 콧속이 건조한 환자들에게도 아주 요긴한 기능이지요. 미용에 신경을 쓰는 여성들도 가습기 기능을 잘 활용하면 항상 촉촉한 피부의 얼굴을 유지하는 데에 도움이 됩니다. 물론 일반 환자들도 고온다습의 여름철을 제외하고 공기가 건조한 봄가을과 겨울철에는 이 기능을 사용하면 한결 쾌적한 수면을 즐길 수 있습니다. 그래서 저는 환자가 이 기능을 잘 활용할 수 있도록, 특히 이 기능이 꼭 필요한 환자들에게는 더욱 자세하게 설명해 드리곤 합니다.

램프 기능이란 이런 것입니다. 사실 처음 양압기를 사용하는 대다수 코골이 수면무호흡증 환자들은 눕기만 하면 이내 잠에 빠져듭니다. 잠을 잘 때 두뇌가 제대로 쉬지 못하고 깨어 있는 시간이 많았기에 항상 잠이 부족한 상태여서 그렇습니다. 그런데 어떤 환자들은 그렇게 쉽게 잠들지 못하고 잠을 청하는 데에 상당한 시간이 걸리기도 합니다. 불면증에 시달리는 갱년기 여성들의 경우가 대표적이지요. 잠들기 전에 책을 읽거나 스마트폰을 보거나 TV를 보는 환자들도 적지 않습니다.

이런 환자들이 잠들기 전 깨어 있는 시간 동안, 양압기가 미리 설정해 둔 압력 그대로의 강한 바람을 쏟아낸다고 하면 사용자는 숨쉬기에 상당한 불편함을 느낄 수 있습니다. 깊은 잠에 빠졌을 때와는 달리 깨어 있을 때는 똑같은 압력의 바람이라도 한결 세게 느껴지기 때문입니다. 램프 기능은 환자가 아직 잠이 들지 않았을 동안 양압기가 자동으로 바람의 압력을 미리 설정한 수준까지 낮춰서 환자가 한결 편안하게 숨을 쉴 수 있도록 도와줍니다. 램프 기능을 자동으로 설정해 놓으면 양압기가 환자가 아직 잠이 들지 않은 상태인지 아니면 깊은 잠에 빠졌는지를 스스로 알아서 그 압력을 조정해 줍니다.

플렉스라는 기능도 있습니다. 비록 일반인 양압기 사용자가 이 기능을 사용할 것인지 말 것인지, 또는 어느 정도로 조절할 것인지 스스로 결정해서는 안 되지만 그 기능을 알고 있으면 대단히 편리할 수 있습니다.

어떤 양압기 사용자들은 양압기 사용에 있어서 숨을 들이쉬는 것은 괜찮은데 내쉴 때 일정 부분 불편함을 호소합니다. 환자가 숨을 들이쉴 때나 내쉴 때 항상 똑같은 압력의 바람이 콧속으로 들어온다고 생각해 보면 아무래도 숨을 내쉬기가 불편하지 않겠습니까? 그래서 양압기 제조사가 고안했던 해결책이 바로 환자가 숨을 내쉴 때 바람의 압력을 조금 낮추자는 것이었습니다. 현재 출시되고 있는 모든 양압기가 다 그렇게 설정되어 있지요. 여기에서 양압기 관리자가 해야 하는 일은 환자의 연령과 건강 상태를 잘 살펴서 날숨에서의 바람 압력을 어느 정도나 낮게 하는 것이 좋을지 결정하고 그렇게 설정해 주는 것입니다.

이렇게 양압기의 여러 숨겨진 기능들을 설명하면서 환자 여건에 맞게 각 기능들을 설정한 후에는 더욱 구체적으로 환자가 집에서 양압기를 켜고 잘 때의 주의 사항과 고려해야 할 점들을 교육합니다.

대부분의 코골이 수면무호흡증 환자들은 밤에 잠을 잘 때 똑바로 누워서 자기를 힘들어합니다. 천정을 보고 누워서 자면 기도가 더 잘 막혀서 수면무호흡이 심해지기 때문에 그렇습니다. 그래서 무의식적으로 몸을 옆으로 눕혀서 자는데 그러면 바닥에 닿는 어깨 쪽이 눌려서 힘들어하지요. 그러면 다시 다른 쪽으로 몸을 눕히게 됩니다. 이렇게 좌우로 몸을 굴리면서 자기 때문에 '코골이는 잠버릇이 험하다.'라는 말을 듣곤 하는 것이지요.

자, 길게는 수십 년을 그렇게 자면서 살았던 코골이 수면무호흡증 환자에게 어느 날 갑자기 생전 한 번도 보지 못했던 이상한 마스크를 얼굴에 쓰게 하고 양압기와 마스크 사이를 1.8m 길이의 플라스틱 호스로 연결한 후 잠을 자게 했다고 가정해 봅시다. 환자가 과연 마음 편하게 잠을 잘 수 있을까요? 생각하는 것만으로도 좀 아찔해지지 않나요?

저는 양압기를 처음 사용하는 분이 첫날 밤을 잘 보낼 수 있도록, 그리고 이튿날도 그다음 날도 편안하게 양압기를 사용할 수 있도록 하는 구체적인 방법들을 세심하게 일러 드립니다. 그렇게 편하게 하는 데에 필요한 도구와 장비들도 있는데 그것들을 무료로 드리면서 물론 사용법도 제대로 알려 드립니다. 환자의 수면 여건과 건강 상태를 잘 살펴서 본인에게 가장 알맞은 수면 자세를 알려주는 것도 잊지 않습니다.

마지막으로, 저는 양압기를 관리하고 청소하는 방법도 구체적으로 교육해 드립니다.

자, 이제 제 양압기 교육이 끝났습니다. 길다면 길고 짧다면 짧을 수 있는데 대략 5~6시간 정도가 걸립니다. 젊고 이해가 빠른 환자라면 그보다 다소 짧기도 하지만 아무래도 이해가 느린 연로하신 분이라면 한두 시간 시간이 더 걸릴 수도 있습니다.

이렇게 양압기 교육을 모두 마친 환자가 제 사무실을 떠날 때는 비단 임대한 양압기와 마스크만을 가져가는 것이 아닙니다. 양압기 사용에 꼭 필요한 여러 도구와 관리 도구, 청소 도구들도 함께 챙겨드리기 때문에 두 손에 짐이 가득해집니다. 저는 제 환자들이 부디 양압기를 잘 사용하시기를 가만히 기원해 봅니다.

4

임대 후 첫 달에 집중하면 미래가 달라진다

양압기 사용은 처음 한두 달이 정말로 중요합니다

제게서 양압기 사용법을 배운 대부분 환자는 임대 첫날부터 양압기를 잘 사용하십니다. 하지만 모든 환자가 다 그런 것은 물론 아닙니다. 간혹가다가 양압기 사용에 힘들어하는 분이 있기도 합니다. 이런저런 질병으로 몸이 허약하거나 성격이 좀 예민한 분들이 그런 경우가 많습니다. 이런 분들의 경우를 제가 따로 모아서 이 책의 부록에서 살펴보도록 하겠습니다.

그럼에도 양압기를 사용하는 첫 한 주일 동안 환자들은 대체로 만족해하십니다. 정말로 오랜만에, 어떤 환자들의 경우는 무려 수십 년 만에 처음으로 숙면하게 되었으니 어떻게 만족하지 않을 수 있겠습니까?

제 경험에 의하면, 코골이 수면무호흡증 환자에게는 양압기 사용 처음 한두 달이 정말로 중요합니다. 양압기 임대 환자의 거의 50%가 처음 3개월 이내에 양압기를 포기한다는 건강보험공단의 통계가 바로 이런 사실을 잘 보여주고 있지요. 다른 임대점에서 양압기를 임대한 분들을 위해서 양압기 사용 초기에 유용한 몇 가지 팁을 알려드리도록 하겠습니다.

먼저, 양압기를 임대할 때 젊은 영업사원에게서 짧게 사용법을 대충 배운 환자라면 처음 한두 달 동안 양압기 사용법을 본인이 조금씩 배워나갈 수밖에 없다는 점을 인정해야만 하겠습니다. 혹시 이런 경우에 비유할 수 있을지 모르겠습니다. 예전에 여러분이 운전을 처음 배울 때 도로 연수를 했지요? 그 기억을 한번 되살려 볼까요?

연수생은 주행연습장에서 충분한 주행 교육을 받은 후 친절한 교육 강사를 조수석에 앉히고 처음으로 도로 연수에 나섭니다. 손발이 덜덜 떨리고 가슴이 콩닥콩닥할 수 있습니다. 이때 연수생이 절대로 무리해서는 안 됩니다. 비교적 한적한 도로에서 처음에는 아주 천천히 몇 분 동안만 연습하고, 다음 날은 조금 더 오랜 시간 연습하고, 그다음 날은 조금 더 붐비는 도로에서 좀 더 오랜 시간 연습하고… 이렇게 자기 실력에 맞게 조금씩 경험을 쌓아나가는 것이 운전을 잘 배우는 최선의 대책이겠지요.

양압기 초기 사용도 이런 운전 연수와 마찬가지라고 할 수 있습니다. 다만 운전 연수보다 조금 더 어려운 점은 여러분이 거의 아무런 사전 준비도 없이, 또 숙달된 교육 강사의 도움도 없이 바로 양압기 사용에 나섰다는 점이라고 하겠습니다. 그러니 얼마나 힘들겠습니까?

그래서 제가 드리는 첫 번째 조언은 바로 이것입니다. 양압기를 처음 사용하려고 할 때 절대로 무리하지 마시라. 첫날부터 잘 사용할 수 있을 것으로 기대하지도 마시고 숙면을 할 수 있을 것이라는 환상도 아예 접으시라.

처음 며칠 동안은 밤에 잠자리에 들어서 양압기를 사용할 것이 아니라 낮에 잠깐 잠깐씩 소파에 앉거나 누워서 양압기를 사용하면서 양압기와 친해지시라. 그렇게 한두 주일 양압기와 친해지고 난 후에 비로소 잠자리에서 양압기를 사용하시라. 굳이 운전 연수에 비유한다면 주행연습장에서 충분히 연습한 후에 비로소 도로 연수에 나서라는 말입니다.

두 번째로, 그럼에도 처음으로 양압기를 켜고 잠을 청하는 날, 소파에서나 침대에서나 필경 여러분은 전혀 생각하지도 못한 괴이한 경험을 하게 될 것입니다. 갑자기 콧속으로 강한 바람이 밀려들어 오는데 숨쉬기가 여간 어렵지 않습니다. 그래서 참다못해 입을 벌리고 숨을 내쉽니다. 그러면 코로 들어온 바람이 입으로 다 빠져나가지요. 환자는 숨쉬기가 한결 편안해지지만 양압기 바람은 허파로 들어가는 대신 입으로 계속 빠져나가고… 양압기를 사용한다고 하지만 정작 수면무호흡증 문제는 전혀 해결하지 못하는 그런 경우가 적지 않습니다.

사실 이런 첫날 밤의 힘든 경험은 대부분 양압기 사용자가 다 겪곤 합니다. 도대체 이런 현상이 왜 생길까요? (양압기 교육을 잘 받은 환자는 예외입니다.)

거의 모든 코골이 환자가 자기도 모르게 밤에 입을 벌리고 잡니다. 마치 숙명처럼 가지는 비염 때문에 코로 숨을 쉬는 것 자체가 힘들기에 그렇습니다. 설령 비염이 별로 없다고 해도 입으로 호흡하는 것이 한결 편하기 때문이기도 합니다. 길게는 수십 년, 짧아도 몇 년을 그렇게 살았었기에 거의 모든 환자가 다 입을 벌리고 자는 것이 아예 습관화된 것입니다.

바로 이런 이유로 모든 양압기 초보 사용자는 반드시 입닫기 훈련을 받아야 합니다. 입닫기 훈련에 대한 보다 자세한 내용은 3장에서 확인하시기 바랍니다.

그런데 양압기 초보 사용자를 위협하는 정말로 중요한 문제는 따로 있습니다. '분명히 나는 마스크를 착용하고 잠을 잤는데 아침에 일어나니 마스크가 멀찍이 나뒹굴고 있더라… 왜 그런지 모르겠다.'라는 양압기 초보자들의 전화를 받을 때가 종종 있습니다. 밤사이에 도대체 무슨 일이 벌어진 것일까요?

양압기에서 송출된 강한 압력의 바람이 콧속으로 들어오면 비강과 인후, 기도를 거쳐서 허파에 이르게 됩니다. 그런데 양압기 바람이 환자의 적정 압력보다 너무 세다면 인후를 넓히는 효과에 더해서 환자가 제대로 숨을 쉬기 어렵게 할 수 있습니다. 나는 숨을 내쉬고 싶은데 들어오는 강한 바람 때문에 그렇게 하기가 어렵다면 얼마나 힘들겠습니까? 잠을 자다가 이런 상태에 이르면 환자는 자기도 모르게 마스크를 벗어 던져버리지요. 마스크 내던지기는 사실 혈기 왕성한 젊은 환자들에게서 주로 찾아볼 수 있지만 60, 70대 연령층의 환자들도 그렇게 합니다.

한밤중에 가슴이 너무 답답해서 자주 잠에서 깨는 환자들도 있습니다. 마스크를 던져버리지도 못할 정도로 연로하신 분이나 몸이 허약한 분들에게서 자주 발생합니다. 이런 환자 중에는 바람 압력이 너무 낮을 경우도 종종 있습니다. 낮은 바람 압력 때문에 수면무호흡증이 완전히 해소되지 못하는 데에 더해서 양압기 바람 때문에 마음대로 숨을 쉬지도 못하니까 호흡 자체가 곤란해져서 자주 잠이 깨는 것입니다.

　이런 일들은 대부분 임대점에서 양압기 적정압력을 너무 과하거나 너무 낮게 설정했기에 발생합니다. 양압기 사용 초보자가 처음 한 달 동안 여러 차례 마스크를 내던져 버렸거나 하룻밤에도 몇 번씩 잠이 깨곤 한다면 반드시 임대점에 연락해서 양압기 압력을 재설정해야 합니다.

　이 부분에서 한 가지 더 덧붙일 말이 있습니다. 요즘 한 번의 수면다원검사에 더해서 적정압력을 찾아야 한다는 명목으로 이 검사를 두 번 받도록 은근히 강요하는 병의원들이 점점 더 많아지고 있습니다. 심지어 처방전을 발급받으려면 꼭 두 번 수면다원검사를 받아야 한다고 강제하는 곳들도 있습니다. 하지만 제 경험에 비춰볼 때 그렇게 해서 발급받은 양압기 처방전에 기재된 적정압력이 항상 환자에게 꼭 들어맞는 것은 아닌 것 같습니다. 환자에게 적합한 실제 적정압력보다 지나치게 높거나 낮은 경우를 저는 자주 보곤 합니다.

　마지막으로, 대부분의 초보 양압기 사용자들이 공통으로 호소하는 문제가 있습니다. 밤에 곤하게 자고 있는데 갑자기 마스크에서 "쉬이이-" 하는 바람 새는 소리가 들려서 잠에서 깨곤 한다는 불평입니다. 사실 이런 바람 새는 소리는 의외로 큽니다. 한밤에는 우리 주변의 대부분 백색소음이 사라지기 때문에 그 소리가 유독 크게 들리지요. 이 소리는 비단 환자를 깨우는 것만이 아니라 함께 자는 배우자까지도 깨울 정도로 큽니다.

마스크에서 자주 바람 새는 소리가 나는 데에는 여러 가지 원인이 있을 수 있지만 가장 큰 원인은 필경 마스크 자체에서 찾아야 할 것입니다. 더 자세한 내용은 3장에서 찾아보십시오.

이 밖에도 양압기 사용 처음 두세 달 동안 환자는 양압기 사용을 어렵게 하는 여러 가지 크고 작은 문제들에 부딪힐 수 있습니다. 하지만 제가 자신 있게 말씀드리건대, 양압기 전문가가 있는 좋은 임대점을 찾아서 양압기를 임대한다면 쉽게 이 기간을 넘길 수 있습니다. 만약 양압기 사용이 어렵다면 절대로 혼자서 문제를 해결하고자 고민하지 마십시오. 대부분 문제점은 오직 양압기 전문가만이 제대로 된 해결책을 찾아줄 수 있습니다.

양압기 임대지원을 받기 위해서는 수면 기록을 꼭 챙겨야 합니다

임대점에서 제아무리 환자를 잘 도와드려도 양압기를 잘 사용하느냐의 여부는 결국 사용자인 환자 여러분의 몫입니다. 이런 격언이 있습니다. "말을 물가에 끌고 갈 수는 있어도 물을 마시게 할 수는 없다." 지난 10년 가까이 양압기 전문점을 하면서 저로서는 최선을 다해서 도와드린다고 했지만 그럼에도 결국은 양압기를 포기하는 불행한 코골이 수면무호흡증 환자들을 종종 만나곤 했습니다. 환자 본인을 생각할 때 대단히 안타까운 일이지만 현실이 그렇습니다.

그런데 환자가 양압기를 열심히 사용하기는 했는데 수면 기록을 제대로 챙기지 못해서 건강보험공단의 임대료 지원 혜택이 중단되는 경우도 여러 차례 있었습니다. 그 전후 사정은 대개 이랬습니다.

건강보험공단에서 양압기 임대료 지원을 받기 위해서는 환자가 양압기를 제대로 사용하고 있다는 것을 증명하는 수면기록지를 매달 건강보험공단에 제출해야만 합니다. 이런 수면기록은 양압기에 내장된 메모리카드(SD카드)에 모두 저장되지요. 예를 들어서, 환자가 어느 날 몇 시부터 몇 시까지 몇 시간을 잤는지, 수면 중 코골이가 얼마나 심했고 혹시 수면무호흡이 있었다면 얼마나 심했는지, 마스크나 호스에서 바람은 얼마나 샜는지… 등을 초 단위로 기록하지요. 그래서 양압기는 모터 달린 컴퓨터라고 불러도 좋습니다.

2024년부터 새로 적용되는 규정에 따르면, 환자는 매달 하루 평균 2시간 이상을 사용해야만 건강보험공단으로부터 임대료를 계속 지원받을 수 있습니다. 만약 평균 두 시간을 채우지 못하면 임대점은 지원금을 받지 못합니다.

그런데 양압기 사용자들의 사용기록이 하도 시원치 않으니까 양압기 제조사에서 몇 년 전에 꾀를 내었습니다. 환자가 임대하는 양압기를 와이파이(WIFI)로 연결해서 수시로 SD카드에 내정된 수면기록을 자동으로 전송하도록 한 것입니다. 다시 말하자면, 양압기 제조사와 임대점이 양압기 사용자의 수면 상황을 수시로 점검할 수 있는 원격감시의 시대가 열린 것이지요.

이런 양압기를 임대한 환자의 경우 처음 3개월의 거의 절반이 지났음에도 한 달 4시간 이상 사용일이 21일을 넘기지 못한다면 어김없이 임대점으로부터 걸려온 전화를 받게 됩니다. 양압기 사용이 미진하다고, 그래서는 임대료 지원을 못 받게 된다고 말이지요. 간신히 순응 기간을 통과한 이후에도 전화가 올 수 있습니다. 이번에는 일평균 2시간을 채우지 못했다고요.

이런 원격관리 시스템은 물론 좋은 점이 있습니다. 임대점이 수시로 환자의 양압기 사용 상태를 점검해서 환자에게 필요한 조처를 내려줄 수 있기 때문입니다. 이 시스템 덕분에 양압기 포기율이 감소했다는 연구 결과도 있습니다.

하지만 나쁜 점도 분명히 있습니다. 임대점에서 양압기 사용을 독촉하는 전화가 너무 자주 와서 스트레스가 쌓인다는 환자들의 불평이 적지 않다고 합니다. 임대점 입장에서는 손쉽게 환자의 수면데이터를 넘겨받는 대가로 외국 양압기 제조사에 일정액의 데이터 전송료를 납부해야 하는 경제적 부담도 따릅니다.

하지만 저는 우리나라 코골이 수면무호흡증 환자들의 수면 관련 의료정보가 고스란히 다국적 양압기 제조사들에 넘겨진다는 점을 크게 우려하고 있습니다. 제가 이런 데이터 자동전송 시스템이 내장된 양압기를 사용하지 않고 수면데이터를 환자들로부터 직접 받는 것도 바로 이런 이유에서입니다.

이야기가 잠시 옆길로 샜습니다마는, 그래서 제 환자들은 매달 한 번씩, 또는 서너 달에 한 번씩 SD카드에 들어 있는 모든 수면데이터를 압축해서 제게 이메일로 보내주십시오. 직접 SD카드를 가져오거나, 택배나 우체국 빠른등기로 보내주는 환자들도 있습니다.

그런데 이 과정에서 작은 사고가 발생하는 때도 있지요. 예를 들어서, 환자가 데이터를 보내기 위해서 컴퓨터 작업을 하다가 실수로 SD카드에 내장된 수면데이터가 모두 삭제되는 경우가 생길 수 있습니다. SD카드 배달 과정에서 택배상자가 아예 사라지는 일도 있습니다. 가장 어이없는 일은, 한번 꺼낸 SD카드를 다시 양압기에 끼우는 것을 깜박 잊고 환자가 몇 달씩 카드 없이 양압기를 사용하는 경우입니다. 환자로서는 그동안 양압기를 착실히 잘 사용했는데 그것을 입증할 수면데이터가 아예 없으니까 자동적으로 건강보험 지원에서 탈락하게 됩니다. 앞으로 건강보험공단은 이런 환자들을 구제할 수 있는 방법을 찾아주었으면 좋겠습니다.

다시 한번 강조하지만, 양압기는 환자가 자신의 건강을 위해서 사용하는 것이지 남을 위해서 사용하는 것이 아닙니다. 마치 안경처럼 한번 시작하면 남은 인생 긴 기간 동안 늘 함께해야 하는 소중한 동반자입니다. 이런 '두 번째 배우자'라고 불러도 좋은 양압기지만 처음 사용 3개월 동안에 그 사용법을 제대로 익히지 못하면 멀지 않아 포기하게 되는 예민한 의료기기이기도 합니다.

양압기의 모든 것:

양압기 사용하기

1

양압기란
무엇인가?

양압기가 없을 때, 코골이 수면무호흡증 수술은 대단히 위험했습니다

수많은 사람이 밤에 자면서 심하게 코를 골고 또 잠깐씩 숨을 멈추곤 한다는 지적은 아마도 인류 역사와 그 궤를 같이했다고 해도 좋겠습니다. 그만큼 우리 주변에 코골이가 흔하고 우리는 모두 그 사실을 잘 알고 있습니다. 그럼에도 코골이와 수면무호흡증이 우리 건강에 얼마나 위험한지는 여전히 제대로 알려지지 않고 있습니다. 의학계만 하더라도 본격적인 연구와 치료에 나선 것은 극히 최근의 일입니다.

한 예를 들어볼까요? 1800년대까지만 해도 수면무호흡증은 단순히 비만과 관련된 질환으로만 여겨졌습니다. 당시 의사들은 다양한 수면무호흡증 증상들을 한데 모아서 이를 '픽윅 증후군(Pickwickian Syndrome)'이라고 불렀지요. 좀 낯선 단어지요? 영국의 문호 찰스 디킨스(1812-1870)의 첫 번째 소설 제목이 『픽윅 페이퍼(The Pickwick Papers)』였는데, 그 소설에 조우라는 살이 통통하게 찌고 게으른 인물이 나온다고 합니다. 이 친구가 심한 코골이

에다가 전형적인 수면무호흡증 환자의 증상을 보였기에 그 소설의 제목을 따서 의사들이 그런 명칭을 붙였다고 하네요.

그렇게 19세기가 지나가고 20세기에 이르러서야 비로소 본격적인 연구가 시작됩니다. 그래서 마침내 수면무호흡증 문제가 그동안 의사들이 생각했던 것보다 훨씬 더 복잡하고 훨씬 더 심각한 건강의 이상 신호라는 사실이 밝혀지게 되지요.

의학적인 관점에서 볼 때 코골이 수면무호흡증은 참 연구하기 어려운 질환의 하나였습니다. 환자가 밤새 코를 골고 또 수시로 숨을 멈추기에 그 증상 자체가 아주 확실한 데에 반해서 도대체 왜 그렇게 시끄럽고, 왜 숨을 그렇게 자주 멈추는지 당시 연구자들은 도무지 이해하기 어려웠습니다. 그 발생 기작을 밝히려면 잠자는 환자의 콧속과 비강, 인후 등을 세밀히 관찰할 수 있어야 하는데 환자의 잠을 깨우지 않고는 그렇게 할 수 있는 방법이 아예 없었던 것입니다.

그래서 연구자들은 사람 대신 개를 대상으로 삼아서 그 기작을 밝혀보려고 생각하게 됩니다. 개가 사람처럼 코를 골고 수면무호흡증 증상을 보인다는 것이 이상한가요? 하지만 개도 역시 코를 곱니다. 실제로 아주 오래전에 제가 키웠던 개도 코 고는 소리가 좀 심했습니다. 그처럼 코를 많이 고는 개와 그렇지 않은 개를 해부해서 코에서 목구멍에 이르는 공기 이동 통로의 구조가 어떻게 다른 지를 비교했던 것입니다.

앞에서도 잠깐 설명했는데 대부분 코골이는 인후 부위에서 소리를 냅니다. 비만과 노화로 인후 내부의 공기 이동 통로가 좁아지고 엎친 데 덮친 격으로 수면 중에 혀와 연구개가 늘어지면서 인후 안쪽으로 밀려듭니다. 편도, 목젖, 아데노이드 등이 비대해져서 역시 인후를 압박하게 되는데 이런 여러 가지 원인으로 코골이와 수면무호흡증이 발생하는 것이지요.

어렵게 이런 사실이 밝혀지자 의사들은 드디어 그 해결책도 마련하기에 이르렀습니다. 외과적 수술을 통해서 목젖, 연구개, 편도 등을 제거하자는 것이었습니다. 20세기 후반부 50년은 코골이 수면무호흡증 수술 시대였다고 불러도 좋을 만큼 수술만이 거의 유일한 치료법이었습니다.

지금도 그렇지만 당시에는 코골이 수술이 상당히 위험도가 높은 수술이었습니다. 그래서 그 대안으로 수많은 전통적 대안과 민간요법들이 등장하게 된 것도 사실입니다. 이런 방법들에 대해서는 앞의 1장에서 이미 검토했기에 참고하기 바랍니다.

재미있는 양압기 발명과 발전의 뒷이야기

1950년대에 의학계에 도입되기 시작한 중요한 의료용 진단기기의 하나로 수면다원검사장비(PSG)가 있습니다. 이 장비는 이미 1장에서 소개한 바 있듯이 원래는 여러 정신질환의 진단 목적에서 개발되었지만 환자의 수면무호흡증 관찰에도 유용하게 사용될 수 있었습니다. 드디어 환자를 깨우지 않고도 연구자가 환자의 수면무호흡증 증상을 분석적으로 연구할 수 있는 길이 열리게 된 것이지요.

세계 최초의 수면클리닉은 1970년 미국 캘리포니아 스탠퍼드 대학교에서 설립되었다고 합니다. 지금으로부터 겨우 반세기 전이네요. 이후 여러 나라와 대학들에서 유사한 연구소와 실험실이 잇달아 개설되었는데 이렇게 수면 연구에 대한 연구자들의 관심이 집중되면서 1975~1980년의 5년 동안 관련 연구 논문만 해도 무려 319편이나 쏟아질 만큼 연구가 활발했다고 합니다.

수면무호흡증 연구 역사에서 혁혁한 공로를 인정받고 있는 한 인물이 있습니다. 바로 세계 최초로 양압기를 발명해서 그것을 상품화하는 데에 성공했던 콜린 설리번(Collin Sullivan) 박사입니다. 이분은 오스트레일리아 출생으로 시드니 의과대학에서 학위를 받고 토론토에서 3년의 수면과학 연수 과정을 마친 후 1976년부터 다시 시드니에서 자리를 잡습니다. 그 후 일단의 연구진을 구성해서 그야말로 본격적으로 수면무호흡증 진단과 치료 연구에 뛰어들지요.

연구자이자 의사로서 설리번 박사의 최대 업적은 물론 양압기 발명입니다. 그때까지도 다른 많은 연구자가 수술을 통한 수면무호흡증 치료 방법에 몰두했던 데에 반해서 설리번 박사는 수술 없이 치료하는 방법 – 의학계에서는 좀 고상하게 말해서 비침습적 치료법이라고 부릅니다 – 을 추구하게 됩니다.

앞에서 수면 연구자들이 사람 대신 개를 연구 대상으로 삼아서 다양한 수술 방법을 시도했다고 했지요? 호흡기관에 수술했으니 수술 직후 원활한 호흡을 도와주기 위해서 별도의 공기나 산소를 공급해야 했겠네요. 그래서 연구자들은 개의 얼굴 형태에 꼭 맞는 마스크를 개발했습니다. 설리번 박사도 역시 이런 마스크를 사용하곤 했는데, 한번은 수술을 하는 대신 개에게 마스크를 씌워서 그 속으로 아주 강한 압력의 바람을 주입해 보았습니다. 당시에는 실험실에서 그런 강한 공기압의 바람을 만들 수 없었기에 진공청소기 모터를 반대 방향으로 설치해서 바람을 일으켰다고 합니다.

그런데 놀라운 일이 벌어졌습니다. 그날 밤에 개가 전혀 코를 골지 않고 수면무호흡증도 없이 아주 편안하게 잘 잤다고 합니다. 그렇게 양압기의 기본 개념이 탄생합니다.

설리번 박사는 이 연구 결과를 코골이 환자들에게도 적용해 보기로 했습니다. 그런데 당시만 해도 강한 압력의 바람에 견딜 수 있는 마스크가 아직 없었지요. 병원 응급실이나 중환자실에서 사용하는 마스크는 아주 약한 압력의 공기나 산소를 공급하는 목적으로 개발되었기에 설리번 박사의 사용 목적에는 전혀 맞지 않았습니다. 그래서 유리섬유와 기브스(깁스)용 석고를 사용해서 별도의 마스크를 제작했으며 그것을 환자 얼굴에 부착할 때는 실리콘 접착제를 사용했다고 합니다. 이 특수한 마스크는 일회용이었기에 매일 밤 환자는 접착제를 사용해서 그것을 얼굴에 새로 부착하는 고통을 감수해야만 했습니다.

설리번 박사는 이런 방식으로 다섯 명의 수면무호흡증 환자들을 치료해서 1981년 마침내 그 결과를 학계에 발표합니다. 이 논문에서 그는 환자들이 과도한 주간졸림으로 생명의 위협을 느낄 정도로 아주 심각한 수면무호흡증 환자였다고 설명했습니다. 그중에서 두 명은 너무 잠이 많아서 직장에서 쫓겨나야 했고, 13세 소년 한 명은 학교에서 줄곧 졸음에 겨워했던 나머지 아예 정신지체아로 간주되었다고 합니다. 설리번 박사의 환자 5명 모두가 진작부터 코골이 수술 제안을 받았지만 이들 중 3명이 거부를 했다고도 하지요.

다행히도 설리번 박사의 자가 제작 양압기를 사용하는 것만으로 그들은 수면무호흡증 없는 숙면의 밤을 맞을 수 있었습니다. 박사는 실험 기간 중 바람 세기를 높이거나 낮추거나 해서 그들의 수면무호흡증을 완전히 사라지게 할 수도, 다시 나타나게 할 수도 있었다고 보고했습니다.

이후 설리번 박사는 100여 명의 수면무호흡증 환자들을 대상으로 자신이 발명한 양압기 성능을 개량하는 일에 힘썼습니다. 그리고 마침내 1985년 최초의 상업용 양압기가 세상에 등장합니다.

여러분은 혹시 역사상 최초의 상업용 휴대폰이 1983년에 등장했다는 사실을 알고 계시나요? 모토로라 다이나텍 8000X가 그 명예를 가지는데 크기가 너무 크고 아주 무거웠기에 벽돌폰이라고 불리기도 했습니다. 요즘 우리가 사용하는 스마트폰에 비교한다면 그야말로 격세지감이 있다고 해도 좋겠네요.

양압기도 마찬가지라고 할 수 있습니다. 스마트폰만큼 그렇게 천지개벽의 발전을 이룩했다고는 할 수 없을지 몰라도 지난 40년 동안 그야말로 놀라운 혁신을 이룩했다고 해도 별로 틀리지 않겠습니다.

가장 먼저, 1990년에는 '버블 마스크'라고도 불리는, 요즘 우리가 사용하는 플라스틱과 실리콘을 이용해서 제작된 양압기 전용 마스크가 등장했습니다. 마스크 자체의 밀봉 상태가 거의 완벽했기에 무엇보다도 환자가 사용하기에 아주 편리했을 뿐 아니라 마스크가 피부에 지나치게 밀착됨으로써 발생하는 피부 자극 증상(알레르기)도 크게 개선할 수 있었습니다.

1990년대 중반 무렵에는 양압기에 가습기가 장착되었습니다. 가습기는 우리나라와 같이 겨울철 습도가 낮은 온대 지방과 아한대 지방의 나라들에서 아주 유용한 양압기 편의 설비라고 할 수 있지요.

이 무렵 양압기 개발 역사에서 아주 중요한 한 가지 발명이 더 있습니다. 이전까지는 양압기에서 내보내는 바람의 세기가 환자가 숨을 들이쉴 때나 내쉴 때나 똑같았지요. 그래서 숨을 들이쉴 때는 별로 문제가 없는데 내쉴 때는 힘들어하는 환자들이 많았습니다. 특히 몸이 허약한 환자들이나 노인들, 마른 체구의 여성들은 호흡 근육이 약한 편이기에 아주 어려워했지요. 그래서 양압기 제조사들이 그 대안을 마련했던 것입니다. 양압기에 부착된 센서가 환자가 숨을 들이쉬는지 내쉬는지를 쉽게 감지할 수 있으니까 숨을 내쉴 때는 공기 압력을 조금 낮추어 보내자는 것이었습니다. 이피알(EPR) 또는 플렉스(flex) 기능이라고 불리는데 요즘에는 모든 양압기에 다 포함된 편의사양이지만 이 기술의 도입으로 양압기는 한결 사용이 편리한 의료기기가 될 수 있었습니다.

그런데 여기에 한 가지 기능이 더 첨가됩니다. 환자가 숨을 들이쉴 때와 내쉴 때 아예 다른 압력의 바람을 공급하자는 발상이었습니다. 혹시 병원에서 콧속으로 가느다란 산소 공급줄을 연결하고 힘없이 휠체어에 앉아 있는 노인 환자를 본 적이 있으십니까? 자력으로는 호흡하는 일 자체가 매우 힘이 들기에 고농도의 산소를 허파로 직접 보내서 쉽게 호흡하시라고 산소줄을 하고 계시는 거지요. 이런 분들에게 양압기가 도움이 될 수 있을까요?

예, 물론입니다. 이런 분에게는 환자의 건강 상태에 맞추어서 보통의 코골이 환자들보다 낮은 압력의 바람을 공급하는데 특히 숨을 내쉴 때는 훨씬 더 낮은 압력의 바람을 공급할 수 있는 특별한 양압기가 요구됩니다. 이런 양압기를 이중형 양압기(BiPAP, 바이팹이라고도 부릅니다.)라고 합니다.

요즘 많은 선진국에서는 이런 바이팹 양압기가 선풍적인 인기를 불러일으키고 있습니다. 특히 노인 인구가 많아지고 우리나라에서처럼 요양병원, 요양원에 입원하는 환자가 점점 더 많아지는 세계적 추세 속에서 이 양압기의 인기는 앞으로 더 치솟지 않을까 생각됩니다.

혹시 COPD라는 말을 들어보셨습니까? 만성폐쇄성폐질환이라는 어려운 명칭으로도 불리지요. 석탄 광산에서 오랫동안 채굴 작업에 종사했거나 젊은 시절 담배를 많이 피웠던 분들이 만년에 겪는 흔한 호흡기 질환입니다. 폐 속의 연약한 세포들이 경화되면서 호흡이 어려워져 생기는 퇴행성 질환인데 이런 환자들에 대한 마땅한 치료법은 지금도 별로 없는 실정입니다. 그래서 남은 삶을 산소줄에 의지했다가 그것으로도 감당하기 어려우면 인공호흡기를 끼고 살다가 결국은 생을 마감하는 것이 보통입니다. 이중형 양압기는 이런 COPD의 초기 증상을 보이는 분들에게 특히 유용한 양압기입니다.

안타깝게도 우리나라에서는 바이팹 양압기를 사용하고 있는 환자가 아직은 매우 적은 형편입니다. 이 양압기 처방전은 외국에서도 이비인후과가 아닌 호흡기내과에서 발행합니다. 폐 기능이 약한 분들이 치료받는 곳이 바로 내과이기 때문이지요. 그런데 아직 우리나라 의료계는 그런 준비가 별로 되어 있지 않은 것처럼 보입니다. 외국에서는 이미 보편화된 첨단 의료기기가 의사들의 인식 부족으로 국내 보급이 활성화되지 못하고 있다면 대단히 안타까운 일이 아닐 수 없겠습니다.

양압기에 대해서 잘 알면 사용도 한결 편해집니다

우리나라에 양압기가 도입된 지 이제 30여 년이 훌쩍 지났습니다. 그동안 수많은 코골이 수면무호흡증 환자가 양압기를 구매했으며, 특히 지난 5년 동안은 건강보험의 지원으로 양압기 임대가 폭증했지요.

하지만 양압기를 임대했던 환자의 거의 절반이 사용 3개월 이내에 양압기를 포기하고 1년이 지나면 거의 80%가 포기한다는 통계는 우리를 대단히 서글프게 합니다. 우리나라에 유통되는 양압기가 100% 수입품이기에 국가경제적으로나 개인 호주머니 사정상으로도 엄청난 낭비임이 틀림없습니다. 물론 건강보험공단 재정에도 커다란 압박이 되고 있지요. 여기에 더해서, 굳게 마음먹고 양압기를 잘 사용해 보겠다고 애써 임대했는데 갖은 노력에도 불구하고 일찌감치 포기해야만 했던 환자들의 실망감은 또 얼마나 크겠습니까?

하지만 저는 한 가지 문제점을 더 지적하고 싶습니다. 다행히 진작 양압기를 포기하지 않고 지금까지 사용하고 계시는 환자들에 관해서입니다. 그런 분들이라면 정말로 양압기를 잘 사용하고 계실까요? 혹시 별로 쓰고 싶지 않은데 마지못해서 쓰고 있는 것은 아닐까요? 그래도 아예 안 쓰는 것보다는 조금이나마 낫다고 느끼니까 그 많은 불편함을 감수하고 매일 밤 그럭저럭 사용하는 정도라고 한다면 한번 이렇게 생각해 보십시오.

여러분이 양압기 사용에 대해서 충분한 만족감을 느끼지 못한다면 그 태반의 이유는 양압기 사용법을 잘 몰라서 그렇습니다. 그리고 그렇게 사용법을 잘 모르는 것은 양압기 임대점이 그 방법을 제대로 일러주지 않았기 때문이라고 해도 좋습니다. 그러면 방법을 찾아야 하지 않을까요?

비유해서 한번 얘기해 보겠습니다.

요즘은 PC가 너무 좋아져서 과거보다 한결 다루기가 쉬워졌습니다. (어쩌면 너무 복잡해져서 배우기가 더 어려워졌다고 해야 할지도 모르겠습니다.) 그런데 PC에 전혀 문외한으로 살았던 한 40대 남자가 이제부터 PC를 제대로 사용해 보리라 굳게 마음먹었다고 가정합시다. 편의상 이 사람을 명수 씨라고 부르겠습니다.

명수 씨가 제일 먼저 해야 할 일은 무엇일까요? 먼저 본인이 쓸 수 있는 PC부터 장만해야 하겠지요? 아니면 그에 앞서서 PC 교습학원에 다니거나

PC를 잘 아는 조카를 구워삶거나 해서 사용법을 배울 수도 있습니다. 그렇게 어느 정도 배운 후에 본인의 PC를 구매할 수도 있겠습니다.

자, 이렇게 PC 구입과 PC 배우기를 어느 정도 마쳤다고 합시다. 다음에는 실전으로 PC를 사용하는 일이 남았습니다. 무엇부터 할까요? 아는 사람에게 이메일 보내기, 네이버나 구글에서 검색하기, 유튜브에 들어가서 좋아하는 음악 듣기, 엑셀로 간단한 주소록 만들기… 뭐 이런 일부터 시작하면 좋겠습니다. 그러다가 점점 더 실력을 키워서 아예 전문적인 영역에까지 들어설 수도 있겠지요. 포토샵으로 그림도 그리고, 유튜브 방송에 직접 뛰어들고, 줌으로 강의를 들어서 전문가 자격증도 따고, 아예 인터넷 쇼핑몰에 입점도 할 수 있겠습니다.

그런데 여러분은 명수 씨와 같은 사람을 혹시 주변에서 본 적이 있습니까? 대부분은 아닐 것입니다. PC를 배우겠다고, 그래서 무언가 잘해보겠다고 한두 번씩 시도했던 분들은 주변에서 꽤 쉽게 찾을 수 있겠지요. 그렇지만 한두 해가 지나고 몇 년이 지나서 PC 달인으로까지 나아가는 사람은 사실 아주 희귀하다고 해도 좋겠습니다.

양압기를 사용하는 일이 바로 이와 유사하다고 저는 생각합니다. 아니, 양압기의 경우 잘 사용하기가 PC보다 훨씬 더 어려운 것은 처음 양압기를 구매할 때 그 사용법을 제대로 배울 수 없었기에 그렇습니다. 임대점 영업사원이 겨우 10분, 15분 정도 가르쳐주었던 것이 고작이지요. 정식으로 배울 수 있는 교육기관은 더더욱 없습니다. 사정이 바로 그렇기에 그렇게 많은 사람이 일찌감치 양압기를 포기하고 말았던 것입니다.

그럼에도 어찌어찌해서 양압기 문맹의 시기는 간신히 넘겼다고 합시다. 양압기를 사용하면 할수록 궁금한 것이 점점 더 많아집니다. 불편한 점도 점점 더 눈에 띕니다. 양압기가 쏟아내는 바람 압력은 과연 내게 적합할까? 아니, 그러면 도대체 왜 밤에 숨쉬기가 그렇게 힘든 거야? 왜 나는 그렇게 자주 한밤중에 가슴이 답답해서 깨는 것일까? 시도 때도 없이 마스크에서 바람이 새는데 해결 방법은 정말로 없을까? 왜 아침마다 입안이 바싹 말라 있는 것일까? 한밤중에 갑자기 콧속으로 작은 물방울 같은 것이 들이닥쳐서 그 때문에 잠에서 깨곤 하는데 어떻게 해야 하나? 등등.

예, 그렇습니다. 이러면 여러분에게 가능한 유일한 해결책은 임대점에 전화해서 어떻게 하면 좋을지 문의하는 것인데 제대로 된 해답을 구하기가 그리 쉽지 않습니다. 기껏해야 '그래도 참고 잘 써야만 한다. 그래야 계속 임대가 가능하다.'라는 절반 정도는 강압적인 말을 듣는 것이 고작입니다.

그러면 양압기를 잘 사용하기가 정말로 그렇게 어려울까요? 앞에서 명수 씨가 그럭저럭 PC를 배우고 적당한 수준에서 사용하는 것으로 타협했던 것처럼 여러분도 불편함을 감수하고 그럭저럭 매일 밤을 보내는 것으로 양압기에 만족할 수 있을까요? 여기 3장에서는 지금 양압기를 사용하고는 있으되 그래도 궁금한 점이 많고 불편한 점이 많은 환자를 위해서 양압기 잘 사용하는 방법을 알려드리겠습니다.

여기에서 제가 알려드리는 정도만이라도 잘 숙지하시고 그대로 따라 하시면 여러분은 한결 편안한 숙면의 밤을 보낼 수 있겠습니다. 제가 장담합니다. 만약 그래도 여전히 양압기 적응에 힘들다고 하는 분이라면… 어쩔 수 없지요.

그런 분을 위해서는 이 책의 부록에서 더 확실한 해결책을 일러드리겠습니다.

2

코골이의
현명한 양압기 사용법

자동형 양압기와 지속형 양압기의 차이점

양압기 사용자라면 물론 잘 알고 계시리라 믿지만 양압기에는 지속형과 자동형의 두 가지 종류가 있습니다. (이중형 양압기는 아직 보급이 극히 제한되어 있기에 여기에서는 설명을 생략합니다.) 양압기를 임대하고 매월 임대료로 15,200원을 낸다면 지속형 양압기를 사용하고 있는 것이며 17,800원씩을 내고 있다면 자신의 양압기가 자동형이라고 하겠습니다.

외형상으로 이 두 양압기가 똑같이 생겼습니다. 다만 양압기가 작동하는 동안 전자는 내보내는 바람의 압력이 밤새 일정하게 유지되는 반면에 후자는 수시로 제멋대로 변한다는 점에서만 다르고 나머지 기능은 완전히 같습니다. 제가 바람 압력이 제멋대로 변한다고 말씀드렸지만 정말로 그렇게 함부로 압력이 바뀌는 것은 물론 아니고요, 미리 정해 놓은 일정한 압력의 범위 내에서 양압기가 용의주도하게 환자의 수면 상태를 감지해서 필요한 압력의 바람을 보낸다는 의미입니다.

최초의 양압기는 물론 밤새도록 일정한 압력의 공기를 공급하는 지속형 이었습니다. 양압기를 영어로는 CPAP 씨팹 이라고 줄여서 부르는데 이는 Continuous Positive Airway Pressure의 준말로 지속형 양압기를 가리키는 용어이기도 합니다. 지속형에 대응해서 자동식 양압기는 APAP 에이팹 이라고 부르지요.

우리가 밤에 잘 때 항상 일정한 패턴의 수면 상태를 유지하는 것이 아닙니다. 흔히 깊은 잠과 얕은 잠을 반복한다고 하기도 하고, 또는 렘수면 (REM)과 비렘수면 (non-REM)을 반복한다고도 하는데 결국은 수면 리듬에 따라 깊은 잠을 자다가 얕은 잠을 자다가 하는 패턴이 몇 차례 반복한다고 이해하면 되겠습니다. 심한 코골이조차도 잠자는 동안 계속 코를 고는 것이 아니라 한동안은 코를 심하게 골았다가 또 한동안은 덜 골았다가 하는 것이 바로 이런 이유 때문입니다.

양압기는 사실 내부에 장착된 공기압 센서가 환자의 호흡 상태를 상시 감시합니다. 그래서 환자가 숨을 들이키고 있는지 내쉬고 있는지도 아는 것이며 이에 따라 숨을 내쉴 때는 들이킬 때보다 바람의 압력을 조금 낮추기도 합니다. 이 센서가 코골이를 하는 조짐을 감지하면 — 코를 골 정도로 인후가 막히기 시작하면 — 자동적으로 공기압을 높여서 인후를 열어줍니다. 그러면 환자는 더 이상 코를 골지 않지요. 환자의 수면 상태가 바뀌면서 코를 골지 않는 단계에 접어들면 다시 공기압을 낮추고, 이런 식으로 밤새 공기압을 알아서 조절해 주는 것이 바로 자동형 양압기입니다.

모든 양압기 제조사는 지속형과 자동형 양압기 모델 두 가지를 다 판매합니다. 물론 가격은 지속형이 자동형에 비해서 크게 저렴하지요. 그런데 자동형 양압기는 사실 지속형 기능과 자동형 기능 두 가지를 모두 겸비하고 있습니다. 그래서 양압기 사용자가 이 두 가지 기능 중 하나를 선택해서 사용하다가 필요하면 언제라도 그 기능을 바꿀 수 있습니다.

어찌 된 영문인지 우리나라에서는 서구 국가들이나 심지어 대부분 아시아 국가들과도 다르게 지속형 양압기가 크게 홀대받고 있습니다. 심지어 미국과 유럽에서는 지속형 양압기와 자동형 양압기의 시장 점유율이 거의 비슷한 수준이라고 하는데 우리나라에서만 유독 자동형 양압기가 대부분을 차지하고 있습니다. 왜 그럴까요?

혹시 우리가 자동변속 자동차를 특별히 선호하는 것처럼 양압기도 자동식을 좋아하기 때문일까요? 서구 국가들과는 달리 비탈길과 산길이 많은 우리나라에서 자동변속기를 장착한 차량이 수동변속기 차량을 밀어내는 것은 사실 이해할 만합니다. 하지만 양압기에서도 그렇게 자동식을 좋아하는 현상은 쉽게 이해하기 어렵습니다. 혹시 지속형에 비교해서 자동형 양압기의 임대료가 높아서 양압기 임대점들이 환자들에게 가급적 자동식을 권유하고, 또 환자들은 환자들대로 '비싼 것이 좋은 것이다.'라는 막연한 기대감에 이끌려서 지속형 양압기를 기피하는 것은 아닐까요?

지속형 양압기의 장점은 물론 싼 가격에 있지만 양압기 내부에 장착된 하드웨어나 소프트웨어가 크게 단순해서 기기고장이나 훼손의 가능성이 훨씬 낮습니다. 여기에 더해서 건강에 아무런 이상이 없는 젊은 청년들이나 중년층이라면 지속형 양압기를 사용해도 숙면하는 데에 아무런 문제가 없다는 것이 선진국 여러 나라들에서의 공통된 경험입니다.

자동식 양압기의 가장 큰 장점은 굳이 자신에게 가장 적합한 공기압이 얼마인지 정확히 알 필요가 별로 없다는 점이라고 하겠습니다. 하지만 기계가 사용자의 코골이 정도를 감지해서 적합한 공기압을 제공한다는 것이 모든 사용자에게 다 유리한 것은 아닙니다. 어떤 환자들에게는 자동식이 크게 불편할 수도 있습니다.

이런 식이지요. 밤에 한참 잠을 자고 있는데 환자의 코골이가 시작되었다는 것을 감지한 양압기가 급속히 바람의 압력을 높여줍니다. 그럴 때 신경이 예민한 환자 중에는 잠결에 그런 공기압 상승을 인식해서 잠에서 깨는 사람들이 있습니다. 만약 그런 분이 한번 깼다가 다시 잠을 청하기 어렵다면 자동식 양압기 사용이 악몽이 될 수도 있습니다. 모든 자동식 양압기에 지속형 기능이 함께 장착되어 있는 것은 바로 이런 이유 때문입니다.

그러면 내게 맞는 양압기는 자동형일까요, 아니면 지속형일까요?

양압기를 처음 임대하는 코골이 환자가 그것을 알 리가 없습니다. 그래서 양압기 전문가가 필요한 이유이기도 합니다. 그런데 요즘은 의사들까지도 시류에 휩쓸려서 대부분 자동형 양압기로 처방전을 발급해 줍니다. 그래서 저는 지속형 기능이 오히려 유리할 것으로 생각되는 환자에게는 자동형 양압기라도 그 기능을 지속형으로 바꾸어서 내줍니다. 그런 환자의 비율이 보통 10건에 두세 건 정도가 되지요.

내게 꼭 맞는 마스크 선택이 가장 중요합니다

양압기를 오래 사용한 분이라면 "양압기보다 마스크 선택이 훨씬 더 중요하다."라는 말에 동의할 것입니다. 어떤 브랜드의, 어떤 모델의 양압기를 선택했느냐보다는 어떤 마스크를 선택했느냐에 따라서 양압기의 성공적인 사용 여부가 결정된다는 의미라고 하겠습니다.

그만큼 마스크 선택이 중요함에도 양압기를 처음 임대하는 분들은 대부분 영업사원의 말만 믿고 그들이 내주는 특정 브랜드, 특정 유형의 마스크를 받고 마는 것이 보통입니다. 사실상 선택의 여지가 전혀 없다고 해도 좋겠지요. 그렇지 않은가요?

실제로 요즈음 시판되는 대다수 양압기는 그 품질에서 차이가 별로 크지 않습니다. 마치 스마트폰이 그렇고 자동차가 그런 것처럼 제조사별로, 모델별로 가격 차이만큼 품질 차이가 그렇게 크지는 않다는 말이지요.

이에 반해서 마스크는 사정이 크게 다를 수 있습니다. 마스크는 브랜드에 따라서 사람마다 선호도가 크게 달라질 수 있는데, 무엇보다도 그것을 착용했을 때 느끼는 편안함의 정도와 바람이 새는 정도에서 차이가 대단히 클 수 있습니다. 따라서 마스크만큼은 영업사원의 권유나 인터넷 검색 결과에 의존하기보다는 사용자가 직접 양압기 전문점에서 여러 브랜드의 마스크를 하나하나 꼼꼼히 살펴보고 착용해 보면서 자신에게 가장 적합한 것

을 고르도록 권유하고 싶습니다. (남사스럽겠는 마침은 스러히 나라에) (라 주의점이 별로 없네요)

그러면 매장에서는 과연 어떤 마스크를 어떻게 골라야 할까요?

그 전에 먼저, 혹시 양압기용 마스크는 그 기본 형태에 따라 크게 세 가지 종류로 구분된다는 것을 알고 계시는가요? 잘 모른다고 하면 인터넷 네이버나 구글에서 '양압기용 마스크'로 이미지 검색을 해보십시오. 그래서 마스크 유형을 대충 눈에 익히신 후에 이 글을 읽어주시면 좋겠습니다.

가장 일반적인 양압기 마스크는 흔히 나잘 마스크라고 해서 코를 덮는 마스크입니다. 크기가 대략 어린아이 주먹만 하지요. 사실 아주 가볍고 앙증맞으며, 밤새 코를 덮어서 고정해야 하니까 머리끈이라고 해서 머리를 둘러싸는 기다란 플라스틱 끈에 달려 있습니다. 이 장의 서두에서 설리번 박사가 유리섬유와 기브스용 석고를 사용해서 최초의 양압기용 마스크를 만들었다고 했지요? 요즘의 마스크는 가볍고 투명한 플라스틱 폴리에틸렌과 반투명 말랑말랑한 실리콘을 소재로 해서 만듭니다.

이 마스크의 최대 장점은 양압기를 처음 사용하는 대부분 사람이 쉽게 적응할 수 있는 점이라고 하겠습니다. 나잘 마스크에 비교할 때 다른 두 유형의 마스크들은 착용했을 때 바람이 잘 새거나 얼굴을 덮는 부위가 훨씬 더 커서 양압기 초보자에게 권하기가 좀 부담스럽지요. 하지만 일반적으로 그렇다는 것이지 제가 양압기를 처음 임대하는 환자들에게 반드시 나잘 마스크만 권하는 것은 물론 아닙니다.

최근 젊은 양압기 사용자들을 중심으로 확산하고 있는 마스크 유형으로 나잘필로우 마스크(Nasal Pillow Mask)가 있습니다. 앞의 나잘 마스크가 코 전체를 덮는 데에 반해서 이 마스크는 코 아래 콧구멍에 장착하는 마스크입니다. 콧속으로 바람이 직접 들어갈 수 있도록 작은 구멍 두 개가 열려 있습니다. 크기가 작은 만큼 무게도 가볍고 따라서 머리끈도 나잘 마스크 머리끈보다 훨씬 단순합니다.

이 마스크의 단점이라고 하면 사용자가 밤에 자면서 머리를 돌린다든지 할 때 쉽게 바람이 샐 수 있다는 것입니다. 그래서 저는 잠버릇이 좋지 않은 초보 양압기 사용자들에게는 별로 권하지 않고 숙련된 양압기 환자들에게만 권하고 있습니다. 이 마스크의 다른 한 가지 단점은 역시 쉽게 바람 새는 문제 때문에 높은 압력의 바람이 필요한 환자들에게는 별로 적합하지 않다는 것입니다. 따라서 주로 보통 체중 또는 그 이하의 남성들이나 날씬한 몸매의 여성들에게 자주 권하는 편입니다.

마지막으로, 코와 입을 모두 덮는 마스크 유형이 있습니다. 보통 풀페이스 마스크(Full-Face Mask)라고 부르는데 글자 그대로 코는 물론 입까지도 모두 덮습니다. 크기도 나잘 마스크보다 훨씬 커서 처음 이 마스크를 보는 초보 양압기 사용자라면 지레 겁부터 먹을 수도 있습니다.

하지만 나름대로 장점이 있지요. 아니, 사실은 장점이 많은데 우리나라에서는 이런 장점이 거의 알려지지 않았기에 사용자가 크게 제한되어 있습니다. 저는 이 점을 매우 안타깝게 생각합니다.

이 마스크의 가장 큰 장점은, 뒤에서 다시 얘기하겠지만 어쩔 수 없이 입을 벌리고 자야만 하는 코골이 수면무호흡증 환자들에게 안성맞춤이라는 점입니다. 다시 말해서, 이 마스크를 쓰면 양압기를 사용할 때 입을 벌리고 자도 괜찮습니다. 나잘 마스크나 나잘필로우 마스크는 잘 때 입을 벌리면 코로 들어간 공기가 입으로 다 빠져나오기에 양압기 사용 효과를 거의 기대할 수 없지요. 하지만 풀페이스 마스크라면 입으로도 공기를 넣어주기 때문에 그런 걱정을 할 필요가 전혀 없습니다.

그러면 풀페이스 마스크를 과연 누구에게 권할까요?

첫째로, 아주 오랫동안 코골이로 지내면서 입 벌리고 자는 것이 아예 정형화된 나머지 무슨 짓을 해도 입 닫고 자기가 어려운 환자들이 있습니다. 주로 노년층에 그런 분이 많지요. 그래서 다른 나라에서는 풀페이스 마스크가 70세 이상 시니어 환자들에게 아주 인기가 좋습니다. 참고로, 미국이나 유럽에서는 시니어들의 풀페이스 마스크 수요가 전체 마스크 수요의 절반을 차지한다고 합니다. (우리나라에서는 그 10%, 아니 5%에도 미치지 못하고 있습니다.)

둘째로, 굳이 시니어가 아니어도 오랫동안 입 벌리고 자는 습관이 붙은 코골이 수면무호흡증 환자들 중에는 입 부분이 조금 튀어나온 사람들이 있습니다. 설령 그렇지 않더라도 얼굴 구조상 입을 다물어도 입술 사이가 뜨는 사람들이 있지요. 당신이 이렇게 선천적이거나 후천적인 이유로 입 다물기가 어려운 환자라면 풀페이스 마스크는 바로 당신을 위한 것입니다.

마지막으로, 평상시에는 나잘 마스크나 나잘필로우 마스크를 사용하는 환자라도 독감에 걸려서 코가 완전히 막힐 때가 있습니다. 양압기 초보자 중에는 환절기에 비염으로 고생하는 환자가 많은데 이때 코가 막혀서 마스크 사용에 애를 먹곤 합니다. 바로 이럴 때 풀페이스 마스크를 사용하는 것이 정석입니다.

그래서 예전에 제가 양압기 판매를 할 때는 환자들에게 평상시에는 나잘 마스크를 사용하고 독감에 걸리거나 비염 알레르기가 유행할 때는 풀페이스 마스크를 쓰라고 두 가지를 세트로 묶어서 팔았던 적도 있었습니다. 하지만 양압기 임대 시대가 열리면서 그렇게 두 종류 마스크를 모두 가져가는 환자들은 이제 거의 사라져 버렸습니다. 마스크 구입에도 건강보험 지원이 따르기에 한 개를 집으면 마스크 가격의 20%인 19,000원만 내면 되지요. 하지만 마스크 두 개를 가져가려고 하면 한 개는 19,000원을, 다른 한 개는 100% 마스크 가격을 다 지불해야만 하는데 사람들은 그렇게 하는 것을 별로 좋아하지 않는 것 같습니다. 뜻하지 않게 임대지원 제도가 풀페이스 마스크의 수요를 크게 줄여버리는 작은 부작용을 낳은 셈이 되었네요.

이렇게 나잘 마스크, 나잘필로우 마스크, 풀페이스 마스크는 각기 나름대로 장단점을 가집니다. 그래서 환자의 연령과 신체 조건, 성별, 얼굴 형태, 수면 습관 등을 두루 고려해서 환자 각자에게 가장 적합한 마스크를 골라주는 것이 양압기 임대점의 책임이라면 책임입니다. 그래야만 환자가 편안하게 숙면을 취할 수 있을 터이니까 말이지요.

앞의 세 가지 유형 마스크 가격은 어떠할까요? 짐작하시겠지만 나잘 마스크가 가장 저렴하고 나잘필로우 마스크와 풀페이스 마스크는 훨씬 더 비쌉니다. 그런데 건강보험공단에서는 그런 마스크 시장가격에는 전혀 상관없이 마스크 가격을 95,000원으로 딱 묶어서 양압기 환자에게 1년에 한 번씩 마스크를 구매하는 기회를 주고 그 20%, 19,000원만 임대점에 내도록 정해버렸습니다. 만약 여러분이 임대점을 운영한다면 환자에게 어떤 마스크를 권하겠습니까? 두말할 필요도 없이 가장 저렴한 마스크를 권하겠지요.

마스크 선택과 관련해서 한 가지만 더 짚고 넘어가려고 합니다.

양압기 사용자가 마스크 관련해서 가지는 가장 큰 불만과 불평은 밤에 잘 때 시도 때도 없이 바람이 새서 그 바람 새는 소리 때문에 자주 잠에서 깬다는 점이라고 하겠습니다. 이는 앞의 세 가지 유형 마스크 모두에서 공통으로 나타나는 현상입니다. 과연 어떻게 하면 이 문제를 근본적으로 해결할 수 있을까요?

지금 대부분 양압기 임대점에서 제공하고 있거나 인터넷 쇼핑몰을 통해서 유통되고 있는 대다수 양압기 마스크는 세계적으로 가장 유명한 양압기 제조사들 제품입니다. 양압기 제조사들이 최고 품질의 마스크를 시장에 내놓고 있다는 데에 대해서도 이의를 달 사람은 없겠지요. 그래서 그렇게 비싼 가격에도 불구하고 가장 많이 팔리고 있기도 하고요.

그런데 이런 유명 제품들은 그 대부분 수요가 서구인에게 몰려 있습니다. 그러다 보니 마스크 자체가 주로 서양인 얼굴 형태에 맞추어서 제작되었지요. 다시 말해서, 그런 마스크들은 그들에게나 적합하고 그들과 달리 코가 낮고 얼굴이 넓적한 동양인들에게는 별로 맞지 않는다는 말입니다. 우리가 쓰면 마스크와 얼굴 사이에 쉽게 틈새가 생겨서 쉽게 바람이 샐 수 있습니다. 사실 지금 양압기 사용자의 대다수는 바로 이런 마스크를 쓰고 있으면서 바람 새는 문제에 대해서 끝없이 불평을 늘어놓고 있다고 해도 좋겠습니다.

그러면 어떻게 해야 할까요? 대답은 사실 간단합니다. 서양인들에게나 적합한 그런 마스크 대신 동양인 얼굴에 보다 적합한 마스크를 선택하면 됩니다. 제가 왜 여기에서 그런 마스크 브랜드를 직접 추천해 주지 않느냐고요? 글쎄요. 제가 그렇게 하는 것을 양압기와 마스크 수입상들이, 판매상들이, 임대점들이 과연 좋아하겠습니까?

마스크는 매년 적어도 두 번은 갈아 주세요

과거 양압기를 직접 판매할 때도 그랬지만 지금 양압기 임대 시대에 들어서도 고객들에게 있어서 별로 변하지 않는 습관이라면 습관이라고 할까, 아니면 취향이라고 말할 수도 있는 한 가지가 있습니다. 제가 별로 바람직하지 않다고 생각하는 부분이기도 합니다.

사실 환자가 양압기를 임대해 사용하면서 매달 꼬박꼬박 임대료를 송금하고 1년에 한 번씩 마스크 구입비를 납부한다고 해서 그것으로 모든 금전적 부담이 다 해결되는 것은 아닙니다. 그리 큰 비용은 아니지만 이런저런 일로 돈이 들게 되어 있습니다.

때로는 양압기 사용 중에 호스가 찢어져서 바람이 새는 경우가 있습니다. 가습기 물통에서 물이 새기에 교체해야만 하는 경우도 생깁니다. 1년에 몇 차례씩 필터도 교체해야 합니다. 양압기 세척에 필요한 세세한 도구가 별도로 필요할 때도 있습니다. 저는 제 환자들에게 별로 큰 비용이 들지 않는 한 대부분 소모품을 무상으로 드리지만 그래도 별도의 비용을 청구할 때가 종종 있습니다. 바로 마스크 관련한 경우인데 그리 비싼 가격이 아님에도 불구하고 손님들은 별도의 마스크 구매를 별로 좋아하지 않는 것 같습니다.

양압기를 오래 사용하는 분이라면 다 동의하겠지만 가장 귀찮은 일이 마스크 세척이라고 하겠습니다. 마스크는 밤새도록 따뜻하고 습한 공기가 드나들기에 세균감염에 취약하기가 십상입니다. 그래서 적어도 일주일에 두세 번은 꼭 중성세제로 잘 세척하고 말려서 사용하도록 환자들에게 권하고 있는데 사실 그렇게 하지 못하는 분이 많다는 것을 저도 인정하는 바입니다.

마스크 청소를 게을리하면 어떻게 될까요?

마스크의 실리콘 날개 부분이 누렇게 변색하고 경화되면서 탄력성이 떨어집니다. 그러면 쉽게 바람이 새서 환자가 밤에 자주 잠이 깨게 되지요. 마스크 사용과 관련해서 자주 듣는 불평 중의 하나는 마스크를 어느 정도 사용하면 머리끈 찍찍이가 잘 붙지 않는다는 말입니다. 이 역시 마스크에서 자주 바람이 새게 하는 원인이 됩니다. 바로 이런 여러 가지 이유로 미국의 양압기 교과서들은 적어도 3, 4개월에 한 번씩 마스크를 교체하라고 권고하고 있습니다.

그런데 저 역시 이렇게 자주 마스크를 교체하라고 제 고객들에게 권하지는 못하고 있습니다. 그렇게 권한다고 해도 그대로 따를 손님이 별로 없을 것이라는 점을 모르는 바 아니기 때문입니다. 그래서 저는 이렇게 타협책을 제시합니다. '마스크는 적어도 1년에 두 번은 교체하시라. 한번은 건강보험 지원이 있으니까 19,000원만 내시면 되고, 다른 한 번은 어쩔 수 없이 자가 부담을 해야 하는데 마스크 시중 가격의 70%만 내고 가져가시라.'

고객들의 반응은 어떨까요? 영 시원치가 않습니다. 바로 이 점이 제가 우리 양압기 고객들에게 가지는 거의 유일한 불만이라면 불만이겠습니다.

양압기 사용자가 입을 벌리고 잔다면 말짱 헛고생하는 것 입니다

많은 양압기 사용자가 실패하는 중요한 원인의 하나는 바로 입을 벌리고 자기 때문입니다. 앞의 2장에서도 양압기 초보자가 처음에 이 문제를 제대로 바로 잡지 않으면 결국은 양압기를 포기하기가 십상이라고 누누이 강조해 드렸습니다. 여기에서는 조금 더 자세히 이 문제를 다뤄보겠습니다.

양압기 사용자가 입을 벌리고 자면 과연 어떤 일이 생길까요?

무엇보다도 양압기가 코골이 해결에 전혀 도움이 되지 않게 됩니다. 코로 들어가는 센 바람이 허파로 가는 대신 입으로 바로 빠져나가기 때문에 오히려 수면무호흡증이 심해질 수도 있습니다. 여기에 더해서 압축된 다량의 공기가 계속 입을 통해서 빠져나가면서 습기를 빼앗아 가기에 자연히 입 안이 쉽게 마릅니다. 한밤에 몇 번씩 잠에서 깨어 물을 찾게 되기에 숙면을 이루기가 매우 어렵습니다. 양압기가 제구실하기는커녕 수면 문제를 더욱 키워버리는 셈입니다.

물론 입을 벌리고 자는 문제가 모든 양압기 사용자에게 다 해당하는 것은 아닙니다. 처음부터 이 문제에 쉽게 적응하는 사람들도 많으며 설령 그렇지 않은 분들이라고 해도 다음에 설명하는 대책으로 쉽게 문제를 해결할 수도 있습니다.

인터넷을 검색하면 소위 턱끈(chinstrap)이라고 해서 두터운 밴드를 사용하는 방법을 여전히 권장합니다. 쉽게 설명하면 두터운 끈이나 밴드로 머리와 턱을 단단하게 조여서 함부로 입이 벌어지지 못하게 하는 도구입니다. 턱끈은 잠을 자는 동안 환자 자신도 모르게 벌어지는 입을 어느 정도 잡아주는 효과가 분명히 있습니다. 특히 잠을 곱게 자는 사람이라면 턱끈이 그래도 괜찮은 대안이 될 수도 있습니다.

그러나 턱끈을 사용하는 데에 따르는 문제점과 부작용도 적지 않지요. 무엇보다도 가뜩이나 마스크로 인해 얼굴에 압박을 받아서 잠자기가 불편한데 여기에 턱끈까지 가세하니 그 답답함이 한결 더해질 것입니다. 턱끈 역시 마스크와 마찬가지로 잠을 자는 동안 항상 제자리에 고정되어 있어야 하는데 잠을 험하게 자는 사람이라면 몸을 뒤척일 때마다 조금씩 그 위치가 흐트러지게 되지요. 그래서 다시 입이 벌어지는 경우가 적지 않습니다.

그래서 턱끈보다 더 좋은 대안이 바로 입에 반창고를 붙이는 방법입니다. 반창고로 윗입술과 아랫입술을 온통 감싸서 입이 벌어지는 것을 원천 봉쇄할 수도 있고, 아니면 입가에만 반창고를 붙이거나 입 중앙에만 붙여서 잠을 자는 동안 꼭 필요할 경우에는 어느 정도 입을 벌릴 수 있도록 하는 방법도 있습니다. 다만 턱끈이나 반창고는 반드시 코를 통해서 숨을 쉬는 데에 아무런 문제가 없고 비교적 얌전히 잠을 자는 양압기 사용자들 정도만 사용할 수 있는 대안이라고 하겠습니다.

앞에서도 한 번 말씀드렸지만 우리나라 양압기 사용자들은 풀페이스 마스크를 별로 좋아하지 않습니다. 풀페이스 마스크는 입을 벌리고서 자는 사람들을 위해서 특별히 고안된 마스크입니다. 그래서 고령자나 병약자의 경우에는 아예 처음부터 풀페이스 마스크 사용을 고려할 수도 있습니다.

풀페이스 마스크 사용과 관련해서 한 가지 유감스러운 점이 있습니다. 요즈음 유튜브에서는 유명세를 타는 의사들까지 나서서 풀페이스 마스크가 사용에 매우 불편하다고 너무도 쉽게 얘기하는 동영상을 자주 볼 수 있습니다. 하지만 틀렸습니다. 동양인 얼굴에 꼭 맞는 마스크를 고르고 그 착용법을 잘 일러주기만 하면 대부분 환자는 풀페이스 마스크 사용에 거의 불편함을 느끼지 않는 것이 보통입니다.

마지막으로, 입벌림 문제는 환자가 양압기 사용에 점차 익숙해지면서 자연스레 해결됩니다. 어쩌면 입벌림 문제를 조금씩 해결해 나가면서 양압기 사용을 포기하지 않았다고 해도 좋을지 모르겠습니다.

저는 양압기 초보자에게 특별한 종류의 입막음 반창고를 제공해서 입 닫는 훈련을 확실히 시켜드립니다. 이 문제를 처음에 반드시 해결해야만 환자가 양압기에 더 쉽게 적응할 수 있기 때문입니다. 조금 과하게 말해서 '입벌림 문제 해결 없이 양압기 평생 사용은 없다.'라는 것이 제 양압기 교육의 주요 목표이기도 합니다.

다행히 젊은 사람이라면 불과 두세 주일 만에 입벌림 문제가 해결되는 것이 보통입니다. 70, 80대 연로한 시니어라도 한두 달이면 대부분 해결되지요. 그렇지 못한 경우도 드물게 있는데 그러면 계속 입막음 반창고를 공급해 드리거나 아니면 아예 풀페이스 마스크 사용을 권해드립니다.

마스크에서 바람이 새는 현상을 없애는 4가지 방법

양압기 임대 후 1년 이내의 코골이 환자들에게 양압기 사용에 있어서 가장 곤란한 점이 무엇이냐는 질문을 던지면 아마도 열 명 중에서 일고여덟 명은 수면 중 마스크에서 바람 새는 문제를 제기하기 십상이겠습니다. 바람이 어느 정도 샌다고 해서 갑자기 호흡이 곤란해지는 것은 아니지만 "쉬이이–" 하는 바람 새는 소리가 환자의 잠을 깨우고 심지어 옆에서 곤히 자는 배우자의 수면까지도 방해하는 것이 보통입니다.

과연 어떻게 하면 바람 새는 문제를 개선할 수 있을까요?

마스크에서 바람이 새는 가장 중요한 이유는 무엇보다도 마스크의 크기나 형태가 환자 자신에게 잘 맞지 않는 데에 있습니다. 하지만 이런 근본적인 원인을 해결하는 방안은 잠시 뒤로 돌리고 우선 자신이 사용하고 있는 마스크에서 바람이 자주 샌다고 가정하고 문제를 점검해 봅시다.

제일 먼저 여러분이 사용하고 있는 마스크가 얼마나 오래되었는지를 한번 확인해 보십시오. 만약 구매한 지 이미 1년도 더 지났다고 한다면 처음 구매했을 당시보다 마스크에서 바람이 더 많이, 더 자주 쉽게 샐 수 있습니다. 실리콘 날개 부위의 탄력성이 떨어지면서 피부와 접촉하는 면의 밀착성이 예전만 같지 못하기 때문입니다.

구매한 지 아직 6개월이 되지 않은 마스크에서 자꾸 바람이 샌다면 머리끈을 지나치게 조였거나 너무 헐겁게 조인 것은 아닌지 점검하십시오. 많은 양압기 사용자가 마스크 머리끈을 되도록 꽉 조이는 것이 바람 새는 현상을 방지할 수 있다고 생각하지만 사실은 조금 다릅니다. 머리끈을 꽉 조이면 마스크의 피부 밀착성이 현저히 떨어져서 오히려 바람이 더 샐 수도 있습니다.

마스크를 착용할 때 머리끈을 잘 조정해서 마스크가 어느 한쪽으로 치우치지 않고 얼굴 정중앙에서 코를 제대로 덮고 있거나(비강 마스크의 경우), 또는 코와 입을 제대로 덮을 수 있도록(풀페이스 마스크의 경우) 자리를 잘 잡았는지도 꼭 살펴야 합니다. 마스크가 어느 한쪽으로 조금이라도 치우칠 때 바람이 쉽게 샐 수 있기 때문입니다. 고령의 시니어분들은 이렇게 하는 것조차도 힘들어하시곤 합니다.

수염이 지나치게 많거나 자라는 속도가 다른 사람들보다 훨씬 빨라서 매일 수염을 깎아야만 하는 분들이 있습니다. 이런 환자라면 가급적 밤에 수염을 깎는 것이 좋겠습니다. 짧은 수염이라도 마스크의 피부 밀착도를 현저하게 떨어뜨릴 수 있기 때문입니다.

마스크는 밤 동안 처음 있었던 자리에 그대로 고정되어 있는 것이 가장 좋을 것입니다. 하지만 잠결에 사용자가 몸을 뒤척이면 마스크도 당연히 조금씩 그 위치가 바뀌게 되겠지요. 이럴 때 마스크의 위치가 될 수 있는 대로 바뀌지 않게 하는 데에는 베개의 역할이 아주 중요합니다. 어떤 베개를 사용하느냐에 따라서 마스크에서 바람 새는 빈도가 확연히 다를 수 있기 때문입니다.

저는 오랫동안 제 나름대로 여러 형태와 재료의 베개들을 시험해 보았는데, 보드랍고 신축성 있는 베개보다는 단단하고 각진 베개가 훨씬 더 유용하다는 사실을 발견했습니다. 과거 우리가 온돌방 바닥에서 잘 때 사용하던 전통 베개나 대나무 베개를 사용하니까 마스크에서 바람 새는 소리가 한결 덜하더라는 말입니다. 왜 그럴까요?

사실 요즘은 라텍스 베개라고 해서 폭신폭신한 베개를 사용하는 사람들이 많습니다. 그중에는 몇십만 원을 호가하는 베개도 많고 특히 코골이를 고쳐준다는 고가의 기능성 베개들도 그런 류가 적지 않습니다. 하지만 양압기를 사용하는 사람들에게는 그런 폭신폭신한 베개가 아주 불편한데 그 이유는 이렇습니다.

양압기 사용자가 마스크를 착용하고 누우면 머리 뒤쪽의 머리끈 부위가 당연히 베개에 밀착됩니다. 라텍스 베개를 사용하면 머리가 베개에 푹 잠기는데 그러면 머리끈과 베개의 밀착 부위도 한층 커질 것입니다. 자, 이제 우리가 잠결에 몸을 조금 옆으로 눕는다고 가정합시다. 머리 역시 옆으로 돌려야 하는데 베개에 밀착된 머리끈은 그 자리에서 잘 움직이지 않기 십상입니다. 자연히 얼굴 정중앙에 자리 잡은 마스크가 제 자리에서 조금 비껴나지 않을까요?

예, 바로 이런 이유 때문입니다. 여러분, 양압기를 사용할 때는 가급적 푹신푹신한 라텍스 베개를 사용하지 마세요. 그 대신 딱딱한 우리 전통 베개를 권하겠습니다. 마스크에서 나는 바람 새는 소리가 한결 덜해질 것입니다. 딱딱한 베개가 불편해서 도저히 못 쓰겠다는 분들이 계십니다. 그런 분이라면 베개 안쪽의 메밀껍질 속을 조금 덜어내면 되겠습니다.

마지막으로, 이제 마스크에서 바람이 새는 가장 근본적인 이유가 무엇일지 하는 주제로 되돌아가겠습니다. 앞에서 제가 말씀드린 모든 방법을 다 동원했음에도 불구하고 여전히 바람 새는 문제를 해결할 수 없었다면 결국 남은 문제는 마스크 자체의 문제입니다. 마스크의 형태나 크기가 과연 자신에게 합당한지를 다시 한번 진지하게 검토할 필요가 있습니다.

바로 앞에서 제가 양압기 사용자라면 자기에게 꼭 맞는 마스크를 선택하는 것이 양압기 편하게 사용하기의 지름길이라고 강조해 드렸지요? 여러분, 양압기를 임대할 때 영업사원이 건네주는 마스크를 무심코 그냥 받지 마십시오. 사람마다 얼굴 모양이 다르고 수면 습관도 제각각입니다. 이런 모든 점을 고려해서 본인에게 가장 적합한 마스크는 본인이 직접 골라야 합니다. 그래야만 하루라도 빨리 양압기에 쉽게 적응할 수 있고 그래서 남은 여생 동안 숙면의 밤을 즐길 수 있기 때문입니다.

가습단계 조정으로 숙면이 한결 편안해집니다

양압기 기술 발전의 역사에서 가장 중요한 혁신이 있었다면 그것은 어떤 기술일까요? 자동식 양압기의 출현? 극도로 개량된 마스크? EPR 기능? … 아닙니다. 저는 가습기 정착이 가장 중요한 기술 발전이라고 생각합니다.

그만큼 양압기 사용에서 가습기 기능이 중요하다고 하겠습니다. 그런데 제가 그동안 경험했던 바에 의하면 이 기능을 제대로 잘 활용해서 양압기를 편하게 쓰는 분은 정말로 그리 많지 않습니다. 아예 가습기능을 전혀 사용하지 않는 환자들도 많습니다. 또 그 기능을 잘못 이해하고 있거나 오히려 잘못 사용하는 바람에 양압기 사용이 더 불편해지는 경우도 왕왕 보았습니다. 그래서 여기에서는 이 가습기 기능에 대해서 좀 자세히 설명해 드리고자 합니다.

젊은 세대들은 잘 이해하기 어려울지 모르겠지만 60대 이상 시니어들에게는 생생한 젊은 시절의 기억이 있습니다. 지난 세기 70, 80년대까지, 혹은 그 이후까지도 우리나라 주거시설은 참으로 허술했습니다. 그 당시는 문화주택이라고 해야 시멘트 블록으로 지은 소위 블록집(브로크집) 정도가 고작이었으니까요. 그래서 극히 고가주택 일부를 제외하고는 겨울철 실내가 대단히 추웠습니다. 온돌을 제외하면 마땅한 난방시설이 따로 없었을 때지요. 한겨울 두터운 이불을 덮어쓰고 자다가 아침에 일어나면 숨을 쉴 때 입김이 허옇게 솟아나고 머리맡에 둔 자리끼가 꽁꽁 얼어 있곤 했습니다.

그러면 어김없이 콧속에는 코딱지가 잔뜩 끼어 있지요. 그것을 파내는 것이 아침 행사이기조차 했습니다. 콧속 점막이 터져서 피가 나기도 했습니다. 특히 갓난아이들은 겨울나기가 더욱 힘들었지요. 그 작은 콧구멍에 끼는 코딱지 때문에 숨쉬기가 여간 힘들지 않았을 테니까요. 방안에 젖은 수건을 걸어두는 등 별짓을 다 해도 속수무책이었습니다. 그래서 경제 사정이 좀 펴지자마자 집집마다 가습기 들여놓기가 유행이 되었던 것입니다. 그 결과 1991년부터 저 유명한 가습기 살균제 사태가 빚어지지요.

이제 양압기 가습기에 대해서 생각해 봅시다. 양압기를 사용하는 코골이 수면무호흡증 환자는 잠을 자면서 다른 사람들보다 훨씬 더 많은 양의 공기를 들여 마시게 됩니다. 그래서 실내 습도에 한결 취약할 수밖에 없지요. 물론 지금은 주거 환경이 예전과는 비교조차 할 수 없을 정도로 개선되어서 실내 습도가 한결 높아졌습니다. 하지만 그럼에도 양압기 사용자는 특히 겨울철에 코딱지 생기는 문제로부터 결코 자유로울 수 없다고 하겠습니다.

그래서 모든 양압기 제조사들이 이제는 가습기가 내장된 양압기를 생산하고 있습니다. 이 가습기가 특별히 우리나라 사람들을 위해서 개발된 것은 물론 아닙니다. 사실은 미국과 유럽의 많은 지역은 우리나라보다 훨씬 더 겨울철 평균 습도가 낮습니다. 그런 지역의 코골이 수면무호흡증 환자들을 위해서 개발된 것이기는 하지만 우리나라 양압기 사용자들까지도 톡톡히 그 덕을 보고 있다고 하겠습니다.

여기까지 말씀드리면 벌써 양압기에 내장된 가습기를 어떻게 사용해야할지 눈치채셨겠네요. 간단히 말해서, 양압기를 사용하는 환자가 아침에일어났을 때 코에 코딱지가 생기지 않을 정도로 습도가 유지되게끔 가습단계를 조정하면 됩니다. 만약 그 수준을 지나쳐서 가습단계를 너무 높이면이번에는 오히려 더 많은 문제가 따를 수도 있습니다.

우리는 모두 우리나라 기후 특성이 '여름철은 고온다습, 겨울철은 한랭건조'라고 학교에서 배웠습니다. 따라서 자연히 양압기 가습단계도 봄가을에는 보통 수준으로, 겨울에는 좀 높은 수준으로 조절하는 것이 좋겠습니다. 비가 자주 오고 습도가 매우 높은 한여름철 6월 중순부터 9월 중순까지 3개월 정도는 아예 가습기 기능을 끄고 양압기를 사용해도 별로 문제가 없겠습니다. (그랬더니 코에 코딱지가 생기더라… 이러면 물론 다시 가습기를 켜야겠지요. 에어컨을 과하게 켜고 잠을 잔다면 그럴 수도 있습니다.)

만약 가습단계를 지나치게 높여서 사용하면 어떻게 될까요? 대체로 이런 일이 생길 수 있습니다.

한밤중 잠이 깊이 들었는데 갑자기 콧속으로 작은 물방울 같은 것이 밀려들어 오는 기분이 느껴져서 잠이 깹니다. 이런 경우 마스크 안쪽에 손가

락을 대면 물기가 잡히는 것이 보통입니다. 아침에 일어났는데 마스크 안쪽 얼굴 피부에 물기가 맺혀 있다면 역시 가습단계를 너무 높게 설정한 결과입니다. 만약 그보다 더 높게 가습단계를 설정했다면 잠을 자다가 갑자기 쿨렁쿨렁 물이 흐르는 소리 또는 물이 흐르는 듯한 소리를 들을 수도 있습니다. 호스 안쪽 벽에 맺힌 이슬이 한데 모여서 작은 물방울이 되고 그것이 호스 내부 바닥을 굴러다니면서 나는 소리입니다. 때로는 이 소리가 너무 큰 나머지 양압기 사용자의 귀에 마치 천둥 치는 소리만큼 크게 들릴 수도 있습니다.

그런데 가습을 지나치게 했을 때의 문제가 비단 여기에서 그치는 것이 아닙니다. 병원성 미생물은 습한 환경을 대단히 좋아합니다. 그래서 우리가 지나치게 높은 습도의 공기를 호흡하면 그만큼 호흡기 감염에 취약할 수 있습니다. 지나친 가습은 오히려 여러분의 건강을 해칠 수 있습니다.

혹시 가습단계를 똑같이 설정했는데 물통에 든 물이 겨울철에는 잘 줄지만 여름철에는 별로 줄지 않는다는 사실을 알고 계시나요? 양압기 가습장치는 주위 습도를 감지해서 가습할 때 그 점을 참작해서 수증기를 만듭니다. 그러니까 한여름에는 스스로 작동을 멈추어서 물이 줄지 않는 것이지요. 혹시 가습기 고장이 아닌지 의심하지 않아도 됩니다.

이렇게 질문하는 환자가 있었습니다. "박사님, 아침에 일어나니까 물통에 물이 하나도 없어요. 그렇게 물이 증발했으면 혹시 양압기가 고장 나지 않을까요?" 걱정하실 필요 하나도 없습니다. 양압기는 물통에 물이 다 소진되면 스스로 작동을 멈춥니다. 그런 점까지도 다 고려해서 제조된 안전한 의료기기입니다.

양압기 사용하면서 그 효과를 체크하시나요?

양압기를 처음 사용하는 분들은 하나 같이 그 효과에 대해 탄복하고 찬양해 마지않습니다. "아침에 일어나서 세상이 달라졌음을 실감했다.", "양압기를 사용하고 나서 비로소 '쾌적한 잠'의 의미를 알았다." 등의 찬사가 결코 거짓말이 아닙니다. (물론 양압기 사용법을 잘 배워서 잘 쓰는 경우에만 그렇다는 말입니다.)

하지만 제아무리 좋은 것도 익숙해지면 이내 시들해지는 것이 세상만사의 이치입니다. 양압기를 사용하고 몇 주, 몇 달이 지나면 매일 밤 마스크를 쓰고 잔다는 것이 서서히 거추장스럽게 느껴지고 자주 마스크를 씻는 일도 귀찮아집니다. 어쩐지 아침에 일어났을 때 느끼던 상쾌함도 양압기를 처음 사용했을 때와는 사뭇 다른 것 같습니다. 슬며시 양압기 사용에 대한 회의가 스며듭니다. "혹시 이제는 내 수면무호흡증이 완치되어 굳이 양압기를 쓸 필요가 없는 것이 아닐까?" 하는 생각이 들기도 하지요.

이럴 때는 한 1, 2주일 정도 양압기를 사용하지 말아보십시오. 그렇다고 해서 무슨 큰일이 나는 것도 아닐 터이니 한번쯤 시도해 볼 만도 하지 않을까요? 그래서 남편의 코골이에 대해서 아내가 아무런 불평을 하지 않는다면 어쩌면 당신의 코골이 문제가 그동안 많이 개선됐을지도 모르겠네요.

물론 그런 기대치가 그리 높지는 않겠지만 말입니다.

배우자 없는 독신의 양압기 사용자는 어떻게 하느냐고요? 그런 분들은 앞의 1장에서 소개했던 코골이 어플을 사용해서 자신의 수면 중 코골이 상태를 검토해 볼 수 있습니다. 양압기를 사용했을 때와 사용하지 않았을 때를 모두 다 녹음해서 그 차이를 비교해 본다면 자신이 사용하는 양압기의 효과가 어떤지 확실히 알 수 있겠습니다.

여러분은 혹시 양압기를 잘 사용하고 있음에도 불구하고 아침에 일어났을 때 평소와 달리 몸이 찌뿌듯함을 느낀다거나, 아니면 배우자에게 '그래도 밤에 코를 조금씩 골더라'는 소리를 듣지는 않습니까? 양압기를 사용하면서 코골이 어플을 켜놓았는데 크게 코 고는 소리가 녹음되었을 수도 있습니다. 만약 그렇다면 이제 양압기의 공기 압력 설정에 대해서 점검이 필요한 때입니다. 어떻게 해야 하는지 짐작하시겠지요?

양압기의 공기 압력을 기존 설정된 수치에서 조금 더 높이거나 낮추면서 매일 코골이 어플로 녹음하는 것입니다. 그래서 그 결과를 비교해 보면서 자신에게 가장 적합한 공기 압력 수치를 새로 찾을 수 있습니다. (물론 이런 공기 압력 조정은 임대점에 문의해서 하는 것이 가장 바람직합니다. 양압기 사용자가 마음대로 할 일은 절대로 아닙니다.)

현명한 여성들의 양압기 사용법

얼마 전까지만 해도 코골이는 남성들의 전매특허나 다름없었습니다. 동서양의 역사책을 보아도 그렇고, 영화나 소설을 읽어도 그렇습니다. 어디 코를 고는 여성을 보셨나요?

하지만 현실에서는 사정이 좀 다릅니다. 전체 여성인구에 대한 비율로는 그리 크지 않지만 그래도 많은 분이 코를 심하게 곱니다. 대체로 60, 70대 이상 분들이 코를 많이 고는데, 요즘은 20, 30대 처녀들도 코를 골아서 결혼을 앞두고 고민에 빠지기도 합니다. 갱년기 여성들의 코골이도 점점 증가하고 있습니다. 이런 내용은 여성 전용 카페를 검색하면 쉽게 확인할 수 있습니다.

양압기를 사용하는 여성들도 점점 많아지고 있습니다. 저도 자식 손에 이끌려서, 또는 남편의 권유에 따라서 양압기를 임대해 가는 여성 손님들을 가끔 봅니다. 남편과 함께 오는 젊은 부부들도 종종 있지요. 그런데 여성들의 양압기 사용법은 남성들과 조금 다를 수 있지 않을까요? 제가 몇 가지로 정리해 보았습니다.

가장 먼저, 여성은 남성보다 몸매가 작고 몸무게도 훨씬 가볍습니다. 그러면 양압기 공기 압력도 남성 환자들과 비교하면 훨씬 낮은 것이 당연하겠지요? 그럼에도 여성 환자들이 들고 오는 병원 처방전에 기재된 공기 압력은 사실 남자들이나 별로 다름이 없습니다. 만약 의사가 처방한 그런 공기압으로 설정된 양압기를 여성이 사용한다고 했을 때 이분들이 얼마나 힘들어할까요? 종종 그런 문제를 안고 저를 찾는 여성들에게 저는 양압기 압력을 한껏 낮추어 드립니다. 이런 경우가 의외로 많습니다.

두 번째로, 저는 여성분들에게는 더욱 세심하게 신경을 써서 마스크를 골라 드립니다. 조금이라도 바람이 덜 새는 마스크를 골라드린다는 말씀이지요. 그런데 다른 임대점에서 양압기를 임대했다가 제게 오시는 분들은 남녀 구분 없이 다 중형 마스크를 사용하는 것이 보통입니다. 이 책을 읽는 여성분이시라면 자신이 착용하는 마스크 사이즈가 소형인지, 중형인지 한 번 꼭 살펴보십시오.

의외로 많은 여성이 영업사원이 권하는 마스크를 아무런 의심 없이 그대로 사용하는 나머지 자신에게 맞지 않는 크기의 마스크를 사용하고 계십니다. 우리나라 대부분 여성에게 있어서 나잘 마스크든 풀페이스 마스크든 소형이 훨씬 잘 맞습니다. 마스크 크기가 한 치수 커지면 바람이 샐 수 있는 확률은 몇 배나 더 커집니다.

가끔은 아주 코가 작은 여성 환자분을 보기도 합니다. 몸매와 얼굴이 아주 작거나 유독 코만 작은 분도 있지요. 이런 분들이라면 소형 마스크도 너무 커서 불편합니다. 그래서 저는 소아용 마스크를 별도로 구입해서 드리기도 합니다.

세 번째로, 아주 노인이 아니시라면 여성들은 밤에 기초화장을 합니다. 이런 점을 고려해서 양압기 사용법을 일러드려야 하지요.

무슨 말인가 하면, 여성들의 경우에는 밤화장 때문에 양압기를 사용할 때 코를 덮은 마스크가 쉽게 미끄러지면서 자주 바람이 새기에 특별히 신경 쓸 필요가 있다는 것입니다. 바람 새는 소리에 한번 잠이 깨면 다시 잠자기가 어려운 사람들이 많습니다. 신경이 예민한 여성분이라면 더욱 그럴 것입니다.

화장을 하면 왜 마스크에서 바람 새는 현상이 심해질까요? 피부에 닿는 실리콘 부위가 화장품 오일로 미끈거리는 피부에서 잘 미끄러지기 때문입니다. 그만큼 밤잠을 설칠 확률도 높아지지요.

어떻게 하면 마스크 미끄러짐을 방지할 수 있을까요?

물론 가장 좋은 방법은 화장하지 않는 것이겠지만 부득이 화장을 해야만 한다면 코와 입 주위 마스크가 닿은 부분은 제외하고 화장하는 것을 권해드립니다. 하지만 그러기 또한 쉽지 않지요? 이렇게 할 수도 있습니다. 밤 화장을 마친 후에 마스크가 닿는 부위를 크리넥스 휴지로 깨끗이 닦아내는 것입니다. 탈지면이나 거즈를 사용해도 좋겠습니다.

다른 한 가지 대안으로 마스크가 닿는 부위에 적당한 크기로 자른 얇은 거즈나 크리넥스 휴지를 대고 그 위에 마스크를 얹어서 실리콘 부위가 피부에 직접 닿은 것을 방지하는 것입니다. 특히 양압기 사용 이후부터 피부 트러블이 많이 생긴다고 고민하는 여성분에게 이런 방법을 권해드립니다.

요즘은 남성들도 화장품을 사용한다지요? 화장품에 포함된 오일 성분으로 인해서 마스크 실리콘이 쉽게 경화되기 때문에 마스크 수명이 단축된다는 외국의 보고가 많습니다. 이를 고려해서 마스크를 자주 갈아주는 것이 좋겠습니다.

여성 양압기 사용자 중에는 매일 아침 얼굴에 마스크 자국이 남는다거나, 피부에 문제가 생긴다거나, 또는 머리가 흐트러져서 속상하다고 호소를 하는 분들도 적지 않습니다. 여성에게는 미용이 그만큼 중요한 문제일 터이니 당연하다고 하겠습니다.

얼굴에 마스크 자국이 남는 것도 앞에서 말씀드린 대로 밤화장을 많이 하면 할수록 더욱 그렇습니다. 화장 때문에 마스크에서 자꾸 바람이 새니까 이를 막으려고 마스크를 꽉 조이게 되고 그러면 얼굴에 마스크 자국이 심하게 남을 수밖에 없겠지요. 피부에 트러블이 생기는 것도, 머리가 심하게 흐트러지는 것도 밤화장이 가장 큰 영향을 미칩니다.

마지막으로, 여성분들의 경우는 특히 마스크를 좀 더 자주 갈아주셔야 합니다. 적어도 6개월마다, 여유가 있다면 3, 4개월에 한 번씩 꼭 교체해 주십시오. 화장품이 마스크 실리콘 부분을 경화시켜 쉽게 탄력도를 떨어트리기 때문입니다. 그만큼 더 바람이 쉽게 샐 수 있습니다.

여성들의 경우에는 특히 매일 아침 마스크 세척을 하는 것이 좋습니다. 아무리 조심한다고 해도 여성분이 사용하는 마스크는 훨씬 더 실리콘 경화가 빨리 진행되기에 이를 막기 위해서는 부지런한 마스크 세척이 필수적이라고 하겠습니다.

3

올바른 양압기 위치가
숙면의 비결

양압기 위치만 조금 바꾸어도 잠자기가 한결 편안해집니다

거듭 강조하지만 양압기 사용, 정말로 쉽지 않습니다. 그래도 그 사용법을 잘 배우기만 한다면 사용이 그리 어려운 것도 아닙니다. 자칫 이율배반적인 말처럼 들리지만 사실이 그렇습니다.

이제까지는 양압기를 잘 사용하기 위해서 환자에게 꼭 필요한 기본적인 상식들을 설명해 드렸습니다. 여기에서는 환자가 실제로 매일 밤 양압기를 사용할 때 긴요한 몇 가지 요령들에 대해서 말씀드리려고 합니다. 여기에서 일러드리는 대로만 해도 양압기 사용이 한결 수월해질 것이라고 제가 보증하겠습니다.

먼저, 구글이나 네이버에서 '양압기 수면'이라고 치고 이미지 검색을 한번 해보시겠습니까? 양압기를 사용하면서 잠자는 사람들 사진이 엄청나게 많이 뜨는 것을 알 수 있습니다. 그런데 환자가 양압기를 어디에 두고 자는지 한번 잘 살펴보시기 바랍니다.

많은 사진에서 사람들이 양압기를 자기 머리 바로 옆에 두고 사용하는 것을 볼 수 있습니다. 어떤 사진들에서는 사용자의 허리춤 정도에 두기도 하고 또 어떤 사람들은 아예 머리 위쪽으로 멀찌감치 떨어뜨려서 두기도 합니다. 머리 옆에 두든 허리춤이나 머리맡에 두든 이렇게 하면 양압기에서 마스크로 연결되는 호스가 자리 잡는 공간이 부족해지기 마련입니다. 거의 모든 양압기 사용자가 1.8미터 길이 표준형 호스를 사용하고 있는데 마스크와 양압기 사이의 거리가 지나치게 짧은 나머지 호스 중앙 부분은 자연히 방바닥에 늘어지게 되겠습니다.

바닥에 놓인 호스는 환자가 조금만 몸을 움직여도 쉽게 마스크를 살짝 흔들게 되기 십상입니다. 그러면 당연히 마스크가 제자리에서 미끄러지고 따라서 바람 새는 소리가 날 수밖에 없습니다.

마스크 바람 새는 소리가 얼마나 양압기 사용자들을 불편하게 하는지 잘 알고 계시지요? 그럼에도 구글이나 네이버 이미지에서 살펴본 대부분 양압기 사용자가 바로 그렇게 바람 새는 소리를 자초하는 위치에 양압기를 두고 잠을 자는 것입니다. 물론 대다수 여러분도 그렇게 해두고 잠을 자지 않을까 생각합니다.

그러면 양압기를 어느 위치에 두는 것이 가장 좋을까요?

제가 경험으로 체득한 바이지만, 잠을 잘 때 양압기의 정위치는 환자의 다리 부분, 대체로 무릎 정도에 두는 것이 가장 좋습니다. 양압기가 놓인 테이블을 다리 쪽 아래로 밀어서 그 정도 위치에 양압기를 두라는 말입니다. 그러면 자연스레 호스가 반듯하게 누운 사용자의 턱밑에서 발 쪽을 향해 몸의 정중앙에 자리 잡게 되는데 이러면 호스의 움직임 때문에 마스크가 흔들릴 가능성이 한결 줄게 됩니다. 양압기 사용자가 몸을 뒤척이다가 손으로 호스를 건드리는 경우도 크게 줄어서 바람 새는 소리로 잠에서 깨는 일도 그만큼 적어지겠지요.

잘 아셨나요? 밤에 잘 때 양압기의 정위치는 침대에서나 방바닥에서냐를 막론하고 사용자의 무릎, 또는 그 이하입니다. 여러분의 머리 옆이 절대 아닙니다.

양압기 호스 걸림을 해결하는 방법

처음으로 양압기를 사용하는 환자라면 이런저런 이유로 한밤중에 한두 차례, 심하면 몇 차례나 잠에서 깨는 것이 보통입니다. 양압기 사용에 아직 적응하지 못해서 나타나는 일반적인 현상이라고 간단히 치부해 버리면 그만이겠지만, 정말로 그렇게 쉽게 생각하는 사람이 있다면 그런 분은 필경 멀지 않아 양압기 사용을 포기하기 십상이겠습니다.

양압기 초보자들은 도대체 왜 자주 잠에서 깨는 것일까요?

마스크 바람 새는 소리를 제외하면 아마도 가장 큰 이유가 얼굴에 쓴 마스크에 갑갑함을 느껴서 그럴 것입니다. 마스크를 통해서 공급되는 가압된 공기에 아직 적응하지 못한 나머지 호흡하는 데에 불편함을 느껴서 잠에서 깰 수도 있겠습니다. 자기 얼굴에 잘 맞는 마스크를 고르고 양압기 압력을 조금 낮춰서 사용하면 상당 부분 문제가 해결될 수 있지만 역시 양압기 전문가의 도움을 받아서 해결하는 것이 가장 바람직하겠습니다.

그런가 하면 양압기 호스 때문에 잠에서 깨는 사람들도 적지 않습니다. 호스가 침대 아래로 길게 늘어지는 나머지 마스크를 끌어당겨서 바람이 새게 하는가 하면, 몸을 뒤척이는 과정에서 호스가 걸리적거리는 바람에 잠이 깨는 때도 있습니다. 이런 문제들은 앞에서 설명해 드린 것처럼 양압기를 무릎 정도에 두고 사용하면 상당 부분 해결할 수 있습니다.

하지만 이렇게 양압기 위치를 바꾸는 것만으로는 호스의 손걸림 문제를 해결하는 데에 충분하지 않을 수도 있지요. 만약 양압기 사용 초보자가 이 문제로 인해서 밤에 잠에서 깨는 일이 자주 발생한다면 저는 호스걸이를 사용해 보도록 권하겠습니다.

호스걸이가 어떻게 생겼냐고요? 구글 이미지에서 '양압기 호스걸이'나 'CPAP hose hanger'를 치시면 그 모양을 쉽게 확인할 수 있는데 호스를 공중으로 50cm 정도 들어 올렸다가 다시 내려뜨리는 도구입니다. 이렇게 하면 구글 이미지에서도 알 수 있듯이 수면 중에 호스가 손에 걸려서 잠이 깨는 경우가 확실히 줄어듭니다.

하지만 구글 이미지에서의 호스걸이 사진들은 또 다른 문제점을 보여줍니다. 무엇보다도 호스걸이가 양압기 사용자의 머리 바로 위쪽이나 옆쪽에 위치해야만 하는데 침대 머리 쪽으로 높은 난간이 있다면 모르겠지만 그렇지 않다면 호스걸이 설치 자체가 힘들 수 있습니다. 설령 이렇게 호스걸이를 사용한다고 해도 사용자가 수면 중에 몸을 옆으로 뒤척일 때 오히려 마스크를 미끄러지게 할 수도 있지 않을까 염려되기도 합니다.

그러면 저는 어떻게 호스걸이를 사용할까요? 앞에서도 설명했듯이 저는 양압기를 무릎 쪽에 두고 잡니다. 호스걸이는 양압기 테이블에 설치하고 말이지요. 이렇게 하면 자연히 호스가 공중에서 늘어뜨려져서 제 몸의 정중앙을 지나도록 유도하기가 한결 쉬워집니다. 그만큼 호스의 손걸림 현상이 줄어드는 것도 물론입니다.

마지막으로 아주 요긴한 꿀조언 한 가지를 알려드리겠습니다. 양압기용 호스걸이 가격을 알고 계시나요? 시중 가격이 대체로 몇만 원 정도라지요? 하지만 저는 만 원 안짝에서 호스걸이를 구매하였습니다. 바로 스마트폰 거치대를 양압기 호스걸이 대용으로 사용하고 있는데 아주 편리하기에 여러분들에게도 사용을 권하고 싶습니다.

가습기 물관리는 이렇게 하세요

양압기 가습기는 자동차의 에어컨보다 더 중요한 역할을 한다고 앞에서 말씀드렸습니다. 비록 그 원리는 지극히 단순하지만 그만큼 중요한 존재라고 하겠습니다.

가습기는 플라스틱제의 작은 물통에 한 컵 정도의 물을 넣고 그것을 따뜻하게 가열해서 수증기를 만드는 장치입니다. 양압기 본체에서 압축된 공기가 이 물통의 상단부를 통과하면서 그 수증기를 머금고 호스로 들어갑니다. 요즘의 모든 양압기는 수증기 발생량을 여러 단계로 조절할 수 있도록 설계되어 있습니다. 그래서 춥고 건조한 겨울에는 더 많은 수증기가 발생하도록 가습단계를 높이고 온도와 습도가 높은 여름 장마철에는 가습기 사용을 아예 중단해도 좋지요.

이런 가습기 사용에서 우리가 생각해야 할 가장 중요한 요소는 위생 문제입니다. 가습기도 마스크처럼 특별히 위생에 신경을 써서 관리해야 하는데 다음과 같은 몇 가지 점에 유념해야 하겠습니다.

첫째로, 가습기에 사용하는 물은 가급적 깨끗해야만 합니다. 양압기 사용자 설명서나 외국에서 발간된 양압기 가이드를 보면 증류수를 사용하라고 되어 있는 것이 보통이지요. 아무래도 위생적으로는 가장 안전한 물이 증류수이겠기에 그렇습니다.

하지만 현실에서는 증류수를 사용하는 양압기 사용자가 별로 없어요. 무엇보다도 자주 증류수를 구매하기가 여간 번거롭지 않고 또한 정말로 꼭 증류수를 사용해야만 할지 하는 의구심도 따르기 때문이겠지요.

그래서 저는 처음부터 제 환자들에게 증류수 대신 생수를 사용하라고 권해드렸습니다. 본직이 환경과학자였던 제가 보더라도 생수 정도라면 거의 증류수나 다름없을 정도로 안전한 수질이라고 생각했기 때문입니다. 그런데 요즘에는 생각이 바뀌었습니다. 생수가 괜찮다면 수돗물 역시 사용해도 무방할 것이라고 말이지요.

사실 우리나라 수돗물 수질은 거의 세계 최고 수질을 자랑합니다. 그만큼 믿을 수 있는 물이기에 양압기 사용자가 특별히 큰 질병을 앓고 있거나 지나치게 병약한 체질이 아니라면 수돗물을 사용해도 좋다고 생각합니다. (병상에 계신 양압기 사용자는 반드시 증류수를 사용하고 사용 중의 증류수는 꼭 냉장고에 보관하기를 당부드립니다. 한번 개봉한 증류수는 반드시 3일 이내에 다 사용해야 하고 남은 증류수는 아깝더라도 꼭 버려주십시오.)

다만, 수돗물 사용에는 한 가지 주의 사항이 있는데 반드시 수도꼭지에서 바로 받은 물만을 사용하라는 것입니다. 일단 개봉한 증류수도 그렇듯이 바로 받은 수돗물도 시간이 지나면서 점차 오염되기 시작합니다. 공기 중의 미생물과 미세먼지 등이 유입되기 때문이지요. 냉장고에 보관한 생수 역시 마찬가지라고 하겠습니다.

한 가지 더 짚어드린다면, 가습기에 수돗물을 사용한다고 했을 때 반드시 적어도 시 단위 이상 도시에 사는 분들만 그렇게 하라고 권해드리겠습니다. 만약 수돗물 수질이 의심스러운 군 단위 지역에 사신다면 꼭 생수를 사용하는 것이 좋겠습니다. 교외나 시골 단독주택에 사는 분이라면 꼭 정수기를 사용해서 받은 물이거나 아니면 생수병에 든 생수를 사용하도록 권하겠습니다.

기우에서 드리는 말씀이지만 혹시라도 약수를 사용하시면 절대로 안 되겠습니다. 약수는 먹는 물 수질 안전이 전혀 보장되지 않은 물이기에 그렇습니다. 한 가지 더 알려드리겠습니다. 강원도나 충청북도, 경상북도 석회암 지대에 사는 분이라면 수돗물이라도 사용하지 않기를 권하겠습니다. 원

수에 석회석 성분이 많아서 양압기 물통에 그 성분이 그대로 남기 때문입니다.

둘째로, 여러분은 가습기 청소에 얼마나 신경을 쓰십니까? 가습기도 마스크와 마찬가지로 항상 청결을 유지해야 하는데, 적어도 일주일에 한 번 정도는 부드러운 스펀지 수세미와 중성세제로 깨끗이 청소해서 사용하는 것이 좋겠습니다. 가습기 물통은 얼마 전까지만 해도 완전 밀폐형이 일반적이었는데 요즘은 내부 청소가 쉽도록 분리할 수 있는 제품들이 많습니다. 완전 밀폐형이든 분리형이든 물통은 물때가 끼지 않도록 항상 청결하게 유지해야 합니다.

아침에 일어났을 때 가습기에 물이 남아 있을 경우가 많이 있을 것입니다. 남은 물은 반드시 따라 버리고 밤에 잠자기 전에 다시 새 물로 채우는 것이 올바른 가습기 사용법입니다. 지난밤 남은 물을 그대로 두었다가 다음날 다시 보충해서 사용하는 일도 절대로 없어야 하겠습니다.

한밤중에 자주 잠이 깬다면 센서등이 요긴합니다

양압기를 사용하면서 한밤중에 자주 잠이 깨는 분들이 적지 않습니다. 화장실에 가고 싶거나 갈증을 느껴서 잠에서 깨는가 하면, 마스크에서 바람 새는 소리 때문이거나 양압기가 내는 경보음에 놀라서 잠이 깨는 경우도 있습니다. 젊었을 때는 괜찮았는데 나이가 들면서 자주 잠이 깬다고 불평하는 시니어분들을 자주 보기도 합니다.

그런데 한밤중에 잠이 깼을 때 양압기 사용자는 특히 여러모로 난관에 봉착하게 됩니다. 침대에서 일어나서 화장실이나 부엌에라도 갈라치면 먼저 양압기를 끄고, 호스로부터 마스크를 분리해서 그것들을 안전하게 한쪽으로 치워야만 비로소 침대에서 벗어날 수 있습니다. 깜깜한 어둠 속에서 말이지요.

만약 마스크에서 바람 새는 소리 때문에 잠이 깼다면 마스크 머리끈을 다시 조정해야 하는데 이 또한 어둠 속에서 그리 녹녹한 일이 아닙니다. 설령 머리맡에 스탠드 등이 있다고 해도 마스크를 낀 상태에서 손을 뻗어 스위치를 켜고 끄기가 그리 쉽지 않습니다. 만약 스탠드 등조차 없다면 더욱 곤란하겠지요.

이럴 때 간단한 손짓 한 번만으로 환자 주위가 환해질 수 있는 작은 전등이 있다면 어떨까요? 마치 아파트 현관에 설치된 센서등처럼 사람의 기척이 느껴졌을 때만 불이 켜진다면 말이지요.

물론 밤중에 잠 깰 일이 거의 없는 양압기 사용자라면 굳이 이런 모션감지 센서등까지 필요하지 않겠지요. 하지만 화장실 출입을 적어도 한두 번은 해야 하는 시니어 환자나 자주 갈증을 느끼는 분, 아직 양압기에 익숙하지 못해서 자주 잠에서 깨는 분… 이런 분들이라면 적은 투자로 큰 혜택을 볼 수 있지 않을까요?

모션감지 센서등은 환자가 필요할 때 언제든지 작은 손짓 한 번으로 불이 켜집니다. 그리고 3분 후에 자동으로 꺼지지요. 그래도 여전히 등불이 필요하면 다시 한 번 손을 가볍게 들기만 하면 됩니다. 저는 양압기를 임대하는 모든 환자에게 AA 배터리를 사용하는 이런 작은 전등을 무료로 한 개씩 드리는 데 아주 인기가 좋습니다. 어떤 여성분은 아이들 방에 두겠다고, 할머니는 손자들 방에 두겠다고 한두 개씩 더 달라는 분들도 있지요. 저는 기분 좋게 그 청을 들어드리곤 합니다.

4

양압기 관리의 완성은
꼼꼼한 청결

양압기 사용의 최우선은 위생 안전입니다

우리는 지난 몇 년 동안 코로나 사태라는 전대미문의 대재난을 당했습니다. 이 병은 공기를 통한 병원균 감염이 우리 건강에 얼마나 치명적일 수 있는지를 여실히 보여주었지요. 똑같은 호흡기 전염성 질환으로 메르스와 사스 사태를 겪기도 했습니다. 이런 일련의 대재난을 경험하면서 위생 안전의 중요성을 정말로 뼈저리게 가슴속 깊이 새길 수 있었습니다.

양압기는 바로 우리 호흡기에 연결해서 사용하는 3등급 의료기기입니다. 당연히 호흡기 감염에 크게 취약할 수밖에 없고 바로 이 때문에 양압기 사용자라면 반드시 첫째도 위생 안전, 둘째도 위생 안전이라는 점을 명심하고 있어야 하겠습니다. (기우에서 말씀드리지만 양압기 사용과 이 전염병들과는 직접적으로는 아무런 관계도 없습니다. 다만 우리 몸에서 병원균의 침투가 가장 쉬운 통로가 코, 비강, 인후, 기도, 허파에 이르는 기관[airway]이고, 양압기 사용은 바로 이런 예민한 공기감염 경로에 직접 작용한다는 점을 강조하고자 예로 들었습니다.)

양압기 사용에서의 위생 안전은 양압기와 그 부속기구와 도구들을 항상 청결하게 유지하는 데에서 지켜집니다. 그런데 여러분은 양압기를 얼마나 위생적으로 사용하고 계시나요? 여기 간단한 양압기 청결도 체크리스트가 있습니다.

☑ 양압기용 마스크는 매일 아침 전용 스펀지 수세미와 중성세제를 사용해서 구석구석까지 깨끗하게 세척하며 청결한 장소에 보관했다가 사용한다.

☑ 마스크는 적어도 1년에 2회는 새것으로 교환한다.

☑ 마스크 머리끈은 적어도 한 달에 한 번씩 깨끗하게 세척해서 사용한다.

☑ 양압기용 호스는 적어도 일주일에 한 번 전용 세제와 세척솔로 내부를 깨끗이 세척한 후 말려서 사용한다.

☑ 양압기의 공기 유입부에 장착된 공기필터 역시 수시로 점검해서 옅은 회색을 띨 정도로 오염되었으면 즉시 새것으로 교체한다. 빨아서 재활용이 가능한 스펀지 필터라면 적어도 한 달에 한 번은 깨끗하게 세척해서 말린 후에 사용하고, 그래도 매년 새것으로 교환한다.

☑ 가습기에 사용하는 물은 생수를 사용하거나 수도꼭지에서 바로 받은 수돗물을 사용한다. 호흡기 질환에 예민한 사람이나 노약자는 약방

에서 판매하는 증류수 사용을 권장한다. 일단 개봉한 생수병이나 증류수 병은 반드시 냉장고에 보관하고 3일 이상 지난 물은 버린다.

☑ 사용하고 남은 가습기 물통의 물은 아침마다 반드시 버려서 재사용하지 않는다.

☑ 가습기 물통은 적어도 1주일에 한 번씩 역시 세제와 스펀지 수세미를 사용해서 구석구석까지 잘 세척한 후 말려서 사용한다. 물통에 물때가 낀다든지 해서 세척이 어려우면 주방용 식초와 물을 1:1의 비율로 배합한 물에 반나절 정도 담갔다가 세척한다.

☑ 양압기를 사용할 때는 항상 양압기 주변을 깨끗하게 유지하여 먼지나 기타 이물질이 양압기 공기유입구로 유입되지 않도록 주의한다.

☑ 온돌방에서 양압기를 사용할 때는 절대로 방바닥에 두지 말고 방바닥에서 조금 높은 곳에 두어서 방바닥 먼지가 양압기로 바로 유입되지 않도록 한다. 부득이 방바닥에 양압기를 내려놓고 사용할 때는 방석을 깔거나 담요나 신문지를 넓게 펴고 그 위에 두는 것이 좋다.

다시 한 번 강조하지만, 양압기 사용에서 반드시 지켜야 하는 수칙 제1조는 위생 안전입니다. 양압기 사용자라면 누구든지 위에 기재된 체크리스트를 반드시 준수해서 자기 건강은 자기가 지키도록 해야 하겠습니다.

양압기 필터의 주기적 교체가 중요합니다

양압기를 사용하면 보통 사람들보다 훨씬 다량의 공기를 호흡할 수밖에 없습니다. 그런데 그러므로 인해서 공기 중에 떠도는 미세먼지나 꽃가루, 병원성 미생물 등에 훨씬 더 취약하게 됩니다. 다시 말해서, 똑같은 장소, 똑같은 환경 조건에서 잠을 자더라도 남들보다 훨씬 더 많은 공기 중 오염물질을 흡입할 수밖에 없다는 말입니다.

이런 다량의 오염물질 흡입이 양압기 사용자들의 호흡기 건강을 크게 해칠 수 있습니다. 양압기는 한번 쓰면 여생을 함께해야 하는 필수 의료기기라고 할 수 있는데 그것을 사용해서 건강에 위협이 된다면 오히려 사용하지 않느니만 못할 수도 있겠네요.

그래서 양압기 제조사들은 일찌감치 이 문제에 신경을 썼지요. 당연히 현재 시판되고 있는 모든 양압기에는 유입되는 공기 속의 오염물질들을 걸러주는 공기필터가 내장되어 있습니다. 마치 가정용이든 승용차용이든 모든 에어컨에 다 필터가 부착된 것처럼 말이지요. 요즘에는 미세먼지가 하도 극성을 부리니까 일반 가정에서도 공기청정기를 사용하는 분들이 많지요? 에어컨이나 공기청정기 청소 필터는 자주 하고 계시는가요?

그렇습니다. 양압기 공기필터도 에어컨이나 공기청정기 필터처럼 자주 살펴보고 어느 정도 더러워졌으면 바로바로 새것으로 교환해야 합니다. 재활용할 수 있는 필터라면 물에 헹구어서 깨끗이 한 후 잘 말렸다가 다시 사용해야 합니다. 굳이 말씀드리자면, 양압기에서 배출되는 공기는 100% 바로 우리 콧속으로 들어오기에 에어컨 필터보다 훨씬 더 세심하게 관리해야 하겠습니다.

그런데 현실은 별로 그렇지 않아 보입니다. 양압기 임대점에서 주기적으로 새 필터를 공급하면서 교체를 독촉해도 정작 교체에 소홀히 하는 환자들이 적지 않습니다. 물론 그런 필터 교체에 별로 신경을 쓰지 않는 임대점들도 있습니다. 하지만 굳이 제게 말하라고 한다면, 저는 임대점을 탓하기보다는 필터 교체에 무신경한 양압기 사용자들을 원망하겠습니다. 결국 자신의 건강은 자신이 지켜야 하는 것 아닐까요?

양압기 필터는 양압기 옆면이나 뒷면에 있는 작은 덮개를 열면 쉽게 확인할 수 있습니다. 제 환자들에게는 적어도 한 달에 한두 번은 꼭 필터를 점검해서 흰색 필터가 옅은 회색을 띠면 무조건 새것으로 교체하라고 교육하지요. 그것도 부족해서 양압기 관리에 아주 소홀한 환자들의 경우에는 아예 1년에 몇 번씩 양압기를 가져오라고 하거나 제가 직접 방문해서 점검해 드립니다. 그만큼 양압기 필터 관리가 중요한 문제라고 생각하기에 그렇습니다.

모든 양압기와 양압기 부품은 전량 수입품입니다. 그래서 필터 역시 결코 저렴하다고 할 수 없는데 어떤 임대점에서는 무상으로, 또 어떤 임대점은 소액의 비용을 청구하면서 양압기 임대자들에게 필터를 공급합니다. 여러분, 양압기 필터 구입에 절대로 돈을 아끼지 말아 주십시오.

저는 양압기 구입 이후 몇 년 동안 한 번도 필터를 교체하지 않은 타 임대점 양압기 사용자를 본 적도 있습니다. 필터가 짙은 회색을 넘어서서 아예 검은색이 되도록 온통 먼지로 두툼하게 뒤덮여 있었지요. 이분은 그동안 양압기를 사용해서 건강이 좋아졌을까 아니면 오염된 공기 호흡으로 오히려 더 나빠졌을까? 저는 마음속으로 자문자답을 해보았습니다. 여러분, 다시 한번 강조해 드립니다. 공기필터의 주기적 교체가 여러분의 건강을 지키는 첫 번째 양압기 사용 수칙입니다.

마스크와 호스 세척은 이렇게 하세요

여러분은 양압기 마스크를 얼마나 자주 세척하시나요? 제 환자들에 국한해서 말씀드린다면 10명 중에서 두세 분은 매일 세척하십니다. 대여섯 분은 매 주일 한 번씩 하고 있고요, 한두 명 정도는 아주 게을러서 한 달에 한두 번 정도 하는 것 같습니다. 저는 한 주에 두 번 정도 세척하고 있습니다.

아예 마스크 세척을 거의 하지 않는 분들도 가끔 있습니다. 그런 환자들에게는 제가 아예 3, 4개월에 한 번씩 새 마스크로 교체해 드립니다. 물론 무료로 그러는 것은 아닙니다. 건강보험에서 지원하는 새 마스크 교체는 1년 1회에 국한되기에 나머지 새 마스크 공급은 비용을 전액 청구합니다.

호스 역시 자주 세척하면 좋겠지요. 하지만 마스크만큼 자주 할 필요는 없습니다. 한 주일에 한 번 정도면 좋겠네요. 저는 매주 휴일에 호스를 세척합니다.

집에서도 한여름 장마철에는 빨래나 집 안 청소에 특별히 신경을 쓰지요? 바로 여름철 높은 온도와 습도가 미생물 번식에 적합하기 때문입니다. 그런데 양압기를 사용하는 동안 우리가 착용하는 마스크와 호스 안쪽의 온도와 습도가 꼭 여름철 장마철 날씨에 유사하다고 할 수 있습니다. 이 때문에 마스크와 호스의 주기적 세척을 소홀히 하면 미생물 번식을 돕는 꼴이 되어 그것들이 우리 기도와 허파를 공격하게 될지도 모릅니다.

실제로 마스크와 호스 세척을 소홀히 했을 때 어느 정도 시간이 지나면 아주 불쾌한 냄새가 나기 시작합니다. 바로 미생물 번식 때문이지요. 사정이 이 정도에 이르면 냄새나는 마스크와 호스는 아예 폐기하고 새로운 것을 장만하는 것이 좋겠습니다. 한번 고약한 냄새가 나기 시작하면 제아무리 잘 세척한다고 해도 여간해서는 그 냄새가 빠지지 않습니다.

그러면 마스크와 호스는 어떻게 세척해야 할까요?

먼저 마스크와 호스 세척에 별도의 세제를 준비하는 것이 좋겠습니다. 물론 간편하게 주방세제를 사용할 수도 있지만 병원에서 주방세제를 사용하는 것을 보셨습니까? 마스크와 호스도 의료기기인 만큼 전용세제를 사용하는 것이 좋겠네요. 유아용 젖꼭지와 우유병 세척에 사용하는 무독성 전용세제는 어떨까요? 예, 그렇습니다. 마스크와 호스 세척에는 유아용 중성세제를 사용하면 좋겠습니다.

마스크 세척 시 부드러운 실리콘 부위를 잘 닦는 것이 생각보다 쉽지 않을 수 있습니다. 특히 그 안쪽 면을 닦기가 어렵지요. 더욱이 일반 주방용 솔이나 수세미처럼 뻣뻣한 것을 사용하면 실리콘이 쉽게 훼손될 수 있습니다. 역시 유아용 젖병과 젖꼭지를 세척하는 데 사용하는 전용 솔을 쓰면 되겠지요. 혹시 집 안에 여분의 스펀지가 있다면 엄지손가락 크기로 잘라서 마스크 세척에 사용해 보십시오. 아주 괜찮을 것입니다.

마스크 세척에 비해서 호스 세척은 한결 까다로운데 그 길이가 1, 8미터나 되기 때문에 전용 솔이 없이는 안쪽 깊숙이까지 닦아내기가 어렵기 때문입니다. 전용 솔은 보통 '양압기 호스세척솔'이라고 부르는데 길이 1미터 정도의 철사 끝에 부드러운 플라스틱 솔이 달려 있습니다. 인터넷 쇼핑몰에서 쉽게 구입이 가능하지요.

호스 청소는 먼저 호스를 수도꼭지에 연결해서 20, 30초 동안 물을 흘려버린 후 세제를 묻힌 솔을 호스 양 끝에서 번갈아 집어넣으면서 여러 차례 넣었다 뺐다를 반복하면 됩니다. 다시 수도꼭지에서 나오는 물을 몇 초 동안 호스 속으로 통과시키면 세척이 끝납니다.

이제 호스 건조 문제가 남았습니다. 저는 화장실에서 호스를 말립니다. 샤워기 맞은편에 수건 등을 얹어놓는 선반이 있지요? 여기에 철제 옷걸이를 걸고 호스를 반으로 접어서 옷걸이에 걸쳐 놓습니다. 대략 반나절 정도면 충분히 마릅니다.

그런데 많은 양압기 사용자가 마스크와 호스 세척에 대해서 별로 신경을 쓰지 않는 것 같습니다. 이런 세척에 꼭 필요한 전용세제와 전용 솔, 마스크 보관함 등을 세트로 묶어서 저렴한 가격에 팔려는 시도도 물론 없었지요. 그래서 제가 시작했습니다. 저는 오래전부터 주요 인터넷 쇼핑몰에서 세민수면건강센터 이름으로 이런 세척용 도구들을 한데 묶어서 판매하고 있습니다. 주요 인터넷 쇼핑몰에서 검색창에 '세민수면건강센터'나 '양압기 관리도구'라고 치시고 한번 찾아보십시오. 그동안 마스크와 호스 세척을 귀찮게만 여겼던 분들에게 한번 사용해 볼 것을 권해드립니다.

4장

양압기로 얻는 행복:

숙면의 기적

1. 쾌적한 숙면으로 완전한 건강을

2. 성인병과 잔병치레에서의 해방

3. 하루라도 빨리, 양압기를 사용하라

1

쾌적한 숙면으로
완전한 건강을

양압기로 건강을 되찾았다는 유튜브 영상을 보기 어려운 진짜 이유

요즘은 인터넷 세상이고 유튜브 세상입니다. 그만큼 사람들은 인터넷에서, 그중에서도 특히 유튜브에서 생생한 정보를 얻곤 하지요. 양압기에 관심을 두고 있거나 사용하고 있는 분, 또는 진작에 양압기를 포기하신 분 중에서 한두 번이라도 유튜브 검색을 하지 않은 사람이 있을까요?

그렇습니다. 이 책에서 제가 말씀드리고 있는 대부분 내용은 사실 유튜브 여기저기 그 많은 양압기 관련 영상들에서도 쉽게 찾아볼 수 있습니다. 다만 똑같은 양압기 관련 주제라고 해도 대다수 유튜브에서 그들이 말하는 내용과 제가 이 책에서 전하는 내용에는 분명히 상당한 차이가 있다고 하겠습니다.

예를 든다면, 그들은 그 어떤 코골이 수면무호흡증 환자라도 수면다원검사를 받고 양압기를 임대하면 모든 문제가 다 해결되는 것처럼 말하고 있습니다. 이에 반해서 저는 만약 10명의 환자가 양압기를 임대한다면 그중에서 거의 절반은 사용 3개월 이내에 사용을 포기하고, 1년이 지나면 겨우 두세 명만 살아남는다는 냉혹한 현실을 분명하게 적시합니다.

다른 한 가지 예를 들까요? 유튜브에는 최근 의사들의 홍보성 영상이 부쩍 많아지고 있습니다. 그런데 이비인후과 의사든, 수면전문의든, 또는 동네 의원 의사든, 대형 종합병원에서 근무하는 의사든 진료분과와 병원 규모에 전혀 상관없이 이구동성으로 자기가 근무하는 병원에서 그 어떤 코골이 환자라도 다 치료할 수 있다는 식으로 말하고 있습니다.

하지만 저는 그렇게 말하지 않습니다. 전형적인 단순성 코골이 수면무호흡증 환자라면 동네 이비인후과에 가는 것이 좋고, 고혈압 당뇨병 등 오랜 지병을 지닌 분들은 종합병원으로, 불면증이나 우울증 같은 정신과 질환이나 수면장애 질환도 같이 치료가 필요하다면 수면전문병원으로 가시라고 분명히 교통정리를 해드리지요.

저는 또한 좋은 양압기 임대점을 찾는 것이 양압기를 잘 사용하는 최선의 대안이라는 점도 누누이 강조해 드렸습니다. 이 책을 찬찬히 읽고 계신 분이라면 인터넷에, 유튜브에 얼마나 많은 허위 정보, 왜곡된 정보와 과장된 정보들이 떠돌고 있는지를 분명히 알 수 있을 것입니다.

그러면 이제 그 많은 양압기 관련 유튜브 동영상들에서 아직 그 누구도 설명해 주지 않고 있는 중요한 점 하나를 직시해 볼까요?

바로 양압기를 오랜 기간 사용했을 때 내 몸에는 과연 어떤 변화가 찾아오는가 하는 문제입니다. 그들은 흔히 이런 식으로 설명하지요.

"양압기를 사용하면 낮에 더 이상 졸리지 않고… 몸이 건강해지고… 고혈압 당뇨병 같은 성인병도 예방할 수 있고….” 설명은 보통 다음과 같이 이어집니다. "미국의 누구누구 박사 연구 결과에 의하면 양압기를 사용한 환자들은 수면시간이 얼마 정도 길어졌고… 고혈압 환자들은 평균 혈압이 얼마만큼 낮아졌으며….”

그런데 과연 그럴까요?

왜 우리 의사들은 우리 양압기 사용 환자들을 예로 들어서 양압기 사용의 효과를 보다 설득력 있게 설명하지 않을까요? 예컨대 이런 식으로 말이지요.

"지난 5년 동안 우리 병원에서 처방전을 발급받은 양압기 임대 환자 000명을 조사했더니 혈압이 평균 얼마만큼 낮아졌고 00명에서는 성인병 개선 효과가 뚜렷이 나타났으며….”

이에 대한 제 해석은 이런 의문으로 시작됩니다. '혹시 우리나라 의료계가 양압기 사용으로 뚜렷한 건강개선 효과를 얻은 코골이 수면무호흡증 환자들에 대해서 아직도 제대로 된 통계 수치를 확보하지 못하고 있는 것이 아닐까?' 만약 저의 이런 의구심이 사실이라면 다음과 같은 질문이 뒤따를 수도 있겠습니다. '그러면 그동안 양압기 임대자가 이미 수십만 명에 이르렀는데 왜 아직도 의사들은 그런 설득력 있는 수치를 내놓고 있지 못하는 것일까?'

제 추측은 이렇습니다. 우리나라 대부분 양압기 임대자들이 짧은 기간 동안 양압기를 사용하다가 일찌감치 포기했기에 거의 아무런 건강개선 효과도 보지 못했을 것이다. 그러면 1년 이상 양압기를 사용하고 있는 나머지 20% 환자들은 어떨까? 혹시 이분들의 상당수도 심각한 불편함을 감수하면서 임대 탈락의 조건을 거의 면하는 수준에서 양압기를 사용하고 있는 것은 아닐까?

만약 실제 사정이 그렇다면 이제 납득이 갑니다. 설령 아직 포기하지 않고 오랜 기간 양압기를 사용하고 있는 코골이 환자라고 해도 만약 그들이 지금 양질의 숙면을 취하지 못하고 있다면 그 어떤 건강개선 효과도, 성인병 치유 효과도 사실상 별로 기대하기 어렵겠지요. 현실이 바로 그러하기에 지금껏 우리 의사들은 지가네가 관리하는 양압기 환자들에서 원하는 바 통계수치를 얻지 못하고 있는 것이 아닐까요? 구체적인 통계수치가 없으니 물론 발표도 하기 어려울 것이겠다…. 이것이 제 나름의 추측입니다.

혹시 저의 이런 가설이 틀렸다면 어느 의사분이든 한껏 저를 꾸짖어 주기를 바랍니다. 그러면 제 실수를 솔직히 인정하고 전국의 의사분들께 엎드려서 용서를 구하겠습니다.

바로 이런 점을 고려해서 여기 제4장을 준비했습니다. 제가 지난 10년 가까운 세월 동안 세민수면건강센터를 운영하면서 직접 관찰하고 축적했던 양압기 환자들의 건강개선 효과를 이제부터 제시하고자 합니다.

물론 저는 엄밀한 통계분석을 할 수 있을 정도로 환자가 그리 많지 않았기에 그동안 주로 제가 보고 듣고 확인했던 수준에서 그들의 생생한 경험담을 여기에 담았습니다. 현재 양압기를 사용하고 있는 분이라면 이런 제 환자들의 기록을 참조해서 본인도 과연 그런 건강개선 효과를 누리고 있는지 한번 진지하게 생각해 보시면 좋겠습니다.

양압기 사용 일주일 이내에 한낮 졸음이 싹 사라집니다

제게서 양압기를 임대한 코골이 환자들은 대부분 임대 첫날부터 숙면을 합니다. 아니, 어쩌면 제가 지나치게 과장을 하는지도 모르겠습니다. 이렇게 정정하겠습니다. '세민수면건강센터에서 양압기를 임대한 코골이 환자들은 대부분 임대 첫날부터 그런대로 잘 숙면을 합니다.'

하지만 그렇게 숙면했다고 해서 바로 다음 날부터 환자 상태가 눈에 띄게 달라지는 않습니다. 심한 코골이 수면무호흡증 환자들은 오랜 기간 충분한 잠을 잘 수 없었던 나머지 몸 구석구석까지 온통 피로감에 절어서 살았던 사람이라고 해도 좋겠습니다. 그런 찌든 피로가 하루 이틀 숙면했다고 해서 쉽게 사라질 리 만무하겠지요. 바로 이런 이유로 저는 양압기를 가져간 제 환자들에게 이튿날 바로 전화를 걸지는 않습니다. 일주일 정도 지난 후에 전화를 걸어서 혹시 양압기 사용에 어려운 점은 없는지부터 확인하지요.

그때 환자들의 반응은 보통 이렇습니다.

"박사님, 아침에 일어나면 온몸이 개운하고요, 정말로 한낮 졸음이 싹 사라졌어요. 너무 행복해요."

저 역시 이런 말을 들을 때가 제일 행복합니다.

사람이 잠을 제대로 자지 못하면 몸 상태가 어떤지 우리는 다 알고 있습니다. 누구든 그런 경험을 해보았을 테니까요. 양압기를 써야 할 만큼 심한 코골이 수면무호흡증 환자들의 몸 상태는 어쩌면 그렇지 않은 일반인들이 중요한 일 때문에 2, 3일 쪽잠을 잤을 때와 비슷하지 않을까 생각합니다. 그랬다가 한번 늘어지게 자면 몸이 가뿐해지지요? 양압기 초보자가 느끼는 기분이 바로 그런 것이 아닐까요?

양압기를 사용 후 대략 한 달 정도가 지날 때까지 제 고객들이 일러준 자신들의 느낌을 정리하면 대략 다음과 같습니다.

- ☑ 아침에 일찍 잠이 깹니다. 예전보다 아침에 일어나기가 한결 쉬워졌어요.
- ☑ 아침에 일어났을 때 머리 아픈 증상이 말끔히 사라졌어요.
- ☑ 입안이 마르고 목이 아픈 증상도 없어졌어요.
- ☑ 한밤에 잠이 깨서 화장실에 가던 습관 역시 거의 사라졌어요.
- ☑ 이제는 낮에 전혀 졸리지 않아요.
- ☑ 운동을 하고 싶은 마음이 생겼어요.
- ☑ 식욕이 올라서 더 많이 먹어요.
- ☑ TV 영화를 보다가 좀 늦게 잤는데 이튿날 아무렇지도 않아요.

하지만 아직은 조금 이릅니다. 조금 더 있어야 양압기의 진정한 효과를 느낄 수 있지요. 양압기 사용 후 두세 달이 지나면 몸 상태가 이렇게 변한다고 합니다.

☑ 오랜만에 처음으로 아침 운동에 나갔습니다. 잠깐 조깅을 했는데 양압기 사용 이전과는 비교조차 할 수 없을 정도로 몸이 산뜻해졌네요, 단숨에 5킬로를 뛰었어요.

☑ 고속도로를 달렸는데 전혀 졸리지 않았습니다. 4시간 동안 운전하면서 한 번도 쉬지 않은 것은 이번이 처음이에요.

☑ 한밤에 두세 번씩 일어나서 화장실을 찾던 습관이 이제 완전히 사라졌어요.

☑ 한밤중 다리에 쥐가 나는 현상도 사라졌어요. 양압기 사용 이후 한 번도 그런 일이 없었어요.

☑ 식욕이 늘어서 걱정입니다. 몸무게가 몇 킬로나 늘었어요.

☑ 졸음과 피로감이 사라지니까 회사 업무에 더욱 집중할 수 있어요. 자주 마시던 커피도 이제 많이 줄었어요.

☑ 휴일에 낮잠을 자지 않게 되었네요. 지난 주말에는 오랜만에 가족들과 1박 2일 여행을 갔어요. 도대체 얼마 만인지 모르겠습니다.

☑ 코를 골지 않으니까 집사람이 그렇게 좋아합니다. 이제는 한 방에서 같이 잡니다.

제 과거 경험을 돌이켜 보면 이런 기억이 납니다.

저는 양압기 사용 이전에 일주일에 두세 번씩 수영장 새벽반에 다녔습니다. 항상 과로에 시달려서 건강이 별로 좋지 않다는 것을 잘 알고 있었기에 나름대로 운동을 시작했던 것이지요. 그런데 저는 25미터 길이의 레인을 두 번만 왕복해도 헉헉거리며 숨쉬기가 힘들 정도로 허약체질이었습니다. 그래서 10분 수영하면 15분씩 쉬어야만 했지요.

양압기를 사용하고 두세 달이 지났을 때 모처럼 수영장을 찾았습니다. 그리고 기적을 경험했습니다.

제가 쉬지 않고 6, 7번씩이나 수영장을 왕복할 할 수 있었던 것이지요. 그만큼 오래 헤엄을 쳤어도 예전에 두 바퀴 왕복했을 때보다 훨씬 숨쉬기가 편했습니다. 그렇다고 해서 제가 다른 특별한 운동을 해서 몸을 키웠다거나, 보약을 먹었다거나, 아니면 근무를 쉬어서 피로를 덜었다거나 하는 일은 전혀 없었습니다. 다만 양압기를 쓰고 편안히 자기만 했을 뿐인데… 제 몸이 그렇게 건강해졌던 것입니다. 저는 그때의 생생한 경험이 제가 양압기와 사랑에 빠지는 계기가 되지 않았을까 생각합니다.

또 이런 경험도 있었습니다.

당시만 해도 회사에서 일 년에 한두 차례 단체로 등산을 가는 것이 유행이었지요. 그래서 수백 명 직원이 십여 대의 버스에 나눠 타고 전국의 명산을 순례했습니다. 저도 모처럼 운동할 기회였기에 되도록 빠지지 않고 참석하곤 했네요.

저는 그런 산행길에서 항상 가장 뒤에 처져서 따라가는 그룹에 속했습니다. 나이도 그리 많지 않으면서 중년 직원들과 함께 정말로 죽을 둥 살 둥용을 쓰며 산을 올랐습니다. 10분 오르면 10분을 쉬는, 제가 생각해도 안쓰럽기 그지없는 허약한 체력을 한탄하면서 말이지요.

그런데 양압기를 사용한 지 몇 개월이 지나자 역시 기적이 나타났습니다. 이제는 10분이 아니라 20분, 30분 산을 올라도 별로 숨이 차지 않는 것이었습니다. "아, 양압기라는 것이 정말로 대단한 물건이구나! 그 어떤 보약보다도, 그 어떤 운동보다도 훨씬 낫고 정말로 내 몸의 건강을 지켜주는 일등 공신이구나."

만약 제가 그때 양압기와 사랑에 빠지지 않았더라면 지금 이렇게 책까지 내는 일은 절대 없었을 것입니다.

서너 달이 지나면 사라졌던 성욕이 슬슬 되돌아옵니다

이것은 어쩌면 젊은 남성들에게만 해당하는 얘기일지 모르겠습니다. 하지만 요즘은 노소의 구별이 예전보다 훨씬 덜하니까 50, 60대 나이 든 청년들(?)에게도 적용될 수도 있겠습니다.

양압기를 가져가서 쉽게 순응에 통과한 환자들이 재처방전을 들고 저를 찾아왔을 때 종종 이런 말을 하곤 합니다.

"박사님, 아침에 일어나면 그놈이 벌떡 서 있어서 주체하기 힘들 때가 있어요."

저는 이런 말을 들을 때 손뼉을 칩니다. '아, 이분은 정말로 양압기 덕을 단단히 보고 있구나!' 하면서 말이지요.

양압기를 사용 중에 있거나 한 번이라도 사용했던 경험이 있었던 여러분은 어떠십니까? 양압기 사용 후 늦어도 서너 달이 지나면 시니어급에서는 잘 모르겠지만 젊은 남성들에게서는 확실히 성적 욕구가 크게 증진되는 것 같습니다. 특히 40, 50대에서 그런 효과가 가장 뚜렷이 관찰되는데 이 연령대에서 양압기 사용 빈도가 가장 높은 것도 혹시 이런 효과에서 비롯되는 것이 아닐지 하는 생각이 들기도 합니다.

참고로, 제 고객들의 이 연령대 양압기 사용 빈도는 월평균 25~28일 정도가 보통입니다. 평균 수면시간도 대체로 6, 7시간을 유지하는 것이 보통입니다. 출장이나 야근과 같이 정말로 불가피한 경우를 제외한다면 항상 양압기를 애용하고 있다는 말이 되겠습니다.

성욕 증진과 함께 운동을 하고 싶은 욕구도 한결 더해지는 것 같습니다. 제 경우에도 그랬듯이 운동장에서 공을 차든, 조깅을 하든, 수영을 하든 양압기를 사용한 이후 체력과 지구력이 놀랄 만큼 증진되었다고 말하는 환자들이 많습니다.

그렇게 양압기 사용 몇 개월이 지나면 제 고객들의 얼굴색이 한결 훤해지고 여자 환자들의 경우에는 윤기가 자르르 흐르는 것이 보통입니다. 그런데 이런 신체 활력 증진이 때로는 작은 부작용⟨?⟩을 불러오기도 하지요.

어느 날, 35세의 윤미경 씨⟨가명⟩가 제 사무실에 들어섰습니다. 양압기를 임대한 지 서너 달이 지난 후입니다. 그런데 예전 모습이 아니었습니다. 그 몇 달 사이에 몸무게가 몇 킬로나 늘어났다고 했습니다.

"박사님, 몸이 한결 가뿐해지고 활기차진 것은 정말로 좋은데요, 그래서 그런지 식욕을 참을 수가 없어요. 저도 모르게 이것저것 간식을 찾게 되고 특히 예전보다 저녁을 더 많이 먹는 것 같아요."

양압기 사용 이후 이렇게 몸무게가 늘어난 환자들을 종종 봅니다. 웬일인지 남자들보다는 여성들에게서 그런 체중 증가가 더 많습니다. 그런데 이럴 때 제가 도와드릴 수 있는 뾰족한 방법이 별로 없습니다. 다만 양압기 교육을 할 때 특히 여성분들에게 단단히 주의를 부탁드립니다.

"양압기를 사용하면 신체 활력이 고양되면서 식욕이 돌아요. 그러면 체중 증가가 따를 수 있어요. 특히 여성들에게 그런 일이 많으니까 먹는 것에 주의하세요. 자기도 모르게 몇 킬로씩 몸무게가 늘어나서 나중에 빼느라고 고생하지 마시고 반드시 다이어트 하세요. 꼭 부탁드립니다."

또 다른 부작용도 있습니다. 지방에서 택시 기사를 하는 김병헌 씨(가명)가 이런 말을 했습니다.

"박사님, 예전에는 아침에 일어나서 피는 첫 담배 맛이 그렇게 썼거든요, 그런데 양압기 사용 이후 그 쓴맛이 사라졌어요. 그래서 그런지 담배를 더 피우게 되네요." 자, 제가 어떻게 답을 하면 좋겠습니까?

마지막으로, 제가 양압기를 가져가는 남성 환자들에게 꼭 부탁하는 것이 있습니다. 이렇게 말씀드리지요.

"양압기 사용 후 서너 달이 지나면 예전보다 주량이 두세 배로 늘어요. 그러니까 술을 너무 마시지 않도록 꼭 조심하세요."

양압기 사용이 신체 활력 증진을 불러오는데 여기에는 간에서의 물질대사 증진도 포함됩니다. 다시 말해서, 간에서 알코올 분해작용이 크게 강화된다는 말이지요. 그래서 예전에는 소주 한 병이 주량이었다면 이제는 소주 2병, 또는 그 이상으로 늘어날 수 있습니다. 아침에 일어나도 멀쩡하니까 그만큼 더 술을 마시게 되는 것이지요. 이렇게 술 때문에 양압기 사용 이후 체중이 증가한 남성 환자들도 종종 보게 됩니다.

지긋지긋했던 비염과 꽃가루 미세먼지 알레르기가 사라집니다

앞에서 비염과 알레르기는 코골이 수면무호흡증 환자가 마치 숙명처럼 달고 사는 질병이라고 말씀드렸습니다. 그럼에도 자신이 이런 질환에 시달리면서 살고 있다는 것조차 잘 알지 못하는 환자들이 많다는 말씀도 드렸지요.

그래서 양압기를 쓰고 1년 정도 지난 환자들에게 제가 곧잘 이렇게 묻습니다. "비염은 이제 어떠세요?" 절반 정도의 고객은 아주 긍정적으로 대답합니다. "예, 이제 낮에도 입을 다물고 코로만 숨 쉬는 데에 전혀 문제가 없어요. 예전에는 비염이 있다는 것조차 몰랐는데 이제 생각하니까 그때 그게 비염이었어요."

나머지 절반은 대개 이런 정도로 말씀하십니다. "숨쉬기가 한결 편해지면서 비염이 예전보다 한결 덜한 것 같아요." 그러면 제가 이렇게 말씀드리지요. "비염은 양압기 사용 1, 2년이 지나면 거의 다 사라져요. 그러니까 조금만 더 기다리세요. 곧 완전히 사라질 거예요."

제 경우에도 양압기 사용 2년 정도가 지나면서 비염이 말끔히 사라졌습니다. 다만 꽃가루 알레르기는 양압기 사용 10년이 넘은 지금까지도 100% 다 사라진 것 같지는 않습니다. 하지만 10년 전과 비교한다면 그 증상이 한결 덜해졌지요. 봄가을로 치르던 코찡찡이 연례행사가 거의 사라졌고 특별히 먹던 항히스타민제도 더 이상 필요하지 않으니까요.

겨울철에 미세먼지로 힘들어하는 고객들이 몇 분 계셨습니다. 대개 나이 든 여성들이신데 이분들의 말씀이 양압기 사용 이후 그 증상이 한결 덜해졌다고 합니다. 다만 이런 현상이 양압기 사용의 효과인지, 아니면 우리나라 전반적인 미세먼지 오염 상황이 예전보다는 훨씬 개선되었기 때문인지 아직은 잘 모르겠습니다. 제가 환경과학자이기에 이 점에 대해서는 좀 더 지켜보고 결론을 내리고자 합니다.

비염 문제와 관련해서 한 가지 더 일러드릴 점이 있습니다.

양압기 처방전을 가지고 저를 찾으시는 분 중에는 아주 심각한 정도의 비염 환자들도 계십니다. 어느 정도로 심각하냐고 하면 코가 꽉 막혀서 아예 양압기를 사용할 수 없을 정도인 분들입니다. 이런 코골이 수면무호흡증 환자들은 과연 어떻게 양압기를 사용할 수 있을까요?

가장 손쉬운 해결책은 입으로도 호흡이 가능한 풀페이스 마스크를 쓰도록 하는 것입니다. 하지만 대다수 젊은 환자들은 이 마스크를 별로 좋아하지 않지요. 그러면 차선책은 무엇일까요?

많은 인터넷과 유튜브 영상에서 의사들은 이런 환자들에게 우선 비염 치료부터 하라고 하는 권하는 것 같습니다. 그렇게 해서 제대로 코로 숨을 쉴 수 있어야만 양압기를 사용할 수 있다는 논리이지요. 어떤 의사들은 잠자리에 들기 전에 우선 코세척을 하고 나서 양압기를 사용하라고 권하기도 합니다.

저는 비염이 심각한 양압기 초보자에게 좀 더 구체적으로 그 방법을 일러드립니다. 생리적 식염수를 사용해서 코세척을 하는 방법을 아예 제가 실연으로 보여주지요. 사실 이런 코세척 방법이 그리 어려운 것도 아닙니다. 하지만 현실에서는 유아나 소아가 아닌 어른에게는 아무도 그 방법을 제대로 가르쳐주지 않지요.

여기에서 상품명을 구체적으로 공개하지는 않겠지만 네이버쇼핑에서 '코세정기' 또는 '코세척기'로 검색하시고 그중에서 반드시 생리적 식염수를 사용하는 제품, 세척병이 포함된 제품을 고르면 되겠습니다. 특별한 약제를 써서 세척하는 제품은 되도록 피하는 것이 좋습니다. 물론 이 때문에 굳이 이비인후과에 들릴 필요도 별로 없습니다.

코세척을 하면 적어도 한동안은 코로 숨쉬기가 자유로워집니다. 그래서 양압기를 사용하기가 한결 편해지지요. 양압기를 켜자마자 콧속으로 강한 바람이 유입되니까 이후부터는 코막힘 증상에 대해 별로 염려할 필요가 없습니다. 보통은 아침까지 충분히 숙면할 수 있습니다.

거듭 강조해 드리지만, 코골이 환자의 비염은 양압기 사용 이후 얼마 지나지 않아서 서서히 개선되기 시작합니다. 그러니까 굳이 병원을 찾아서 비염 치료를 별도로 시작할 필요는 전혀 없다고 하겠습니다.

2

성인병과
잔병치레에서의 해방

양압기 사용으로 늘 숙면하니 사회생활에 활력이 붙었어요

저는 장기간 양압기 사용자들이 제 사무실을 찾을 때마다 새삼 놀라곤 합니다. 이제는 제법 익숙해졌을 만도 한데 아직도 제가 그런 수준에까지는 이르지 못한 모양입니다. 무엇에 놀라느냐고요?

지금 이 사람이 바로 2, 3년 전, 혹은 5, 6년 전 제가 처음 보았던 그 코골이 수면무호흡증 환자가 맞느냐는 것이지요? 그럴 만큼 놀라보게 건강해진 분들이 많습니다.

아직 시니어 경지에 이르지 않은 젊은 남성이라면 우선 얼굴이 훤해졌음을 느낍니다. 눈동자가 한결 맑아졌고 온몸에 생동감이 넘칩니다. 목소리도 경쾌해졌습니다. 두부살이라고 하지요? 예전에는 분명히 두부살 체격이었던 사람이었는데 탄탄한 근육성 체격으로 바뀐 장면을 자주 목격하곤 합니다.

가끔 아내와 자식들을 동반하는 환자들도 있습니다. 그런 가족들을 볼 때마다 저는 말할 수 없는 행복감에 젖습니다. 그리고 이렇게 생각합니다. '만약 이 환자가 양압기 사용에 만족하지 않고 있다면 이렇게 온 가족이 함께 내 사무실을 찾거나 할까?'

가족이 함께할 때 저는 환자 당사자보다 그 배우자에게 더 관심을 기울입니다. 바로 아내의 표정과 하는 말 속에서 그동안 양압기 사용으로 남편이 얼마나 건강해졌는지를 간접적으로 확인할 수 있기 때문입니다.

여성 환자들의 경우는 사실 남편을 동반해서 오는 분을 거의 보지 못했습니다. 대신 여동생이나 여자 친구와 함께 오는 경우는 종종 있습니다. 이분들은 과연 어떻게 변했을까요?

가장 먼저 느끼기에 한결 예뻐졌습니다. 화장을 별로 하지 않아도 얼굴에 윤기가 자르르 흐르고 걸음걸이도 경쾌합니다. 목소리 톤도 한결 높아지고 청아해졌습니다. 얼굴에서 웃음기가 떠나지 않습니다. 저는 다시 한번 행복에 빠집니다.

하지만 양압기 사용에서 가장 큰 효과를 보는 환자들은 남녀를 막론하고 시니어분들이라고 생각합니다. 이분들은 대개 한두 개씩, 혹은 몇 개씩 성인병 증상을 가지셨습니다. 굳이 병원 치료까지 받지는 않더라도 전반적으로 노쇠 현상이 한창 진행 중에 있는 분들이 대부분이었지요. 그래서 걸음걸이에도 힘이 없고 말소리까지 어눌한 분들도 계셨습니다.

이런 분들의 경우 양압기 사용 효과가 젊은 사람들에 비교해서 아무래도 천천히 나타납니다. 하지만 그 결과는 젊은 환자들에서보다 훨씬 더 극적으로 나타나는 것이 보통입니다. 우선 얼굴에 생기가 돌면서 피부 톤이 맑아집니다. 걸음걸이가 한결 원활해지고 구부정했던 자세가 똑바른 자세로 바뀐 환자도 종종 보았습니다. 지팡이가 어느새 사라지곤 하지요. 이분들에게서 가장 자주 듣는 말은 이렇습니다.

"양압기를 쓰고 나서요 밤에 잠 잘 자지요, 식욕 좋아졌지요, 눈과 귀도 밝아졌어요. 이제 혼자서 동네 나들이도 문제없어요."

사실 저는 때때로 이런 생각까지 합니다. '만약 처음 양압기 처방전을 들고 오는 환자분들의 사진을 일일이 찍어둔다면 어떨까? 혹시 매년 한 번씩 모든 환자의 사진을 찍어둔다면 몇 년 후 그들의 변해가는 모습을 훨씬 더 실감 나게 보여줄 수 있지 않을까?'

그런데 말입니다. 처음 오신 환자분들이 과연 그렇게 선뜻 사진을 찍으려 할까요? 요즘처럼 초상권에 대해서 민감한 시기에 제가 그런 제안을 하는 것이 가당키나 할까요?

어쨌든 1, 2년 이상 양압기를 사용했던 대부분 환자는 이구동성으로 양압기 예찬론을 늘어놓습니다. 이분들이 가장 많이 하는 말씀은 건강이 크게 개선되었다, 그래서 매사에 자신이 생겼다, 사회생활에서 훨씬 느긋해졌고 부부 사이의 관계도 좋아졌다, 자식들도 한결 좋아한다 … 뭐, 이런 자화자찬 일색입니다.

이제 더 이상 고혈압, 당뇨병 약을 먹지 않아도 됩니다

제가 양압기 전문점을 하면서 매우 놀랐던 점 하나가 있습니다. 바로 우리 국민이 약을 좋아해도 너무 좋아하고, 또 의사들은 의사들대로 너무 쉽게, 너무 많은 약을 처방하고 있다는 사실입니다.

비단 마약류나 항생제와 같이 민감한 의약품에 대해서만 그런 것이 아닙니다. 일반 의약품류, 특히 고혈압, 당뇨병, 콜레스테롤, 치매와 같은 각종 성인병 치료제라든지 기타 건강개선용으로 먹는 일반 비타민류, 눈 영양제, 혈행 개선제, 치매 예방제 등등 … 나열하기 시작하면 끝이 없을 정도로 온갖 약들이 의사가 직접 처방해서, 또는 처방전 없이 광범위하게 사용되고 있습니다.

코골이 수면무호흡증 환자들이 복용하는 약은 일반인들보다 더 많겠지요. 제 경험에서 보더라도 아주 젊은 사람들을 제외한 대부분 중장년층 환자는 고혈압 약을 먹지 않는 것이 오히려 이상할 정도이며 당뇨병, 콜레스테롤 치료제 등 각종 성인병 약의 복용률도 대단히 높았습니다. 처방전 없이 구매할 수 있는 영양제와 일반 의약품을 마구잡이로 복용하는 환자들은 더 말할 것도 없겠습니다.

그런데 더욱 곤란한 점은 의사들조차도 이런 약제 처방에 너무 무심하다는 것입니다. 여기 그런 한 가지 사례를 들어보겠습니다.

양준혁 씨(가명)는 불우한 집안 환경 때문에 20대 후반에 심각한 알코올 중독에 빠졌다가 어렵게 극복할 수 있었던 30대 청년입니다. 지난 수년 동안 집중적인 알코올중독 치료 과정을 어렵게 이수해서 마침내 탈출할 수 있었지만 아직도 그 후유증으로 인해서 수면의 질이 극도로 불안한 상태에서 3년 전 대학병원 이비인후과에서 발행한 양압기 처방전을 들고 저를 찾아왔습니다.

처음 만났을 때 준혁 씨 상태는 말하는 것도 어눌하고 횡설수설하는 경향도 있었으며 정신적으로도 매우 불안해 보였습니다. 그는 제게 이렇게 말했습니다.

"저는 밤에 자주 잠에서 깨고요, 한밤중에 이리저리 몸을 뒤척이기도 하고 큰 소리를 지르기도 해요…. 그래서 정신과에서 받은 수면제를 먹지 않으면 제대로 잠을 잘 수가 없어요. 수면제에 취해서 잠에 떨어지니까 밤에 제가 무슨 일을 벌였는지 저도 몰라요. 침대에서 자면 바닥으로 자꾸 떨어지곤 하기에 방바닥에서 잠을 자는데 아침에 일어나면 제가 방 한구석으로 옮겨가서 자고 있곤 해요."

사실 준혁 씨의 경우 잠버릇이 그렇게 거칠었기에 양압기를 한번 임대했다가 실패한 경험이 있었습니다. 그래도 좋은 의사를 만났기에 제게 보내졌던 것이지요. 저 역시 준혁 씨가 과연 앞으로 양압기를 잘 사용할 수 있을까 하는 우려를 완전히 떨쳐버릴 수 없었지요. 그래서 양압기 사용법을 일러주는 데에도 다른 환자들보다 훨씬 더 정성을 기울였습니다.

사실 밤에 자주 몸을 뒤척이는 버릇이 있는 사람들은 양압기 사용이 특별히 더 힘든 것이 사실입니다. 왜냐하면 몸을 뒤척일 때마다 마스크가 조금씩 흔들리고 그때마다 바람이 새면서 환자의 잠을 깨우곤 하기 때문입니다. 그래서 일찌감치 양압기를 포기하는 환자들이 아주 많지요.

그런데 준혁 씨는 수면제에 취한 나머지 바람 새는 소리가 크게 나도 그것조차 감지하지 못하고 아침까지 자는 경우였습니다. 그래서 궁리 끝에 아주 젊은 사람이지만 코와 입을 다 가리는 풀페이스 마스크를 사용하도록 했지요. 가급적 몸을 뒤척이지 않고 바로 누운 자세를 유지하는 방법도 세세히 일러주었지요.

처음 몇 주 동안 준혁 씨는 양압기 사용을 좀 어려워했습니다. 아침에 일어나 보면 마스크가 벗겨져서 멀찍이 던져져 있는데 자신은 그런 것도 모르고 잤다고 했습니다. 그러다가 한 달 정도가 지나면서 기적 같은 일이 나타났지요. 아침에 잠에서 깰 때까지 마스크를 벗지 않는 날이 조금씩 늘어났습니다. 두세 달이 지나면서부터는 일평균 양압기 사용 시간이 7시간 이상으로 늘어났습니다.

준혁 씨가 양압기를 사용한 지 반년 정도가 지나자 정말로 놀랄 만한 현상이 나타났습니다. 처음 저를 찾았을 때 보았던, 마치 약에 취한 듯 퀭했던 눈빛이 맑아졌습니다. 체중도 몇 킬로나 줄었고 흐느적거리던 행동거지도 거의 바로 잡혔습니다. 무엇보다도 말하는 데 더 이상 더듬거리지 않고 조리 있게 의사 표시를 하기 시작했습니다. 그렇게 바뀐 자기 모습에 준혁 씨 역시 매우 만족해하는 듯 보였습니다.

준혁 씨의 경우 역시 그의 신경정신과 주치의는 한 움큼의 신경안정제와 수면제를 줄곧 처방하고 있었습니다. 그런데 자기 몸 상태가 눈에 띄게 개선되면서 준혁 씨는 그런 과다한 약 복용에 대해서 의문을 가지기 시작했습니다. 하지만 소심한 성격 탓인지 의사에게 그런 말 하는 것을 매우 어려워했지요.

그래서 결국 제가 나섰습니다. 준혁 씨가 신경정신과 진료를 받으러 가는 날 저도 동행했지요. 그래서 의사에게 이렇게 말했습니다. "준혁 씨가 양압기를 임대한 지 이미 6개월이 넘어섰는데 이제는 제가 보아도 더 이상 과거의 준혁 씨가 아닐 정도로 몸 상태가 좋아졌습니다. 예전에는 수면제 없이는 밤에 잠을 청하기 어려웠다고 했는데 이제는 잠자는 데에 전혀 문제가 없다고 합니다. 이제 더 이상 수면제와 신경안정제 투약이 없어도 될 것 같은데, 선생님이 참고해서 처방해 주셨으면 합니다."

그 후로 준혁 씨의 복용약이 절반으로 줄었습니다. 그리고 양압기 사용 3년여가 지난 지금 준혁 씨에게서는 더 이상 과거 알코올 중독자였던 어두운 모습을 전혀 찾아볼 수 없게 되었습니다.

물론 양준혁 씨의 경우는 조금 극단적인 경우라고 하겠습니다. 하지만 대부분 제 양압기 환자들은 짧게는 1, 2년이 지나서, 길어야 2, 3년째에 접어들면 약이 전혀 필요 없을 정도로 건강이 개선되는 것이 보통입니다. 그 즈음에 이르면 제가 이렇게 말씀드리지요.

"이제 양압기를 쓰지 않던 과거에 비해서 건강이 얼마나 개선되었는지 스스로 실감하지요? 그러면 더 이상 고혈압약, 당뇨병약이 필요 없지 않을까요? 주치의에게 본인의 건강 상태를 잘 설명하고 약 복용을 중단하는 문제에 대해서 한번 의논해 보세요."

그렇게 해서 처방약 복용을 중단하는 환자들이 많습니다. 양압기 사용의 진정 놀라운 효과는 바로 이런 것이 아닐까요?

잔병치레도 사라지고 정신이 맑아집니다

요즘에는 한약방에서 가져다 먹는 보약에 관한 관심이 예전에 비해서 많이 덜해졌습니다. 하지만 우리 세대가 젊었을 때만 해도 계절이 바뀔 때마다 보약을 챙겨 먹는 사람들이 꽤 많았지요.

그러면 어떤 사람들이 그런 보약을 가장 많이 찾았을까요?

딱히 병원을 찾을 만한 정도는 아니지만 왜 그런지 잔병치레가 잦다, 원래 선천적으로 허약체질이다, 밤에 이런저런 이유로 잠을 잘 자지 못한다, 조금만 움직여도 피곤하다 등등… 남성들의 경우 성생활에 어떤 조짐이 있다는 감이 들면 우선 보약부터 구하러 한의원에 들르곤 했습니다. 그렇게 보약 한 제를 먹고 몸이 한결 좋아지는 기분을 느끼곤 하는 것이 바로 보약의 효과였다고 기억됩니다.

그런데 저는 가끔 양압기 사용이 마치 그런 보약을 먹는 일에 유사하지 않을까 생각하곤 합니다.

코골이 수면무호흡증 환자들의 일반적인 특징의 하나라고 한다면 다른 보통 사람들에 비교해서 유난히 잔병치레가 많은 점이 아닐까 합니다. 비염을 아예 달고 살지요, 감기와 독감에 유난히 예민하지요, 여성들의 경우 얼굴에 피부 트러블이 많지요, 식욕 저하와 소화불량 증상도 나타납니다. 딱히 병원에 갈 만큼 그리 심각하지는 않지만 아예 무시하기에는 그리 쉽지 않은 증상들이라고 하겠습니다. 이런 증상들은 앞의 1장에서 설명해 드렸던 코골이 수면무호흡증 환자들의 일반적인 특징에 포함되지 않는 다른 소소한 증상들입니다.

이런 분들에 있어서도 양압기 사용이 놀라운 효과를 보여주었습니다. 두어 달 정도가 지나면서 그런 잔병이 말끔히 사라졌거든요. 그래서 저는 양압기 사용은 마치 우리 몸에 좋은 보약을 먹는 것과 같다고 그렇게 생각하곤 합니다.

그런 예를 두세 가지 들어보겠습니다.

40대 초반의 초등학교 교사인 김경미 씨(가명)는 항상 피곤함에 절어서 사는 듯 보였습니다. 딱히 어디를 꼬집어서 병세를 말할 수는 없는데 일상생활에 별로 의욕이 없고 매사가 귀찮기만 하다고 했습니다. 혼자 사는데 잠자리도 불편해서 한밤중에 두세 번씩 깨는 경우가 많고 때때로 불면증에 시달린다고도 했습니다.

이런 분이 어찌어찌해서 수면다원검사를 받았는데 의사가 고개를 갸우뚱하더랍니다. 수면무호흡증 증상이 가볍게 나타나서 양압기 처방을 받을 만큼은 아니라는 것이지요. 그래도 그녀는 또 어찌어찌해서 처방전도 없이 제 사무실을 찾았습니다.

첫눈에도 경미 씨는 딱 용한 보약 한 제가 필요한 환자처럼 보였습니다. 신체 활력이 크게 떨어져서 재충전이 필요한 사람처럼 여겨졌으니까요. 물론 저는 의사가 아니니까 진료행위를 하지는 않습니다. 하지만 이제 제 나이도 70세에 이르니까 마치 인생 상담을 하는 듯 그렇게 편하게 환자들의 얘기를 들어주지요. 그렇게 한참 얘기를 들은 후 양압기를 한번 체험해 보시라고 권했습니다. 다행히도 경미 씨는 제 권유에 순순히 응했습니다.

그리고 정말로 놀라운 일이 벌어졌습니다. 불과 두 시간 낮잠을 잤을 뿐인데 경미 씨는 몰라보게 훤해진 얼굴로 체험실에서 걸어 나왔습니다. 이렇게 말하면서 말이지요. "선생님, 정말로 달게 잘 잤어요. 제가 언제 이런 잠을 잤었는지 기억조차 나지 않아요." 그날부터 경미 씨는 양압기의 팬이 되었습니다.

경미 씨가 양압기를 사용한 지 벌써 4년째에 접어들었습니다. 그동안 경미 씨는 원래의 병약한 모습에서 완전히 딴사람이 되었지요. 매사에 의욕이 넘치는 생기발랄한 모습으로 학교생활에 매진하고 있습니다.

은퇴를 바라보는 대학교수였던 정세진 씨(가명)가 양압기 처방전을 들고 저를 찾았을 때 그는 폐소공포증이 있다고 고백했습니다. 그래서 양압기 체험을 할 때도 수면체험실 문을 좀 열어놓아 주십사고 부탁하더군요. 대낮에 말입니다.

그러면서도 세진 씨는 두어 시간 아주 푹 잘 잤습니다. 이후부터의 양압기 사용에도 아무런 문제가 없었지요. 2년 정도가 지나자 제가 먼저 물었습니다. "요즘도 폐소공포증을 겪고 계시나요?" 세진 씨 대답입니다. "아니요, 진작에 사라졌어요. 양압기를 사용한 지 한두 달도 지나지 않고부터 한밤에 잠이 깨더라도 전혀 무섭지 않더라고요. 이제 미국에 사는 딸 보려고 자주 다녀요." 아, 세진 씨는 그동안 장시간 비행기도 못 탈 정도로 폐소공포증이 심했답니다. 양압기가 그런 세진 씨에게 비행기 타는 자유를 주었네요.

마지막으로, 최신해 씨(가명)는 거구를 자랑하는 40대 후반의 여성입니다. 약한 신경증과 우울증 증세가 모두 있는 기초생활수급자로 사람은 한없이 좋은데 딱히 한군데에 정신을 집중하기가 어려워서 시간제 아르바이트 일도 구할 수 없는 그런 처지였지요. 독신이기에 24시간 생활이 너무나 자유로운 나머지 운동은 전혀 않으면서 군것질거리만 찾는다고도 했습니다. 비만증은 바로 그런 결과였는데 몸이 불으면 자연히 나태해져서 더욱 체중이 느는 음의 피드백이 작용하기 마련이지요.

수면다원검사 기록지에 나타난 그녀의 수면무호흡증 증세는 아주 심각했습니다. 잠자는 시간도 하루 8, 9시간에 이를 정도로 길었습니다. 하지만 코골이로 인해서 수면의 질은 대단히 불량했지요.

경미 씨는 제 환자 중에서 가장 늦게 양압기 효과가 나는 경우였다고 생각합니다. 무엇보다도 양압기 사용을 게을리했습니다. 그런 사람을 달래고 어르고 심지어 협박까지 하면서 양압기를 꼭 쓰게끔 만드는 데에 꼬박 2년이 걸렸습니다. 그래서 결국은 인간 승리가 이루어졌지요.

지금의 경미 씨는 2년 전에 비교해서 체중이 20킬로 가까이 빠졌습니다. 그 정도 빠졌을 뿐인데 행동거지가 아주 빠릿빠릿해졌지요. 이제는 요양보호사 자격증을 따려고 열심히 공부도 하고 있으며 낮에 어딘가에서 시간제 알바도 하고 있다고 합니다.

그동안 제가 지켜보기에 양압기는 코골이 수면무호흡증 환자들의 건강을 가히 극적으로 변화시키는 것 같습니다. 신체적으로는 물론이고 정신적으로도 그렇습니다. 성경 말씀에 이런 구절이 있지요. "진리가 너희를 자유롭게 하리라." 미국 CIA의 비공식 모토이기도 하고 국내 한 명문대학의 교훈이기도 하답니다. 그런데 저는 이렇게 되뇌곤 합니다. "코골이 수면무호흡증 환자에게 있어서만큼은 양압기 사용이 너희를 자유롭게 하리라."

단 한 가지 조건이 있습니다. 환자 여러분이 양압기를 편안하게, 잘 쓸 수 있을 때만 그렇습니다. 이 책이 바로 그렇게 여러분을 자유의 길로 인도하는 데에 자그마한 도움이 되었으면 합니다.

3

> 하루라도 빨리,
> 양압기를 사용하라

바이든도 양압기를 사용한다고 합니다

어느 나라를 막론하고 코골이 수면무호흡증 환자 발생률은 연령이 증가할수록 높아집니다. 대체로 50대에 들어서면 전체 남성의 약 5% 내외에서 발생하고 60대에는 그 비율이 10%, 70대에는 15%, 80대 이상에서는 20% 가까운 비율로 환자가 발생한다는 것이지요. 여성은 대략 그 절반 정도의 비율로 발생하지 않을까 생각합니다.

우리나라 코골이 수면무호흡증 환자 수에 대해서는 아직 믿을만한 통계가 없습니다. 전인구를 대상으로 코골이, 수면무호흡증 발생률을 조사한 사례도 없고, 또 설령 조사한다고 해도 자신이 그런 환자에 해당하는지조차도 잘 모르는 사람들이 매우 많을 것이 분명하니까 어쩌면 조사 자체가 무의미할지도 모르겠습니다.

그럼에도 인터넷에서는 치료가 시급한 코골이 수면무호흡증 환자 수가 대략 200만 명 정도라는 말이 떠돌아다니고 있습니다. 2024년 기준 우리나라 인구가 5,130만 명 정도이니 전인구의 4% 이상이 당장 치료가 시급한 코골이 환자라는 말이지요. 이런 환자의 거의 절반 정도가 70대 이상 시니어들이라고 할 수 있겠습니다.

그런데 현실에서는 양압기 임대 환자 중에서 70대 이상 분들의 비율이 겨우 10~20% 정도에 그치지 않을까 싶습니다. 그래서 저는 시니어 환자들에게 양압기를 보급하는 일이 앞으로 무엇보다도 시급하다고 생각합니다. 왜냐하면 이분들이야말로 그 어느 연령대보다 더 절실하게 양압기가 있어야 하는 분들이기에 그렇습니다.

좀 더 자세히 설명해 보겠습니다.

사람은 나이 60, 70대에 이르면 자연히 온갖 질병에 취약하게 됩니다. 그중에서도 각종 성인병 발생이 가장 무섭다고 할 수 있는데 이런 병들은 일단 발생하면 완치가 거의 불가능하지요. 거기에 국민소득 증가와 과학기술의 발달로 평균 수명은 자꾸 길어지고 있습니다. 불과 20, 30년 전만 해도 60세에 당뇨병에 걸리고 70세에 치매에 걸렸다가 80세에 운명한다고 하는 것이 일반적인 통념이었습니다. 하지만 학자들은 현재의 60세는 70, 80대에 이르러서야 성인병에 걸릴 확률이 높고 그러면서도 죽음에 이르는 것은 100세 또는 그 이후에 이르러서일 것이라고 지적합니다.

다시 말해서, 각종 성인병에 걸릴 수 있는 연령대는 예전보다 10년 또는 그 이상으로 높아졌지만 죽을 때까지의 기간 역시 거의 두 배로 증가하였습니다. 그러면 그렇게 오랜 기간 각종 질병에 시달려야 하는 본인의 삶은 얼마나 고달프겠습니까? 그동안 치료비의 거의 대부분을 감당해야 하는 건강보험의 재정 부담 역시 엄청나게 증가할 것이 분명합니다.

그러면 그 해결책은 무엇일까요?

저는 정부 정책으로 시니어 코골이 수면무호흡증 환자들에게 더 적극적으로 양압기를 보급하는 일이라고 생각합니다. 양압기를 사용함으로써 이분들이 충분한 숙면을 할 수 있다면 앞에서 살펴보았듯이 그들의 건강이 확실하게 지켜질 수 있고 따라서 그만큼 건강보험공단의 재정 지출도 감소할 수 있을 것이기 때문입니다.

그런데 아직은 그런 정책의 실현을 가로막고 있는 장벽이 너무도 높네요. 여기에는 여러 가지 이유가 복합적으로 작용하고 있겠지만 아마도 다음의 두 가지가 가장 중요한 이유가 아닐지 생각해 봅니다.

무엇보다도, 대다수 코골이 수면무호흡증 시니어 환자들이 이 질병의 심각성에 대해서 여전히 잘 모르고 있고, 설령 알고 있다고 해도 본격적으로 치료에 나서고 싶어 하지 않는 분들이 너무 많다는 점이겠습니다.

두 번째로, 인터넷과 유튜브를 도배하다시피 하면서 코골이 수면무호흡증 환자 유치에 그렇게 적극적으로 나서고 있는 의사들이 정작 시니어 환자들에게는 별로 관심을 두지 않고 있다는 점도 그런 이유의 하나라고 할 수 있겠습니다. 의사들과 병원의 입장에서는 진료와 치료가 보다 용이한 젊은 환자 유치에도 바쁜데 어떻게 시니어들에게까지 신경을 쓸 수 있겠느냐고 오히려 제게 반문할지도 모르겠습니다.

그래서 그런지 제가 관리하는 시니어 양압기 사용자들도 아직은 그리 많지 않습니다. 하지만 이분들이야말로 양압기를 가장 잘 사용하고 있는 환자라고 할 수 있으며 또한 양압기 사용의 혜택을 가장 많이 보고 계신 분들이라고 저는 확신하고 있습니다.

그런 대표적인 한 사례로 앞의 2장에서 소개해 드렸던 진성민 씨 모친의 경우를 다시 들어보겠습니다.

성민 씨 어머니가 처음에 제 사무실에 오셨을 때는 자녀들의 부축을 받고서야 겨우 걸을 수 있었지요. 이후 물론 양압기를 잘 쓰고 계십니다. 여기에서 양압기를 잘 쓴다는 말은 거의 하루도 빼놓지 않고 매일 7, 8시간씩 꼬박꼬박 숙면을 한다는 말입니다.

그런데 딱 2년이 지난 즈음이었습니다.

어느 날, 제가 조금 늦게 사무실에 출근했는데 문 앞에 나이 든 여성 한 분과 그보다 조금 젊은 60대 여성 두 분이 서성이고 있었습니다. 그래서 제가 어떻게 오셨느냐고 여쭈었지요. 그런데 나이 든 여성분이 이러는 것이었어요. "박사님, 나 민자예요 민자." 하지만 저는 그분이 누군지 전혀 생각이 나지 않았습니다. 그래서 잠시 어리둥절했는데 다시 그러는 거예요. "성민이 엄마." 그제야 저는 정신이 번쩍 들었습니다.

여사님은 2년 전 거동조차 부자유스러웠던 그분이 전혀 아니었습니다. 아래위로 깔끔한 양장 차림에 가볍고 경쾌한 몸동작, 얼굴에는 미소가 환하게 피어난 전혀 딴 분이셨습니다. 저는 세 분을 사무실로 모셔서 차 대접을 하면서 그 자초지종을 들을 수 있었습니다.

사실 저는 성민 씨 어머니를 그동안 딱 두 번 뵈었습니다. 처음 오셨을 때와 그 후 몇 개월이 지나서 과연 양압기 잘 쓰고 계신 지 확인차 그분 댁을 방문했을 때 이렇게 두 번이었지요. 매번 수면데이터가 필요할 때마다 성민 씨나 그 아내가 SD카드를 제게 가져왔고, 새 마스크나 필터 교환이 필요할 때도 그들이 제게 들러서 가져갔지요. 그래서 굳이 어머니를 따로 뵐 필요가 없었던 것입니다.

그분 댁을 방문했을 때 저는 80대 중반의 노인이 양압기를 얼마나 잘 사용하고 계시는지 궁금증이 없지 않아 있었습니다. 그런데 어머니는 양압기를 마치 신줏단지처럼 모시고 계시더라고요. 바닥 온돌에서 주무시기에 난쟁이 테이블을 드렸었는데 그 위에 얌전히 올려진 양압기는 얼마나 손을 잘 보았는지 먼지 한 톨 찾을 수 없었습니다. 마스크와 호스의 청결 상태도 아주 깔끔했고 필터 역시 깨끗했습니다.

그래서 제가 여쭈었지요. "어쩌면 이렇게 양압기를 잘 관리하세요? 매일 청소하시나 봐요." 그분 답변이 이랬습니다.

"저 양압기가 내게는 보물이에요, 보물. 밤에 잘 자니까 온몸이 그렇게 개운해요. 자식들이 사다 준 온열기도, 전기매트와 안마기도, 보약도 그런 거 이제는 다 필요 없어요. 그렇게 좋은데 어떻게 소홀히 할 수 있겠어요?"

알고 보니 민자 님은 이날 아침 일찍 예배에 가셨다가 시간이 조금 나서 교회의 젊은 동료 두 분과 함께 인사차, 제 가게 소개차 그렇게 들리셨다고 했습니다. 그분 말씀입니다.

"양압기를 사용하면서부터 제가 눈에 띄게 달라지더라고요. 예전에는 아침에 일어나면 온몸이 천근만근 무거웠는데 그런 기가 완전히 사라졌어요. 그때는 힘이 없어서 일어나서 서성이는 것조차도 귀찮았는데 이제는 설거지하는 것도, 베란다 화단에 물 주는 것도 그렇게 즐거울 수가 없어요. 딱 1년이 지나니까 자식들의 도움 없이 가까운 슈퍼도 다니게 되고 교회도 다시 다니게 되더라고요. 요즘은 혼자서 못 가는 데가 없어요. 당뇨병 약도 일찌감치 끊었고 담당 의사도 제 건강이 몰라보게 좋아졌다고 더 이상 아무 약이 필요 없다고 했어요. 교회 활동을 열심히 해서 그런지 이제는 세상 모든 일이 다 좋게 보여요. 주변 사람들과도 아주 잘 지냅니다."

이런 말씀에 제가 얼마나 기뻐했는지 상상이 가십니까? 저는 비록 의사는 아니지만 한 분의 수십 년 남은 인생을 완전히 바꾸어 놓을 수 있었다는 데에서 제 젊은 시절에도 별로 느끼지 못했던 뿌듯한 자부심을 느꼈습니다.

다른 한 분의 예를 더 들어보지요.

4년 전, 전직 대학교수였던 황균일 님(가명)은 82세 무렵에 저를 찾아오셨습니다. 다소 허약한 몸매에 성격이 꼬장꼬장하신 분인데 딱히 꼬집어서 어디가 아프다고 말할 수는 없지만 건강이 그리 좋지는 않아 보였습니다. 어딘가 허전하고 매사에 별로 의욕이 없다… 뭐 이런 정도였습니다.

균일 님의 수면무호흡 지수는 별로 높지 않았습니다. 간신히 양압기 처방전을 발급받을 수 있는 수준이었지요. 이분과 한동안 대화를 나누면서 어쩌면 우리나라 80대 지식인 남성의 전형적인 타입이 아닐지 하는 생각도 들었습니다. 딱히 할 일도 없고 그렇다고 어디 나돌아 다닐만한 그런 갈 곳도 없으며, 무엇을 해보겠다는 의욕도 별로 없고 그저 아파트에 갇혀서 하루하루를 소진하는 타입… 어쩌면 제 나이 또래들의 10년 후, 20년 후를 마주하고 있는 것이 아닐까 그런 생각이 들었지요.

연세가 이 정도에 이른 분들에게는 양압기 교육에 더욱 신경을 써야 합니다. 아무래도 젊은 사람들보다 기억력이 떨어지고 이해력도 덜하기 때문입니다. 그래서 보다 세심하게 신경을 써서 교육을 마치고 양압기 체험도 해드렸지요. 양압기 압력을 아주 낮게 설정해서요.

그날 균일 님은 무려 2시간 반 동안 정말로 꿀잠을 주무셨습니다. 그래서 체험실을 나와서 거울 앞에 섰을 때 당신의 환해진 얼굴에 본인도 무척이나 놀란 듯 보였습니다. 이분의 후일담도 대략 앞의 민자 님의 경우와 거의 비슷하지요.

균일 님은 양압기를 임대하고 딱 한 달 만에 순응을 통과하셨습니다. 30일 동안 하루 4시간 이상 수면일이 바로 30일이었습니다. 사실 이분의 경우 예나 지금이나 일평균 사용 시간이 7시간을 넘지요. 양압기를 한 번이라도 사용해 본 적이 있는 분이라면 이분의 기록이 거짓말이라고 생각하실지도 모르겠습니다. 하지만 사실입니다. 조금 더 말씀드리자면, 저를 찾는 환자들의 거의 절반 정도는 이렇게 딱 한 달 만에 순응을 통과하십니다.

그 후 이분의 일상생활과 건강은 어떻게 달라졌을까요?

처음 1, 2년 동안 저는 놀라보게 달라지는 그분을 지켜보는 것만으로도 즐거웠습니다. 제일 먼저 눈에 띄는 변화는 무표정했던 얼굴이 점차 부드럽게 변했다는 점이었습니다. 이어서 얼굴에 미소가 엿보이고 윤기가 돌기 시작하는 것도 바로 관찰할 수 있었지요. 말소리도 나긋나긋해집니다. 발걸음이 한결 가벼워지고 예전보다 훨씬 멀리까지도 산책을 하신다고 합니다.

요즘은 이렇게 말씀하십니다.

"양압기를 사용하고부터 병원에 갈 일이 없어졌어요. 예전에는 감기로, 독감으로, 허리가 아파서, 무릎 관절 때문에, 욕실에서 넘어져서… 1년에도 몇 번씩 병원에 갔는데 이제는 그럴 일이 별로 없어요. 기억력이 더 이상 나빠지는 것 같지도 않고 길에서 넘어지거나 하는 일도 없어요."

아, 양압기는 젊은 사람들보다 오히려 시니어들에게 훨씬 더 유용한 의료기기인 것 같습니다.

그런데 2023년 12월에 이런 외신이 전해졌습니다.

조 바이든 미국 대통령이 양압기를 사용하고 있다고 하는 언론보도가 있었지요. 어느 날 이른 아침 백악관에서 기자들과 만난 바이든의 양쪽 뺨에 무언가에 눌린 듯한 자국이 있는 것이 언론 카메라에 포착되었다고 합니다. 81세 고령인 바이든의 건강에 혹시 무슨 문제가 있는 것이 아닐지 하는 소문이 떠돌자 백악관 측이 "양압기 마스크를 얼굴에 고정해 주는 끈 자국"이라고 서둘러 해명했다네요. 백악관은 바이든이 10여 년 전부터 약한 수면무호흡증 이력이 있다고 밝혔지요. 하지만 최근에서야 양압기 사용을 시작했다고 합니다.

전국의 시니어 여러분, 만약 당신에게 심한 코골이 수면무호흡증 증상이 있다면 절대로 양압기 사용을 망설이지 마십시오. 70대 이상 코골이 시니어들에게는 양압기가 정말로 보약입니다. 좋은 임대점을 찾아서 그 사용법을 잘 배우기만 하면 양압기 사용 그렇게 어렵지 않습니다. 당신의 결단이 남은 인생을 송두리째 바꾸어 놓을 수도 있습니다.

내가 10년만 더 젊어서 양압기를 사용했더라면

제 고객들과 얘기하다 보면 곧잘 이런 말을 듣곤 합니다. "만약 10년만 더 젊어서 양압기 사용을 시작했더라면…." 그러면 저는 이렇게 말하지요. "아니, 지금부터라도 사용하는 것이 얼마나 다행입니까? 전혀 늦지 않았어요."

그런데 이런 말을 하는 저도 그런 생각을 곧잘 합니다. 저는 60대에 들어서기 불과 얼마 전부터 양압기를 사용했는데 아예 40대나 50대부터 사용하기 시작했더라면 지금 훨씬 더 젊게 살고 있지 않을까라고요.

앞에서 80대 양압기 사용자분들을 예로 들었는데 여기에서는 제 연배의 젊은 시니어들 얘기를 좀 해볼까 합니다. 제 경우부터 시작하지요.

저는 2023년에 고등학교 졸업 50주년을 맞았습니다. 그래서 연말에 동창들이 한데 모여 성대한 기념식을 했지요. 그렇게 한 200명 가까운 동창이 한자리에 모였기에 제게는 마치 70세 젊은 시니어들의 전시장(?)처럼 여겨졌습니다. 직업의식이 발동해서 그들의 신체적 정신적 건강 상태를 살펴보는 것도 제게는 한 즐거움이었지요.

그러면 제 동창들의 모습에서 저는 어떤 점을 생각했을까요?

가장 먼저 저는 이렇게 느꼈습니다. '아, 인생 70에 이르니 그동안 자기 관리를 철저히 한 녀석들과 그렇지 못했던 녀석들 사이의 신체 건강나이가 플러스마이너스 10년 이상 벌어질 수도 있구나!' 그동안은 이런 건강나이 차이에 대해서 별로 생각이 없었습니다. 사실 지난 고교 졸업 30주년, 40주년 기념식에서도 거의 그런 생각을 하지 못했습니다. 하지만 이번에는 전혀 달랐지요. 제가 비록 의사는 아니지만 사람들의 건강을 돌보는 일에 종사하다 보니까 저도 모르게 그런 점을 챙기게 되었나 봅니다.

두 번째로, 그런 동창 중에서 유독 건강이 좋지 않은 친구들이 적지 않아 보였습니다. 아마도 지난 세월이 남들보다 험난했기에, 어쩌면 선천적으로 허약한 체질이었기에, 또는 근래에 교통사고라든지 기타 큰일을 겪었기에 등등 사연은 각자가 다를 수 있겠습니다. 하지만 제 관점에서 보았을 때 이렇게 건강 문제가 있음직한 젊은 시니어(?)라고 한다면 그 중의 상당수는 혹시 양압기가 필요하지 않을까 생각해 보았습니다. 양압기가 비록 우리 시니어의 모든 건강 문제를 다 해결해 줄 수 있는 만능의 의료기기는 아니라고 해도 적어도 매일 밤 숙면을 하도록 해서 신체 전반의 활력을 고양할 수 있다면 그것만으로도 그들의 건강 회복에 큰 도움이 될 수 있지 않을까 하고 말이지요.

마지막으로, 그날 그 자리에 참석했던 동창 중에서 세 명은 제가 양압기를 관리하는 친구들이었습니다. 한 명은 이미 오래전부터 양압기를 사용했고 두 명은 임대지원 제도가 시작되면서 바로 구입했지요. 그런데 그 친구들은, 저까지 포함해서 네 명은 언뜻 보아서도 여타 친구들보다 건강 상태가 월등히 양호해 보였습니다.

저의 이런 관찰이 혹시 저의 편향된 시각에서 그렇게 보였던 것은 아닐까요? 그럴지도 모르겠습니다. 하지만 지난 수십 년 동안 훈련된 과학자로서의 관점에서 보더라도 저의 판단이 그렇게 틀린 것처럼 생각되지는 않았습니다. 그 친구들이나 저를 보더라도 적어도 코골이 수면무호흡증이 있는 젊은 시니어라면 그 어떤 실비보험과도, 건강식품과 건강보조제들과도, 골프와 마라톤과 같은 스포츠들과도 절대로 비견 불가능한 건강지키미가 바로 양압기가 아닐까 합니다.

저는 아무래도 저와 비슷한 나이의 코골이 환자를 만났을 때 다른 연령층의 환자들에서보다 조금은 더 친밀감을 느끼곤 합니다. 한번 이런 환자들의 사례를 꼽아볼까요?

요양보호사 일을 하는 김연민 여사(가명)는 비만형 몸매에 오랫동안 고혈압과 당뇨병에 시달렸던 나머지 건강 상태가 아주 좋지 않았습니다. 걸어 다니는 종합병원(?)이라고 해도 좋은 정도였지요. 하지만 양압기 사용 후 5년이 지난 요즘은 본인도 충분히 만족할 정도로 건강이 회복되었습니다. 제 생각에 한 10년 정도 나이를 거꾸로 먹지 않았을까 생각합니다.

수십 년 동안 공사장에서 형틀 목수 일을 했던 최동훈 씨(가명)는 겉보기에도 건강이 아주 불량한 상태였습니다. 구부정한 몸매에 폐가 좋지 않아서 저한테 찾아오기 몇 년 전부터 이미 양압기를 사용했다고 합니다. 하지만 그동안 양압기 사용이 순조롭지 못해서 고생은 고생대로 하면서 그 효과는 별로 느끼지 못했다고 했지요. 그래서 제가 양압기 사용을 도와드렸습니다.

이후 얼마 지나지 않고부터 동훈 씨의 얼굴이 서서히 펴지기 시작했습니다. 걸음걸이도 자못 경쾌해졌고 비록 아직 허리가 반듯하게 다 펴지지는 않았지만 그래도 한결 키가 커진 것처럼 보입니다. 앞으로 이분의 건강이 어디까지 회복될 수 있는지 지켜보는 것도 저의 작은 관심사 중 하나입니다.

대전의 가장 큰 상설시장에서 청춘을 다 바치고 얼마 전에 은퇴한 김인수 씨(기명)는 젊었을 적부터 술고래였다고 합니다. 그래서 오래전부터 고혈압약과 당뇨병 치료제를 달고 살았다고 하는데 양압기 사용 이후 그런 처방약이 일체 필요가 없어졌습니다. 제 사무실을 방문할 때마다 과거 친구들보다 자신이 한 10년은 젊게 산다고 자화자찬하기에 바쁘지요.

사실 이런 시니어 환자들의 양압기 사용담을 일일이 들어주는 것 또한 제게는 커다란 즐거움입니다. 과거 본업에서 은퇴하기 이전에는 제가 만났던 사람들이라고 해야 같은 영역에서 일하는 동료들과 친구, 선후배, 이웃 사람들 정도가 고작이었지요. 그런데 양압기 전문점을 열고서부터는 우리 사회 각계각층의 사람들을 다 만나게 되었습니다. 그분들에게 조금이라도 더 편히 숙면하게 해주고 그 대가로 저는 먹고사는 문제를 해결하고 있습니다. 하지만 더 큰 보람도 있습니다. 그들과 소통하면서 세상사를 더 폭넓게 엿보고 간접 경험하는 기회를 얻게 되었다는 점이지요. 아, 그래서 저는 행복합니다.

양압기 사용 시기가 빠를수록 생존수명은 10, 20년 늘어납니다

최근 서구에서 쏟아지고 있는 코골이 수면무호흡증 관련 책자들을 살펴보면 수면무호흡증에서 유발되거나 이 병이 진행 상태를 촉진하는 각종 질병의 리스트가 점점 더 길어지고 있습니다. 그런 대표적인 사례의 하나로 암 발생과 수면무호흡증 사이에 깊은 연관성이 있다는 최근의 연구 결과를 들 수 있겠습니다.

미국 위스콘신 대학의 하비에르 니에토 박사 그룹은 암 환자 1,522명을 대상으로 광범위한 심층 조사를 했습니다. 이 중 222명은 경증, 84명은 중증, 59명은 최중증 수면무호흡증 환자였다고 합니다.

이 환자들의 지난 22년 동안 병원기록을 추적했던 결과 그동안 총 112명이 사망했는데 그중의 50명은 암으로 인한 사망이었다고 합니다. 폐암으로 인한 사망자가 8명으로 가장 많았다고 하지요.

암 사망률에는 연령, 성별, 체질량지수, 흡연 등 여러 다양한 원인이 작용합니다. 그래서 이런 중요한 요인들이 미치는 영향력을 모두 배제하고 단순히 수면무호흡증과 암 사망률 사이의 상관관계를 조사했더니 놀랍게도 이런 결과가 나타났습니다. 경증 수면무호흡증 환자는 그런 증상이 없는 일반 사람들보다 암으로 사망할 확률이 1.1배 더 높았고, 중증 및 최중증 수면무호흡증 환자는 각각 2.0배와 4.8배 더 높았습니다. 하비에르 니에토 박사는 이렇게 결론지었습니다. "놀랍게도 수면무호흡증과 암 사망률 사이의 연관성은 과거 수면무호흡증과 심혈관 질환 사망률 조사에서 관찰되었던 것보다 훨씬 더 높게 나타났습니다."

비단 암 발생 증가뿐만이 아닙니다. 수면무호흡증을 방치하면 장기적으로 선천성 심장질환, 고혈압, 뇌졸중, 제2형 당뇨병 등 생명을 위협하는 대부분 질환의 발생과 진행을 촉진해서 심각한 건강 장애를 불러올 수 있습니다.

따라서 수면무호흡증 환자의 사망위험률은 그렇지 않은 보통 사람들에 비교해서 훨씬 더 높을 것이 당연하겠습니다. 앞의 위스콘신 대학교 수면 자료에 대한 보다 심층적인 후속 연구는 심각한 수준의 수면무호흡증 환자 사망위험률이 보통 사람들보다 무려 3배나 더 높은 것으로 나타났습니다. 여기에 더해서, 중증 수면무호흡증 환자군에서 나중에 양압기를 사용하기 시작한 일부 환자들을 제외하자 사망위험률은 4.3배로 더 증가했다고 합니다.

결론적으로, 연구진은 수면무호흡증은 시급히 치료하지 않으면 환자의 남은 삶에서 각종 성인병과 퇴행성 질환에 시달리게 하는 것은 물론 결국은 그런 질병의 발생으로 인해서 수명을 크게 단축할 것이라고 발표했습니다.

그러면 양압기를 사용하면 그런 높은 사망위험률을 낮출 수 있을까요?

2018년 덴마크 성인들을 대상으로 무려 13년 동안 실시된 한 연구에서는 양압기를 사용하면 심부전 발생의 위험이 크게 낮아지는 것으로 나타났습니다. 더욱 놀라운 점은 그런 심부전 감소의 효과가 양압기 사용 후 즉각 나타나는 것이 아니라 사용 이후 6년 또는 7년이 지난 이후에 관찰되었다는 점입니다. 연구진은 양압기 요법이 심혈관 질환의 위험을 줄이고 기대수명을 향상할 수 있다고 시사하는 직접적인 증거를 얻었다고 믿고 있습니다.

이 책을 읽는 여러분이 심각한 코골이 수면무호흡증을 지니고 있다면 반드시 서둘러 치료를 받아야만 하겠습니다. 만약 그렇지 않으면 이 병은 신체적, 정신적, 정서적으로 당신의 남은 삶 동안 심각한 악영향을 미치는 것은 물론, 결국은 적어도 10년 내지 20년 이상 생명을 단축할 수 있습니다. 양압기 사용은 여러분의 건강을 회복하고 기대수명을 연장하는 최선의 대안입니다.

부록

양압기 치료를 고민하는 사람들을 위한 체크리스트

양압기 임대점을 현명하게 잘 고르는 방법

양압기 치료를
고민하는 사람들을 위한 체크리스트

양압기 치료를 거부하는 코골이 환자들의 유형은 따로 있습니다

우리 주변에는 자신의 코골이 수면무호흡증을 부정하는 사람들이 여전히 많습니다. 양압기라고 하면 무조건 손사래부터 치고 보는 사람들 역시 적지 않습니다. 이렇게 코골이 치료와 양압기 사용을 무조건 거부하는 사람들이 치료에 나서는 사람들보다 훨씬 더 많지 않을까 하는 생각도 해봅니다.

제 실제 경험부터 말씀드려 보겠습니다. 예전에 양압기 임대지원 제도가 있기 전에는 종종 이런 일이 있었습니다. 배우자나 자녀들의 손에 이끌려서, 또는 그들의 설득에 못 이겨서 타의로 양압기를 구입하고자 제 사무실을 찾은 환자들의 경우입니다.

이들은 도대체 무엇이 못마땅한지 처음부터 잔뜩 찌푸린 얼굴을 하고 있습니다. 그리고 제가 하는 그 어떤 말도, 설명도 아예 관심조차 없다는 듯이 고개를 외로 꼬지요. 간신히 한 10분 정도 앉아 있다가 아무 말도 없이 자리

부록 281

를 박차고 나가버리는 사람들도 있었습니다. 양압기 교육의 1부를 간신히 마치고 수면 체험을 하기에 앞서서 잠시 화장실에 다녀오겠다는 사람도 있었습니다. 그렇게 나가서는 아예 함흥차사로 다시는 돌아오지 않지요.

그래도 어찌어찌 모든 교육을 다 마치고 양압기를 가져가는 환자들도 물론 있습니다. 그런데 한 일주일 정도 지나서 다시 저를 찾아옵니다. 양압기 가방을 든 채로 말입니다. 그리고 이렇게 말하지요. "선생님, 저는 도저히 양압기 못 쓰겠습니다. 양압기를 사용한다는 것 자체가 싫어요." 제가 더 무슨 말을 하겠습니까?

여기 그런 양압기 거부자들의 유형이 있습니다.

① 자신이 양압기를 사용해야만 한다는 점 자체를 인정하기 싫어 합니다

아마도 양압기 거부자의 절반 정도는 이런 생각을 지니고 있지 않을까 생각합니다. 같은 반의 친구나 같은 직장의 동료 중에서 크게 호감이 가는 사람이 있는가 하면 무조건 상대하고 싶지 않은 사람이 있지요? 우리 속담에 "미운 사람 떡 하나 더 준다."라는 말이 있는데 그 미운 사람이 바로 여기 후자에 해당하는 사람이 아닐까요? 저는 '양압기가 무조건 싫다.'라고 말하는 사람의 내면에는 그런 원초적인 양압기 거부 감정이 깃들어 있지 않을까 생각하는 편입니다.

이런 사람들은 앞으로도 절대로 양압기와 친해질 수 없는 것일까요? 잘

모르겠습니다. 하지만 앞으로 점점 더 양압기 사용자가 늘어나면서 사회 분위기가 양압기에 대해서 보다 호의적으로 바뀌게 되면 그들도 언젠가는 마음을 열지 않을까요? 그때까지 기다려 보는 수밖에 없을 것 같네요.

② 폐소공포증 때문에 마스크를 쓰면 무서워요

양압기 전문점을 열기 전까지 저는 폐소공포증이 있는 사람들이 그렇게 많은지 전혀 몰랐습니다. 우리 사회에 실제로 그런지, 아니면 코골이 수면 무호흡증 환자 중에서만 그런지 잘 모르겠지만 어쨌든 심심치 않게 그런 환자들을 봅니다. 참고로, 외국의 코골이 관련 책자들에서도 폐소공포증 환자들 사례를 간간이 찾아볼 수 있습니다.

폐소공포증 환자는 양압기 사용 그 자체보다는 마스크를 쓴다는 점에 대해서 더 거부감이 크다고 하는데 제 생각도 그렇습니다. 그래서 마스크 사용법을 처음 일러줄 때부터 단단히 신경을 쓰지요.

그런데 폐소공포증 환자 중에는 자신의 그런 약점에 대해서 시종일관 전혀 말도 꺼내지 않는 사람들도 있었습니다. 수면체험실 침대에 누웠을 때 비로소 자신의 폐소공포증 얘기를 꺼내는 사람도 있지요.

혹시 여러분에게 폐소공포증이 있다면 양압기를 임대할 때 이런 점을 분명히 알려주는 것이 좋겠습니다. 제 경우에는 환자가 그런 사람인 것을 미리 알았을 때 한결 대응하기가 수월했습니다. 그래서 절반 정도의 환자들에서는 양압기 사용에 성공을 거둘 수 있었지요.

③ 남들에게 마스크 쓰고 자는 내 자신을 보여주고 싶지 않습니다

양압기 사용을 싫어하는 사람들의 일정 부분은 남들의 눈을 의식해서 그런 것 같습니다. 이상한 소음이 나는 기계를 옆에 두고 마치 중환자실 환자들이나 쓰는 것처럼 생긴 더 이상한(?) 마스크까지 쓰고 잔다고 했을 때 과연 남들이 자기를 어떻게 생각할까 하는 데에 지나치게 신경을 쓰는 사람들이라고 하겠습니다.

양압기에서 이상한 소리가 난다고 했지요? 영화 〈스타워즈〉를 보신 분이라면 다스베이더가 숨을 쉬면서 이상하게 씩씩거리는 숨소리를 낸다는 것을 잘 아시겠습니다. 양압기에서 나는 소리가 그것에 유사합니다. 그나마 낮에는 주변에 깔려 있는 백색소음으로 인해서 그 소리가 별로 거슬리지 않지만 사방이 고요한 한밤중에는 의외로 크게 들릴 수 있습니다.

제 고객 중에 고속버스 운전기사 한 분이 있었습니다. 이분은 양압기를 쓰면 한낮 졸음이 싹 사라지는 것에 대해서 처음에는 칭찬을 아끼지 않았습니다. 하지만 한 달 정도가 지났을 때 결국은 포기하고 말더군요. 이렇게 말하면서 말이지요. "우리 기사들은 지방에 내려가면 합숙소에서 동료들과 같이 잡니다. 그런데 양압기를 쓰고 잔다는 것이 영 쉽지 않네요." 예, 이분은 결국 남의 눈을 지나치게 의식했던 나머지 자신의 건강과 교통안전까지도 포기해 버렸습니다.

④ 나는 내 얼굴에 무엇이 닿는다는 것 자체가 싫어요

남성 고객들에게서는 그런 사례를 별로 보지 못했지만 여성 환자 중에는 얼굴에 무엇이 닿은 것을 극도로 싫어하는 경우를 종종 볼 수 있습니다. 이런 분들에게는 양압기 마스크 자체가 마치 도저히 용납할 수 없는 괴물이나 혐오 대상으로 비치는 것 같습니다.

연세가 70세를 갓 넘긴 비만한 몸매의 여성 환자 한 분이 의사의 소개로 제게 양압기를 임대하러 오셨습니다. 수면무호흡증에 더해서 당뇨, 고혈압, 고지혈증 등 여러 합병증을 앓고 있기에 양압기 사용이 꼭 필요한 분이었습니다.

이분 역시 자신의 병세에 대해 잘 알고 있었기에 처음부터 양압기 사용에 상당한 관심을 보였습니다. 양압기 임대 후 한두 주일 동안은 그런대로 양압기에 잘 적응하는 듯도 싶었습니다.

그런데 어느 날 전화가 왔습니다. 도저히 양압기를 사용할 수 없다는 하소연 겸 반납 의사 통보였습니다. 그래서 서둘러 그 댁을 방문해서 자초지종을 들었지요. 이렇게 말씀하시더군요. "제가요, 얼굴에 무엇이 닿으면 도저히 잠을 잘 수가 없어요. 한참을 뒤적이다가 어찌어찌해서 잠이 들어도 한두 시간 만에 다시 깨요. 도저히 어쩔 수 없으니 양압기를 반납할까 해요."

그런데 참 이상하지요. 이런 분들도 양압기를 처음 사용하고 한두 주일, 또는 한두 달 동안은 그런대로 잘 사용하십니다. 하지만 결국 얼마 못 가서 이런 상황이 벌어지지요. 저는 이분이 절대로 다른 이유로 양압기를 반납하고자 하는 것이 아니라는 것을 잘 압니다. 다만 자신의 특이한 성격과 체질 때문에 그런다는 것도 충분히 이해합니다.

⑤ 저는 출장이 잦아서 양압기 사용이 힘들어요

잊을 만하면 한 번씩 이런 전화를 받습니다. "양압기를 임대하고 싶은데 휴대용 양압기도 임대하나요?" 주로 젊은 사람들이 이런 양압기를 찾지요. 또는 정말로 출장이 잦아서 그런 양압기가 꼭 필요한 사람들도 있다고 생각합니다.

이렇게 묻는 분 중에는 이미 양압기를 임대한 분이 있는가 하면 아예 처음부터 그런 양압기를 찾는 분도 있습니다. 전자의 분들에게는 보통 이렇게 말씀드립니다. "휴대용 양압기는 일반 양압기보다 여러 가지로 단점이 많아요. 그래서 저는 양심상 도저히 휴대용 양압기를 제 고객들에게 권할 수 없고요, 국외 출장을 자주 하신다면 외국에서 구매하도록 하세요. 다만 건강보험공단 임대지원을 받을 수 없다는 점은 아셔야 합니다."

휴대용 양압기만 찾는 초보 코골이 환자들에게는 아주 단호하게 이렇게 말합니다. "그런 것 찾지 마시고 우선 일반 양압기 임대해서 잘 사용하고 난 다음에 도전하세요."

저는 출장을 핑계로, 또는 이해하기 힘든 다른 이유로 꼭 휴대용 양압기만 찾는 젊은 사람이라면 설령 일반 양압기를 임대해도 멀지 않아서 포기하기가 십상이겠거니 생각합니다. 우리나라 양압기 사용 환자의 80%가 사용 후 1년도 못 돼서 포기하는데 초보 사용자가 그보다 훨씬 사용이 힘든 휴대용 양압기만을 고집한다면 하면 과연 얼마나 오래 사용할 수 있을까요?

⑥ 코로 숨쉬기가 여간 힘들지 않습니다

다른 임대점에서 양압기를 구입했던 환자들에게서 가끔 이런 전화를 받습니다. 양압기를 사용하고 싶어도 코로 숨 쉬는 것 자체가 너무 힘들어서 양압기를 포기하고자 한다는 하소연이지요.

코로 숨쉬기 힘든 이유 대부분은 비염과 알레르기 때문에 처음부터 코가 막혀 있기 때문입니다. 코가 막히니 자연히 코를 통해서 강한 바람을 불어 넣는 양압기를 쓸 수가 없지요. 일단 양압기를 구입하기는 했는데 사용해 보니 힘만 들고 그 효과는 별로 기대할 수 없을 때 환자가 양압기 포기의 이유로 이보다 더 좋은 핑곗거리를 들 수는 없을 것 같네요.

하지만 이런 핑계는 문자 그대로 핑계에 불과합니다. 앞의 1장 말미에서도 설명해 드렸듯이 생리적 식염수를 사용해서 쉽게 막힌 코를 뚫을 수 있습니다. 그런 후에 양압기를 사용하는 것이지요.

초보 양압기 사용자 여러분, 코로 숨쉬기가 어려우면 먼저 막힌 코를 뚫으면 됩니다. 그것을 이유 삼아서 양압기를 포기해서는 절대로 안 됩니다.

⑦ 나도 모르게 양압기 없이 그냥 자요

대부분 코골이 환자가 임대한 양압기를 숙면의 동반자로 애지중지하는 것이 보통이지만 – 제 환자들의 경우가 그렇다는 말이겠습니다. – 그래도 결국은 양압기 사용에 실패하는 사람들도 물론 있습니다.

이런 사람들에게서 들을 수 있는 가장 흔한 변명의 하나가 바로 이런 식입니다. "저는요, 양압기를 꼭 쓰고는 싶은데 마스크를 쓰기도 전에 나도 모르게 잠에 빠져요. 그리고 일어나서 보면 어느덧 아침이에요." 이렇게 말하는 임대자들도 있지요. "저녁에 한잔하고 늦게 집에 들어가요. 씻을 새도 없이 그대로 침대에 나가떨어져요. 일어나 보면 아침입니다."

전자의 환자들에 대해서 저는 이렇게 말합니다.

"그러면 아예 처음부터 마스크를 쓰고 양압기를 켠 채로 TV를 보세요. 침대에 눕고 싶을 때 우선 양압기부터 켜세요."

두 번째 술꾼 환자들에게 드리는 해법은 좀 더 단호합니다. "양압기를 사용하면 아침에 일어났을 때 숙취가 한결 덜하지요? 그러니까 집에 돌아와서 옷 벗고 화장실에 다녀오자마자 마스크부터 끼세요. 이렇게 매일 밤 양압기를 사용하는 습관을 들여야 앞으로도 계속 술을 마실 수 있어요."

환자들은 이런 제 말을 얼마나 경청할까요? 솔직히 잘 모르겠습니다.

⑧ 함께 자는 아내가 내 양압기 사용을 싫어해요

양압기를 임대하는 환자들의 가장 높은 비율을 차지하는 연령대가 바로

40, 50대 남성이라고 해도 좋겠습니다. 이런 분들의 배우자는 대개 갱년기를 지나고 있거나 앞뒤로 그 언저리에 계신 분들이겠네요.

여성의 갱년기는 아주 다채 다양하게 나타납니다. 불면증에 시달리거나 잠귀가 유난히 예민한 분들이 적지 않지요. 이런 아내들에게는 남편의 양압기에서 나는 독특한 리듬의 소음이 잠을 더 쫓아 버릴 수도 있습니다. 그 때문에 남편과 생이별(?)하고 다른 방에서 잠을 청하기도 합니다.

그런데 아내와 같은 침대에서 같이 자기를 유독 고집하는 코골이 남편들도 물론 있게 마련이지요. 이런 이유로 애써 양압기를 임대했다가 결국은 포기하고 마는 중년 남성들을 가끔 보게 됩니다. 하지만 저 역시 어떻게 대응해야 할지 솔직히 잘 모르겠습니다.

아주 특별한 이유로 양압기 사용을 중단하기도 합니다

그동안 10년 가까이 양압기 전문점을 열면서 정말로 다양한 환자를 만났습니다. 남녀노소는 물론 각종 직업군의 사람들을 만나고 각계각층의 환자들도 접할 수 있었지요. 그러면 자연스레 양압기 관련한 여러 에피소드를 챙길 수 있겠지요? 다음은 양압기를 포기하거나 거부하는 환자들에 관련된 몇 가지 사례들입니다.

한 중년 부부가 저를 찾아왔는데 그 사이가 여간 예사롭지 않았습니다. 남편이 교육받는 동안 아내는 바로 옆에 앉아서 황홀한 눈길(?)로 남편을 지켜보더라고요. 제가 보기에도 정식 부부는 아니겠거니 의심이 될 정도로 말이지요.

물론 이들도 양압기를 임대해서 한동안은 잘 사용하는 듯싶었습니다. 그러다가 어느 날 갑자기 남편분이 양압기를 챙겨 들고 저를 찾아왔습니다. 이렇게 말하더군요. "저는 말이지요, 양압기를 쓰고 자니까 정말로 좋아요. 일단 낮에도 전혀 졸리지 않으니까 정말로 살 것 같아요. 그런데 집사람이 제가 양압기 쓰는 것을 너무나 싫어해요. 그래서 이렇게 반납하러 왔습니다."

아내는 왜 그렇게 남편의 양압기 사용을 싫어했을까요?

그분의 설명은 대략 이러했습니다. 이미 짐작하셨겠지만 자기들은 정식 부부 사이가 아니다. 느지막한 나이에 우연히 만나서 동거하고 있다. 그런데 늦바람이 무섭다고 우리는 서로 죽고 못 사는 사이다. 밤에도 서로 꼭 껴안고 자야만 하는데 그러자니 양압기 마스크가 여간 거추장스럽지 않다. 결국은 아내가 폭발하고 말았다. 당신이 코를 골고 수면무호흡증으로 죽어도 좋으니 예전처럼 꼭 끌어안고 자고 싶다. 그렇게 아내를 택하든 양압기를 택하든 양자택일을 하라는 최후통고를 받았다….

저는 순순히 양압기를 반납받고 말았습니다. 양압기 사용이 제아무리 중요하다고 해도 그 때문에 애절한 부부 사랑까지 끊게 할 수는 없지 않겠습니까?

이런 사례도 있습니다.

아주 활발한 60대 초반의 여성분이십니다. 친구 여러 명과 몰려다니면서 등산도 하고 수영도 즐기는 나름 잘나가는 주부입니다. 양압기 임대 후 한동안은 아주 잘 사용했지요. 자신이 생각하기에도 예전보다 몸과 마음이 한결 젊어진 것 같다고 좋아했습니다.

그러다가 지난여름, 더위가 한창 기승을 부릴 때였습니다. 아예 양압기 가방을 챙겨서 모두 들고 오셨습니다. 바로 이렇게 말하시더라고요. "박사님, 이제 양압기 도저히 못 쓰겠어요. 더울 때 마스크를 쓰고 자니까 머리 뒤쪽에 무엇인가 성글성글 돋아나는 것도 같고 숨쉬기도 힘들어요. 도저히 못 쓰겠어요."

앞의 3장에서도 설명해 드렸다시피 양압기를 사용하는 여성들은 대체로 여름철 무더위에 한 고생 합니다. 그래서 매년 7, 8월에는 종종 이 문제로 불평하는 전화를 받곤 하지요. 물론 그 대처 방안도 알려드리고 환자 스스로 해결이 어려우면 제가 직접 찾아가거나 제 사무실로 오시라고 해서 도와드리기도 합니다.

하지만 이분처럼 아무런 사전 통고도 없이 아예 양압기를 다 싸서 들고 불쑥 제 사무실로 들이닥치는 경우는 그동안 한 번도 보지 못했습니다. 막무가내로 싫다고 하는데 도저히 설득할 방법이 없더라고요. 그래서 결국 임대종료 처리를 할 수밖에 없었지요.

일반적으로 나이 지긋한 고객들에 비해서 젊은 환자들이 양압기에 훨씬 더 쉽게 적응하는 편입니다. 특히 20, 30대 젊은 환자들은 이해력도 좋고 적응력 또한 왕성하기에 양압기 교육 시간도 훨씬 단축됩니다. 양압기 사용에 대한 만족도도 매우 높아서 임대 이후에는 신경 쓸 일도 별로 없지요.

그런데 이 MZ세대 환자들의 다른 한 특징이라면 특징이랄까, 유난히 자기중심적이고 이기적이어서 양압기 관리자의 입장에서는 다소 황당한 경우를 보게 되는 일이 가끔 있습니다. 그런 사례를 한두 가지 들어보겠습니다.

오랜 기간 공무원 임용시험 공부에 매달려 있는 30세 이영욱 씨(가명)의 경우입니다. 이 환자는 양압기 사용으로 공부에 대한 집중도가 높아졌다면서 대단히 만족해 했습니다. 다만 본인의 성격 탓인지 다른 환자들에 비해서 이런저런 요구 사항이 유난히 많기는 했습니다. 예컨대 이런 식이지요. 어느 날 갑자기 전화를 걸어서 이렇게 요구합니다. "마스크가 내게는 잘 맞지 않는 것 같다. ○○사 ○○ 모델의 제품으로 바꾸어 달라.", "다른 임대업체에서는 이러이러한 서비스를 한다는데 왜 세민에서는 아무런 서비스도 없느냐?", "양압기 물통 바닥에 무슨 이물질이 낀 것 같다. 새 물통으로 바꾸어 달라."… 이런 일방적인 요구가 밑도 끝도 없이 이어집니다.

결국 저는 이 환자에게 손을 들고 말았습니다. 제 쪽에서 먼저 양압기를 회수하고 임대종료 처리하고 말았지요.

20대 후반의 윤미례 씨(가명)는 양압기를 임대한 이후 몇 달이 지나도록 도대체 아무런 연락이 없었습니다. 제 쪽에서 아무리 전화해도 신호는 가는데 받지를 않았지요. 이런 경우 양압기 임대점 입장에서는 우선 건강보험공단에 환자의 수면기록지를 제출할 수 없어서 임대료 수입을 전혀 챙길 수 없습니다. 임대 후 3개월 이내에 반드시 환자의 순응 통과를 확인해야 하는데 그것부터 불가능해지지요.

그래서 결국은 제가 미례 씨의 집을 방문했습니다. 한참을 집 앞에서 서성이다가 만난 미례 씨는 이렇게 말했지요. "그동안 양압기를 잘 쓰기는 했는데 얼마 전부터는 아예 쓰지 않고 있어요. 이제 가져가세요."

참, 요즘 MZ 세대는 이전 세대들과는 전혀 차원이 다른 것 같습니다. 이처럼 이기적이고 무책임한 경우를 가끔 보게 됩니다.

마지막으로, 이런 사례도 있었습니다.

어느 날 60대 후반 여성 환자분이 임대했던 양압기를 아예 싸 들고 제 사무실에 오셨습니다. 저는 그동안 잘 사용하셨는데 왜 사용을 그만두시려는지 이유를 물었지요. 그분 대답이 이랬습니다.

"딸아이가 직장에 다녀서 제가 대신 집에서 젖먹이 손주를 돌보고 있어요. 밤에 잠도 같이 자지요. 그런데 이 아이가 돌이 지나면서 밤에 자꾸 할머니 얼굴을 만지기 시작해요. 그래서 도저히 마스크를 쓸 수가 없네요. 아무래도 손주가 조금 더 자라서 할머니에게 달라붙는 습관이 사라질 때까지 양압기를 중단할까 해요."

제가 달리 무슨 말을 할 수 있겠습니까?

양압기 사용에도 권태기가 있다?

양압기 사용에도 권태기가 있을 수 있다고 하면 여러분은 믿으시겠습니까? 저는 믿는 편입니다. 물론 권태기는 양압기를 오랫동안 사용한 환자들에게서만 찾아볼 수 있는 현상이겠습니다.

양압기를 몇 년 동안 애용했던 고객이 어느 날 이렇게 전화를 걸어옵니다.

"박사님, 그동안 양압기를 잘 사용했는데요, 이제 중단해도 좋지 않을까 생각합니다. 그동안 나름대로 양압기를 잘 사용했기 때문인지 이제 건강도 한층 좋아졌고요, 또 어쩌다 한번 양압기 없이 잘 때도 집사람이 별로 코를 골지 않는다고 하네요. 양압기 반납해도 괜찮겠습니까?"

저는 그 순간 이렇게 생각합니다. "아, 이분에게도 드디어 권태기가 닥쳤구나." 그렇습니다. 양압기 권태기는 어느 날 갑자기 찾아옵니다. 마치 어느 가을날 낙엽 지는 모습을 보고 자신의 갱년기 시작을 직감하듯이 말이지요.

사실 양압기를 오래 사용하다 보면 문득 그런 생각이 들 때가 있습니다. 좀 지겹다고 말이지요. 수십 년을 함께 한 조강지처에 대해서도 가끔은 그런 생각이 들곤 하지 않나요?

다만 여기에서 한 가지만큼은 분명히 짚어드리고자 합니다. 앞에서도 여러 차례 강조했듯이 양압기를 오래 사용하면 확실히 건강이 크게 개선됩니다. 바로 그 때문이겠지만 어쩌다가 양압기 없이 며칠을 지내더라도 별로 불편함을 느끼지 못하기도 합니다. 양압기 쓰기 이전처럼 그렇게 졸리지 않는다는 말이지요. 양압기 없이 자더라도 코골이 소리가 별로 나지 않는다는 말도 듣습니다. 그러니까 자연스레 '이제 양압기를 그만 써도 되지 않을까?' 하는 생각이 스멀스멀 피어오릅니다.

하지만 틀렸습니다. 그럴 때 만약 양압기 사용을 중단하면 불과 일주일 또는 열흘도 지나지 않아서 다시 코골이 소리가 예전처럼 높아집니다. 물론 수면무호흡증도 되살아나지요. 건강이 다시 악화하는 것 역시 시간문제라 하겠습니다.

그래서 저는 앞의 전화를 건 고객에게 이렇게 말씀드립니다.

"아, 그러세요. 그러면 양압기를 바로 반납하지 마시고 한 열흘 정도 사용을 쉬어보세요." 그 열흘이 지난 후 이런 분들의 반응은 과연 어떠했을까요? 저는 더 이상 아무런 전화도 받지 못했습니다.

좀 드물기는 하지만 양압기 경험이 오랜 환자들 중에게서도 앞에서 논의했던 여러 이유들을 들면서 양압기 사용을 그만두고 싶다는 의사를 내비치는 환자들이 있습니다. 예전의 저였더라면 필경 단호하게 말렸을 것입니다. 하지만 이제 저도 노련미가 더해졌지요. 쿨하게 이렇게 대응해 드립니다.

"고객님은 양압기 사용 시간이 하루 평균 6시간이 넘어요, 며칠 쉰다고 해서 건강보험 임대료 지원을 거부당하지는 않아요. 그러니 한두 주일 쉬었다가 다시 시작해 보는 것은 어떠세요. 전혀 문제없습니다."

자유로운 영혼에게는 양압기 임대 대신 구매를 권합니다

양압기 전문점을 10년 가까이 운영하면서 저도 어느덧 사람 보는 눈이 조금은 생겼습니다. 그래서 새 고객이 사무실 문을 들어설 때마다 '아, 이분은 양압기를 잘 쓸 분이구나.' 또는 '아무래도 이분은 좀 힘들겠다.'라고 직감하는 수준에 이르렀지요. 대체로 잘 맞는 편입니다.

우리 주변에는 소위 '자유로운 영혼' 기질의 사람들이 있습니다. 굳이 MBTI 심리테스트 결과를 들먹일 것도 없이 일상생활에서 대체로 이런 식으로 행동하는 사람들을 지칭하는 말이라고 하겠습니다. 일정한 직업이 없이 한가롭게 백수 생활을 하는 사람. 설령 직장을 구한다고 해도 이내 그만두고 다른 직장을 기웃거리는 사람. 그렇다고 해서 특별한 전문 지식이나 기술을 키워서 자기만의 세계를 구축하는 데에도 별로 관심이 없는 사람. 약속 시간을 잘못 지키고 자기 앞가림도 제대로 못하는 사람. 나이가 들어도 연애나 결혼에 별로 관심이 없고 가정생활에도 별로 생각이 없는 사람. 밥벌이보다 술 마시기나 친구 사귀기, 취미 활동에 더 열심인 사람… 한마디로 말해서 좀 게으르고 무책임한 사람들이라고 하겠습니다.

이런 사람들이 과연 양압기나마 잘 사용할 수 있을까요?

양압기는 한번 사용을 시작하면 남은 인생을 줄곧 함께해야 하는 코골이 수면무호흡증 환자들의 영원한 반려자라고 할 수 있습니다. 한마디로 말해서, 자유로운 영혼들과는 별로 궁합이 맞지 않는 딱 그런 의료기기이지요.

바로 이런 이유 때문입니다. 제가 양압기 교육을 하면서 환자의 직업도 물어보고 생활 습관도 물어보는 것은 바로 이런 점을 고려해야 해서 그렇습니다. 만약 환자가 자유로운 영혼이다 싶으면 그런 점을 충분히 고려해서 교육해야 한다는 말도 되겠습니다.

그렇게 특별히 신경을 쓰는 데에도 불구하고 이들의 양압기 임대가 그리 오래 가지 못하는 경우가 종종 발생합니다. 생활 습관이 너무 자유로운 나머지 양압기 순응 기준, 즉 '한 달 30일 이내 4시간 이상 사용일 21일 이상'도 제대로 못 지켜서 순응에 실패하곤 합니다. 설령 순응을 통과하더라도 그 사용 빈도가 너무나도 적은 나머지 매월 하루 평균 2시간 이상 기준도 제대로 못 채우기 십상입니다.

그렇다고 해서 그들이 앞에서 논의했던바 양압기를 아예 거부하는 것도 아닙니다. 다만 이유는 딱 하나, 어느 날은 너무 게을러서, 어느 날은 술에 취해서, 또 어느 날은 자기도 모르게 잠에 빠져서… 온갖 이유를 들먹이면서 양압기 사용을 등한히 하는 것뿐입니다. 양압기 임대자로서는 이런 자유로운 영혼이 가장 골치 아픈 고객들이라고 해도 좋을지 모르겠습니다.

이들에 대한 저의 대안은 무엇일까요?

저는 이들이 임대에 탈락할 때까지 그냥 참고 기다립니다. 그때 이르러서야 그동안 임대했던 양압기를 아예 구매하는 것이 어떻겠느냐고 권해 보지요. 자신이 사용했던 양압기이기에 중고기계값만 받고 그들에게 넘기는 것입니다. 제 고객 명단에는 그렇게 양압기를 자가구입해서 사용하는 자유로운 영혼이 몇 명 들어 있습니다.

저녁 술자리가 많은 영업사원의 경우 양압기 포기가 많습니다

여러분, 우리나라 수많은 직업 중에서 가장 술을 많이 마시는 직업군이 어느 직종인지 혹시 아시나요? 저는 잘 모르겠지만 술상무라는 직업이 있다면 그런가 보다 하겠습니다. 그렇지만 양압기 임대자의 입장에서 본다면 아마도 회사 영업사원들이 아닐지 생각해 봅니다.

앞에서 제가 양압기 교육을 하면서 꼭 고객의 직업을 물어본다고 했지요? 만약 영업사원이라면 좀 더 꼬치꼬치 캐묻곤 하는데 이 직종의 사람들이 대체로 술을 많이 마시기에 그렇습니다.

제가 이제까지 맞이했던 코골이 수면무호흡증 환자 중에서 가장 골치 아픈 직업군이 바로 회사 영업사원들이라고 하겠습니다. 그중에서도 특히 힘든 양압기 임대자를 꼽으라고 한다면 단연코 자동차 영업사원이라고 할 수 있습니다. (어쩌면 제 편견이 살짝 작용할 수도 있습니다.)

어떻게 그렇게 쉽게 단언할 수 있느냐고요? 저는 양압기 임대지원 제도가 시행된 이후 지난 5년 동안 5명의 자동차 영업사원에게 양압기를 임대했습니다. 그리고 처음 3달 이내에 그 모두에게서 양압기를 반환받았습니다. 이런 전대미문의 기록은 그 어떤 직업군에서도, 어떤 연령군에서도 절대 찾아볼 수 없었던 저의 부끄러운 경험입니다.

그러면 이들은 왜 그렇게 양압기 사용에 힘들어했을까요?

예, 그렇습니다. 바로 술 때문입니다. 영업사원이지만 직급이 높은 한 고객의 변명은 이랬습니다.

"양압기를 쓰니까 매일 아침 머리 아픈 증상도 가시고 무엇보다도 식욕이 살아나서 아주 좋았어요. 정말로 계속 쓰고 싶었어요. 그런데 그래서 그런지 술 마시는 빈도가 더 높아졌어요. 그리고 폭음하게 되지요. 그렇게 술을 마시고 귀가하면 양압기 마스크를 쓰는 것도 잊은 채 바로 곯아떨어져요. 그래서 양압기를 포기할 수밖에 없네요."

다른 영업사원들의 대답도 대동소이했습니다.

전국의 영업사원 여러분, 당신이 코골이 수면무호흡증 환자라면 양압기 사용을 절대로 포기하지 마십시오. 그 대신 과음과 폭주에 특별히 조심하십시오. 너무 많이 마셔서 결국은 양압기 사용을 포기해버리면 건강에 치명적인 위해가 가해질 수도 있다는 점을 꼭 명심하기 바랍니다.

참고로, 그렇게 실패한 자동차 영업사원 5명 중에는 여성 환자도 한 분 계셨습니다.

고집 강한 사람들이 양압기 사용을 더 어려워합니다

앞에서의 자유로운 영혼들은 자신의 독특한 성향과 기질 때문에 양압기 사용에 실패 가능성이 높은 경우였습니다. 그런데 그런 양압기 포기까지는 아니지만 양압기 초기 적응에서 다른 사람들보다 좀 더 어려워하는 유형이 있습니다. 저는 자기 확신이 강한 직업군의 사람들, 또는 그런 성향의 사람들을 꼽고 싶습니다.

예를 들어볼까요. 전직 경찰서장과 전직 소방서장이 그런 환자들이었습니다. 대학교수와 초중교 교사들도 그런 직업군에 든다고 생각합니다. 회사인으로서는 깐깐한 중소기업 사장님이라든지 대회사 중역들도 여기에 포함될 수 있습니다. 전직 군인들도 있습니다.

성격적으로 본다면 가정에서 엄격한 가장이나 자기주장이 강한 독신주의자 정도가 역시 이런 성향을 보이지 않을까 생각합니다.

이런 분들은 대체로 다른 환자들에 비해서 양압기 사용에 더 엄격하고 더 철저하다고 할 수 있습니다. 그래서 제가 일러주는 그대로 양압기를 잘 사용하는 편인데 오히려 그런 점이 부담으로 작용할 수도 있습니다. 이를테면 이런 경우이지요.

앞에서 이런 말씀을 드린 기억이 있습니다. 저는 제 고객들에게서 특별히 불평 전화를 받는 경우가 별로 없다. 환자들이 임대 첫날부터 대체로 양압기를 잘 사용하기에 불편한 점이나 문의할 점이 별로 없어서 그렇지 않을까 생각한다. 그렇지요?

그런데 여기 자기 확신이 강한 분들은 그래도 자주 전화를 주는 편입니다. 그런데 불평하는 내용이 여간 다채롭지 않습니다. 대개 이런 질문들이지요. "양압기를 사용하면 목구멍이 간질간질한 느낌이 들어요. 어떻게 해결할 방법이 없을까요?", "제 양압기 바람 압력을 조금 낮추어야 하는 것 아닐까요?", "양압기 압력이 너무 높아서 그런지 지난밤에 두세 번 잠이 깼어요.", "변비가 생겼는데 혹시 양압기 사용 때문이 아닐까요?", "이제까지 양압기를 일주일 사용했는데 뭔가 달라진 것 같은 생각이 안 들어요. 박사님, 혹시 제가 양압기를 잘못 사용하고 있는 것은 아닐까요?" 등등.

사실 여기까지는 괜찮습니다. 조금 더 지나면 이런 요청도 하십니다. "양압기 압력을 조금 더 높이고 싶은데 어떻게 하는지 좀 알려주세요.", "혹시 제 마스크에 문제가 있는 것은 아닐까요? 다른 마스크로 바꿀 수 있나요?", "양압기 브랜드를 바꾸면 혹시 제가 더 편하게 잘 수 있을까요?"

저는 이분들이 자기 확신이 너무 강한 나머지 남들은 지긋하게 참고 기다릴 만한 일도 일일이 문제점을 찾아내서 바로 해결하고 싶어 한다고 생각합니다. 그러다 보니 간혹 가다가는 중도 포기자가 나타나기도 하지요.

하지만 여기 좋은 소식도 있습니다. 대체로 이런 성향의 고객들은 처음 몇 달만 지나면 양압기 예찬론자가 됩니다. 서서히 양압기 효과를 체득하면서 그야말로 진지한 양압기 애호자로 변화하는 것이지요. 이후는 그분들에게나 저에게나 만사형통입니다.

선진국에서는 직업 운전기사들에게 양압기 사용을 의무화합니다

개인적인 차원에서가 아닌, 공공적인 차원에서 생각할 때 우리 사회 어느 직종, 또는 어느 직군의 코골이 환자들에게 양압기 보급이 가장 시급히 요구될까요?

필경 대중교통수단을 책임지는 운전기사들이지 않을까요? 시내버스와 시외버스, 고속버스 등은 물론이고 전철과 지하철, KTX를 비롯한 각종 철도 교통수단의 종사자들이 여기에 포함되겠습니다. 화물차 기사분들도 여기에 포함되지요.

고속도로를 타는 대부분 코골이 환자가 경험하듯이 운전 중에 가장 무서운 일은 자기도 모르게 깜박 조는 것이겠습니다. 그런데 개인 승용차가 아닌 수십 명, 또는 수백 명을 태운 차량의 운전기사와 철도 기관사에게서 그런 일이 있다면 과연 그 결과가 어떻겠습니까?

그래서 미국과 유럽, 호주를 비롯한 대다수 선진국에서는 이미 오래전부터 모든 대중교통수단과 상용차 운전기사들을 대상으로 주기적인 수면무호흡증 검사를 요구하고 있습니다. 만약 수면무호흡증 환자로 판명되면 반드시 양압기를 사용하도록 하는 엄격한 규정도 함께 두고 있지요.

그뿐만이 아닙니다. 심지어 미국의 일부 주와 유럽 몇몇 나라들에서는 개인 운전자들에게까지도 운전면허 발급할 때 수면무호흡증 환자가 아니라는 것을 본인이 입증하도록 하는 방향으로 정책 유도를 하고 있습니다. 여기에서 그런 선진국들의 추세를 일일이 설명할 필요는 없겠지만 우리나라도 하루속히 그런 선진국들의 사례를 본받아야만 하겠습니다.

저는 제가 양압기 전문점을 개설했던 2015년부터 이런 점에 관심을 두었습니다. 그래서 서너 차례 고속버스 회사들과 노동조합을 찾은 적이 있지요. 하지만 당시에는 제 말에 귀를 기울이는 사람이 아무도 없었습니다. 그로부터 세월이 많이 지났고 양압기 임대지원 제도가 시행된 지도 벌써 5년여가 지났습니다. 그러면 이제 사정이 좀 달라졌을까요?

우리나라의 교통정책 주무 부서는 국토교통부입니다. 수면무호흡증 환자 관리의 책임은 보건복지부가 담당합니다. 양압기 임대지원 제도의 시행 주체는 건강보험공단이라고 하겠습니다. 이런 정부 기관들에 더해서 각종 대중교통수단의 운영 주체인 수많은 공기업과 민간 기업들, 그런 기업들에 근무하는 교통노동자들과 노동조합들 역시 교통안전 확보의 주요 행위자로서 마땅히 이 문제에 관심을 가져야 할 것입니다. 물론 여기에는 공공복지와 공공안전을 특히 중시하는 여러 시민단체도 포함되어야 하겠습니다.

저는 이런 모든 기관과 단체와 조직들이 한데 나서서 모든 공공기관 운전종사자를 수면무호흡증으로부터 해방할 수 있는 획기적인 조치를 만들어야 한다고 제안합니다. 이런 제도의 확립과 시행이 개인 코골이 수면무호흡증 환자들을 대상으로 하는 양압기 임대지원 제도보다 훨씬 더 강조되어야 한다고 하면 저만의 지나친 주장일까요?

정신노동자, 육체노동자에게 양압기가 절실히 요구됩니다

사무실에서 컴퓨터를 앞에 두고 일을 하든, 뙤약볕 아래에서 농사를 짓든, 또는 공장에서 지게차를 운전하든 우리 한국인은 세계에서 가장 오랜 시간, 가장 많은 일을 하는 분들이라고 해도 좋겠습니다. 여러 국제적인 통계가 그런 사실을 명백하게 밝히고 있지요.

그런데 특히 고도의 정신 집중을 해야 한다든지, 또는 장시간 격무에 시달릴 수밖에 없는 직업들이 무수히 많지요. 저는 이런 일에 종사하는 코골이 수면무호흡증 환자들이야말로 양압기를 가장 필요로 하는 분들이 아닐까 생각합니다.

밤낮 없이 연구와 논문에 매달려야 하는 대학 교수와 연구원, 창작에 종사하는 예술가, 소설가, 소프트웨어 개발자, IT 종사자, 작곡가… 제가 생각나는 대로 열거하기는 했지만 세상에는 얼마나 더 많은 정신노동자가 있을까요? 저는 이런 일을 하는 코골이 환자들에게 서둘러 양압기와 좋은 친구가 되시라고 권하고 싶습니다.

양압기를 사용하면 수면 중 렘수면 상태(꿈을 꾸는 시간)에 더 빨리 도달하고 더 오래 머물 수 있습니다. 그렇게 꿈꾸는 시간이 늘어날 때 두뇌의 창작 활동도 증진된다고 하네요. 자연히 꿈속에서 수많은 아이디어가 탄생할 수 있게 됩니다. 이런 아이디어가 바로 정신노동자들에게 있어서 가장 요긴한 것이 아닐까요?

꿈속에서 영감을 찾은 사례는 인터넷에서 얼마든지 찾을 수 있습니다. 벤젠의 6각형 고리 구조는 이를 처음 발견한 케쿨레라는 화학자가 꿈속에서 뱀이 꼬리에 꼬리를 물고 있는 광경을 보면서 아이디어를 얻었다고 합니다. 신경 자극의 화학적 전달에 관한 연구로 1938년 노벨상을 받은 오토 로에비도 자신의 꿈속에서 그 아이디어가 처음 탄생했다고 일찌감치 밝혔지요.

비틀즈의 멤버 존 레논의 대표적 솔로곡 〈넘버 9 드림(Number 9 Dream)〉에서의 반복적인 리듬 역시 그가 꿈속에서 들었던 소리라고 합니다. 같은 비틀즈 멤버 폴 매카트니 역시 꿈속에서 들은 선율을 그대로 옮겨서 저 유명한 대표곡 〈예스터데이(Yesterday)〉를 만들었다고 합니다. 미국 소설가 에드거 앨런 포의 명작들은 그가 악몽에 시달렸던 결과물이라고 지금도 곧잘 소개되고 있으며, 초현실주의 화가 살바도르 달리의 작품들 역시 꿈에서 얻은 영감에서 비롯되었다고 합니다.

정신노동자들에 못지않게 힘든 일을 하는 육체노동자들에게도 양압기가 절실히 요구됩니다. 만약 여러분에게 건설공사장 합숙소를 한번 생각해 보라고 하면 과연 어떤 장면이 가장 먼저 연상될까요? 혹시 코 고는 소리가 충만한 그런 풍경이 아닐까요?

건설 현장에서 목수 일을 하는 젊은 제 고객 한 분은 이렇게 말했습니다. "제 동료들은요 사실 대부분이 엄청나게 코를 골아요. 저처럼 수면무호흡증에 시달리는 사람도 많고요. 그런데 제가 양압기를 쓰라고 그렇게 권해도 도통 듣지를 않네요. 박사님, 과연 어쩌면 좋을까요?"

건설 현장이든 생산 공장이든 우리나라는 산재가 가장 많이 발생하는 국가로 널리 알려져 있습니다. 우리 노동자들이 외국의 동료 노동자들보다 노동 안전에 대한 의식이 희박하다거나 또는 성정이 게으르고 태만해서 그런 것은 물론 아니겠지요? 그러면 혹시 높은 노동강도와 장시간 근무에 일상적으로 피로에 찌들어 있는 나머지 산재 발생이 더욱 증가하는 것은 아닐까요?

전국의 수많은 현장 노동자 여러분, 만약 여러분이 심한 코골이 수면무호흡증 환자라고 한다면 바로 양압기 사용을 고려하십시오. 여러분의 건강과 안전 확보에 양압기만큼 좋은 대안이 절대로 있을 수 없기 때문입니다.

교사, 종교인, 경찰, 소방관, 군인, 스포츠맨에게 양압기를 권합니다

어느 날 문득 이런 생각이 머리를 스쳤습니다. 제 고객들은 주로 어떤 직업에 종사하고 있을까? 그래서 한번 우리나라 직업군별 인구 비율에 대비해서 그동안 구매와 임대를 모두 포함하여 제게서 양압기를 구입했던 환자 비율을 검토했더니 조금은 흥미로운 결과가 나왔습니다. 여기 그 결과를 소개합니다.

우선 각급 학교 교사들과 목사, 신부와 같은 종교인들이 몇 분 계시는 것이 눈에 띄었습니다. 모집단(전체 양압기 구입 환자 수)이 너무 적어서 굳이 통계까지 낼 수는 없지만 그래도 특히 이런 분들이 양압기를 비교적 많이 구입했던 데에는 어떤 특별한 이유가 있지 않을까 하는 생각이 들었습니다.

글쎄요, 혹시 이분들의 직업 자체가 사람들을 가장 많이 상대하기 때문은 아닐까요? 저도 은퇴 전에는 학교 강의나 일반 강연을 종종 다녔는데 사실 단 몇 시간만이라도 사람들 앞에서 얘기한다는 것이 그리 쉬운 일은 아니었습니다. 저녁 잠자리에 누우면 이내 곯아떨어지곤 했거든요. 그래서 비록 제 단견이기는 하지만 교사나 종교인들은 하루 종일 사람들을 상대하고 말해야 하는 직업이기에 그만큼 만성적인 피로에 시달리기 쉽고 그래서 코골이 수면무호흡증 환자가 더 많은 것이 아닐지 생각해 보았습니다.

경찰과 소방관 직업을 가진 분들도 몇 분 찾아볼 수 있었습니다. 좀 의외이기는 했는데 이런 직업들 역시 일반인들은 잘 모르는 은근히 스트레스가 많은 직업이 아닐지 하는 것이 역시 제 생각입니다.

다른 한편으로, 교사, 종교인, 경찰, 소방관 이런 직업들이 혹시 소위 우리가 얘기하는 바른생활을 요구하는 대표적인 직업이 아닐지 하는 생각도 해보았습니다. 가정에서나 직장에서나, 심지어 일상생활에서 항상 가장 모범적으로 행동해야 하는 직업이기에 이분들이 자기 건강관리에도 그만큼 열심인 것이 아닐까? 이렇게 생각하면 이 직업군의 코골이 수면무호흡증 환자들이 양압기를 많이 찾는 것도 어쩌면 당연하다고 하겠습니다.

양압기 임대지원 제도가 시행되면서부터는 직업 스포츠맨 두세 명이 양압기를 가져갔습니다. 이분들 역시 이내 양압기의 절친이 되었는데 자기 동료들 중에는 심하게 코를 고는 사람이 대단히 많다고 합니다. 어찌 직업 스포츠맨들뿐이겠습니까? 요즘 아마추어 스포츠 클럽이 많이 활성화되었지요? 그렇게 직장 일을 하면서, 사회활동을 하면서 동시에 주기적으로 운동을 하는 몇 분도 제 고객입니다.

마지막으로, 군인 고객들도 있습니다. 직업군인 여러 명과 일반 병사 몇 명이 양압기를 구입했지요. 군인들에게는 국민건강보험의 임대지원 혜택이 적용되지 않기에 이들은 부득이 사비로 양압기를 구입해야만 했습니다.

참고로, 미국의 경우 현역 군인들과 제대군인들이 이용하는 양압기 서비스 전문업체가 여러 개 있으며, 그 전문점들은 세계 곳곳에 주둔하는 미군들의 특성에 맞추어서 주둔지마다 상주하면서 병사 각자의 임무에 특화된 양압기 관련 특별한 장비와 부품들까지도 공급하고 있습니다. 우리나라 직업군인들과 병사들에게는 언제쯤이나 그런 서비스가 제공될 수 있을까요?

혹시 수험 공부하는 자녀가 심하게 코를 골지는 않나요?

우리 학생들은 불행합니다. 청소년기의 꽃다운 시절을 거의 전적으로 대학입시 준비에 바쳐야 하기 때문이지요. 용솟음치는 청춘의 대부분을 책상머리에 앉아서 보내야 한다는 것이 얼마나 힘든 일이겠습니까?

코골이와 수면무호흡증은 그 증상이 심해지면 밤에 충분히 잤음에도 이튿날 쏟아지는 졸음 때문에 일상적인 활동을 어렵게 합니다. 학생들의 경우에는 가뜩이나 힘든 공부에 정신을 집중하기 어려운데 수면무호흡증이 있다면 더욱 졸음을 참기 힘들겠지요?

이미 10년 전 조사이기는 하지만 당시 고려대학교 안산병원의 조사 결과에 의하면 한 고등학교의 학급 석차 25% 이상인 학생 중에는 코골이가 9.9%로 다소 적었던 반면 그 아래 석차의 학생 중에서는 13.9%가 코골이였다고 합니다. 코골이가 학습 부진의 한 원인이 될 수도 있음을 분명히 보여준다고 하겠습니다.

학생들의 코골이가 학습 부진만을 초래하는 것은 물론 아닙니다. 청소년기는 사람의 일생에서 신진대사가 가장 활발한 시기이고 그런 신진대사는 주로 밤에 잠을 자는 동안 진행되지요. 그런 청소년기에 코골이가 심하다면 어떤 결과가 초래될까요?

두뇌의 정상적인 활동이 어려워지면서 육체적으로, 정신적으로 정상적인 발육을 어렵게 한다는 것이 전문가들의 일치된 견해입니다. 성장호르몬 분비 장애로 몸집이 왜소해지고 매사에 집중력 저하 현상이 나타날 수 있습니다. 최근의 연구조사에 의하면 코골이와 수면무호흡증 같은 수면호흡장애가 있는 아이들은 정상적인 아동에 비해 주의력결핍 과잉행동장애(ADHD)를 보일 가능성이 훨씬 더 커진다고 하는데 이런 현상은 아마도 청소년기에도 그대로 이어질 가능성이 높다고 하겠습니다.

수험생 자녀를 둔 부모들의 경우 자식의 학교 성적에 집착하는 부모들이 적지 않지요? 하지만 자녀의 성적이 떨어지거나 기대한 만큼 성적이 오르지 않을 때 혹시라도 수면 습관을 살펴보는 세심한 부모가 과연 얼마나 될까요? 자녀의 키가 제대로 크지 않고 이차성징의 발달 또한 더딜 때 자녀의 코골이를 의심하는 부모는 또 얼마나 되겠습니까? 자녀의 성격이 매사에 신경질적으로 변해 가는데 우리 부모들은 또 얼마나 무심한가요? 오늘밤 여러분 자녀의 잠자는 습관을 한번 눈여겨볼 필요가 있겠습니다.

불면증으로 힘든 갱년기 여성에게 양압기 효과가 좋습니다

세민수면건강센터에서만 그런지는 잘 모르겠지만 양압기 임대지원 제도가 시행되기 이전에는 불면증에 시달리는 여성분들이 가끔 왔습니다. 제가 그때 인터넷 여기저기에 글을 올렸더니 그것을 보고 오셨다고 하는데 주로 갱년기 또는 그 전후의 분들이 많았습니다.

다만 이상하게도 양압기 임대지원 제도가 시행된 이후부터는 불면증 환자들의 방문이 뚝 끊어졌습니다. 혹시 무슨 이유라도 있는 것일까요?

제 나름대로 해석은 이렇습니다. 임대지원 제도가 시행되기 이전에는 사실상 개인이 양압기를 직접 구매해야만 했습니다. 당시에도 수면다원검사를 받고 양압기를 구입하는 환자들이 대부분이었지만 그래도 그런 번거로운 수고를 원하지 않는 코골이 환자들도 상당히 있었던 것이지요. 물론 당시에는 수면병원이라든지 수면클리닉 같은 수면 관련 전문 병의원이 거의 없기도 했지요. 그래서 불면증 여성 환자분들이 인터넷에 올린 제 글들을 보고 저를 찾았던 것이 아니었을까 생각합니다.

그런데 양압기 임대지원 제도가 생기면서 사정이 크게 달라졌습니다. 이제 여성 불면증 환자 대부분이 수면전문 병의원을 찾아서 수면다원검사를 받고 양압기를 임대하는 것 같습니다. 왜냐하면 이런 분이 일반 이비인후과에서 수면다원검사를 받으면 수면무호흡지수(AHI)가 너무 낮게 나와서 양압기 처방전을 받기 곤란할 수도 있기 때문이지요. 수면전문 의사라면 이럴 때 불면증이라는 환자의 특별한 정신질환을 고려할 것이기에 양압기 처방전을 발부하기가 한결 쉽겠습니다. 이런 수면전문병원 대부분이 대형 양압기 임대회사들과 연계를 맺고 있기에 이제는 불면증 여성 환자분들이 굳이 저를 찾을 필요를 느끼지 않는 것이 아닐지 하는 것이 제 추측입니다.

여기에서 한 가지 방법을 알려드리겠습니다. 불면증 여성 환자는 그 어떤 코골이 수면무호흡증 환자들보다도 신경이 예민하신 분들입니다. 그래서 양압기를 사용하는 데에, 특히 처음 양압기에 적응하는 데에 더 큰 어려움을 경험할 수 있습니다. 그렇다면 양압기를 포기할 가능성 역시 그만큼 더 크다고 할 수 있지 않을까요? 하지만 제가 아는 한 수면전문 병원에서 처방전을 발급받고 대형 양압기 임대회사에서 양압기를 임대한다고 해서 그렇지 않은 경우보다 양압기 지속사용률이 더 높다는 보장은 없는 것 같습니다.

그렇다면 여성 불면증 환자분이 양압기를 사용하고자 생각했을 때 과연 어떻게 하는 것이 최선의 대안일까요? 저라면 진료는 수면전문 병의원이나 종합병원 수면클리닉에서 받으시되 양압기 임대만큼은 꼭 전문가를 찾으시라고 권해드리겠습니다.

양압기 임대점을
현명하게 잘 고르는 방법

양압기 사용이 힘들 때는 양압기 전문가만이 당신을 도울 수 있습니다

제가 그 어떤 병원들과도 직간접적인 연계를 맺지 않고 양압기 임대점을 하다 보니까 종종 다른 임대점에서 양압기를 임대했다가 너무 사용이 힘들어서 결국은 저를 찾는 환자들을 종종 맞게 됩니다. 이런 분들의 얘기를 통해서 이 업계의 사정을 그럭저럭 알게 되지요.

그렇게 알게 된 정말로 놀라운 사실은 양압기 처방전을 발급하는 병의원들의 규모나 진료과목에 상관없이, 그리고 양압기 임대점 규모에 상관없이 초보 양압기 환자들이 겪는 수고의 양과 질에는 별로 차이가 없다는 점입니다. 병의원들이나 임대업체들은 도대체 왜 양압기 관련해서 환자들을 위한 서비스 경쟁을 하지 않는 것일까요? 환자들이 양압기를 잘 사용할 수 있도록 해주는 것이야말로 최상의 환자 유치 전략이 될 수 있을 터인데 말이지요.

우리나라의 현실이 바로 이런 상황이기에 저는 양압기 사용에 관심을 두고 있거나 지금 양압기를 사용하면서 온갖 어려움에 시달리고 있는 모든 코골이 수면무호흡증 환자 여러분에게 다름과 같이 직언을 드리고 합니다.

여러분의 양압기 사용을 도와줄 수 있는 사람은 양압기 처방전을 발급하는 의사도, 양압기를 임대했던 임대점도 아닙니다. 다만 양압기 사용법을 잘 알고 있는 사람, 바로 양압기 전문가만이 할 수 있습니다.

하지만 유감스럽게도 우리나라에서는 그런 전문가적인 능력을 갖춘 사람을 거의 찾아보기 어렵지요. 그러면 어떻게 해야 할까요?

목마른 사람이 먼저 우물 판다고 바로 양압기 사용의 어려움을 온몸으로 실감하고 있는 코골이 수면무호흡증 환자 여러분이 그런 전문가를 찾아 나서야 한다고 저는 생각합니다. 의사들과 양압기 임대점이 하루속히 그런 전문성을 갖출 수 있도록 그들을 독촉하고 압박해야 한다는 말이지요. 저는 이런 일에 우리 정부 보건복지부도 나서고, 국민건강보험공단도 발 벗고 나서야 한다고 생각합니다. 그렇게라도 해서 우리나라에 양압기 전문가들이 많아질 때 전국의 코골이 수면무호흡증 환자들이 더 편리하게 양압기를 사용하고 숙면을 취할 수 있으리라고 확신하기 때문입니다.

양압기 포기 후 트라우마가 생긴 당신에게 드리는 해결책

우리는 주변에서 진작에 양압기를 임대했다가 일찌감치 포기하고 말았다는 사람들을 가끔 볼 수 있습니다. 직접 보지는 못했다고 해도 그런 사람이 있더라는 말을 한 입 건너서 들었을 수도 있습니다. 혹시 이렇게 말하는 유경험자를 만났을 수도 있습니다. "양압기 그거 말이지요. 앞으로 절대로 다시 사용하지 않겠습니다. 이제 쳐다보는 것조차 싫습니다." 양압기에 대한 트라우마가 생긴 분들입니다.

제게도 양압기를 사용했다가 중단한 경험이 있는 코골이 수면무호흡증 환자들이 가끔 찾아옵니다. 그분들이 양압기를 다시 사용하고 싶다고 원하면 제가 직접 사용자 교육을 해드리지요. 그러면 이후부터 무난히 잘 사용하십니다.

그런데 간혹 가다가 이런 분이 있습니다. 보통은 이렇게 말씀하시지요.

"저는요, 지난번에 양압기를 임대해서 쓸 때 너무나 고생이 심했어요. 한밤중에 가슴이 답답해서 자주 잠에서 깼고요, 심하면 하룻밤에도 여러 차례 가위에 눌리기도 했어요. 그래서 지금도 양압기 생각만 하면 가슴이 벌렁벌렁해요. 선생님, 그런 저도 앞으로 양압기를 잘 쓸 수 있을까요? 수면무호흡증 때문에 아침에 일어나면 머리가 깨질 듯이 아파요."

사실 저를 만났으니까 이런 얘기를 털어놓는 것이지 이런 속사정을 가슴 깊이 묻고 지내는 코골이 수면무호흡증 환자가 실제로는 적지 않으리라고 저는 생각합니다. 제 짐작이 틀렸을까요?

여기 박진희 씨(가명)의 사례를 들어보겠습니다.

진희 씨는 전직이 학교 교사였던 60대 초반의 가정주부이십니다. 자상한 남편과 다 성장한 자녀들과 함께 행복하게 사는 분이지요. 이분에게는 이미 10년 전부터 약한 코골이 수면무호흡증 증세가 있었다고 합니다. 그러다가 양압기 임대제도가 시행되기 1년여 전에 수면다원검사를 받았다고 하지요. 검사 결과 그리 심한 수면무호흡증은 아니었지만 그때쯤에는 이미 아침에 일어나면 항상 두통이 뒤따르곤 해서 결국은 양압기를 구입했다고 합니다.

그런데 진희 씨에게는 양압기를 사용하는 첫날부터 지옥도 그런 지옥이 따로 없었다고 하네요. 진희 씨는 유독 매사에 깔끔을 떨고 완벽함을 자랑하는 그런 성격이었는데 일단 양압기 사용을 시작한 이상 어쨌든 잘 쓰고 싶어서 갖은 노력을 다했다고 합니다. 그런 성격 때문에 양압기 적응이 유독 더 힘들었을지도 모르겠습니다.

진희 씨가 다시 양압기를 사용하려면 수면다원검사를 새로 받고 정식으로 양압기를 임대해야 하는 것이 바른 절차이겠습니다. 하지만 양압기 트라우마 때문에 앞으로 과연 잘 쓸 수 있을지 의구심이 가득한 터에 그런 수면다원검사가 무슨 소용이 있겠습니까? 진희 씨는 무엇보다도 먼저 자신이 그 트라우마를 극복할 수 있을지 확인부터 필요했습니다.

저는 진희 씨에게 양압기 체험부터 시작하자고 했습니다. 양압기 교육에 남들보다 배전의 신경을 썼지요. 진희 씨에게 꼭 맞는 마스크를 골라드리고 이제 양압기를 켜고 낮잠을 자보는 수면 체험을 하는 단계가 되었습니다. 제가 이렇게 말했지요. "긴장을 푸시고요, 양압기가 싫으면 바로 일어나면 됩니다. 잠이 오지 않더라도 한 30분 정도 그냥 누워만 계세요. 제가 문을 열어놓고 있을 테니까 모든 걱정을 내려놓으세요."

진희 씨는 과연 낮잠을 잘 잘 수 있었을까요? 예, 그날 두 시간을 푹 자고 일어난 진희 씨의 얼굴에는 환한 웃음이 담뿍 했습니다.

하지만 저는 여기에서 끝내지 않았습니다. 진희 씨에게 한두 주일 동안 양압기 적응훈련을 하자고 제안했습니다. 일단 집에 양압기를 가져가서 처음 한 주일 동안은 밤에 양압기를 사용하지 말고 낮에 소파에서 쉬는 동안 잠깐씩 양압기를 사용해 보라고 권했습니다. 그리고 다음 한 주일 동안은 밤에 양압기를 켜고는 자되 실내등을 항상 켜두고 또한 잠이 깨면 이후부터는 무조건 양압기를 사용하지 말도록 단단히 일러두었습니다. 양압기와 친해지는 시간을 갖자는 의도였지요.

그렇게 진희 씨가 양압기 적응훈련을 하는 동안 저는 가끔 전화를 걸어서 상황을 체크했습니다. 그때마다 진희 씨의 밝은 목소리에서 잘 적응하는 것을 확인할 수 있었지요. 이후 진희 씨는 수면다원검사를 받고 정식으로 양압기를 임대해서 잘 사용하고 있습니다.

여러분, 심한 코골이 수면무호흡증 환자가 양압기를 잘 사용하면 어떤 변화가 나타나는지 아십니까? 진희 씨의 따님이 제게 그러더군요.

"박사님, 우리 엄마가 정말로 딴사람이 되었어요. 우선 얼굴이 환해졌고요, 그래서 그런지 집안 분위기가 훨씬 밝아졌어요. 아빠도 엄마가 그렇게 바뀐 것에 대해서 여간 고마워하지 않아요. 정말로 감사합니다."

예, 그렇습니다. 양압기는 수면무호흡증 환자에게 건강과 웃음을 선사합니다. 하지만 그뿐만이 아닙니다. 주변 사람들에게까지 행복을 선사합니다. 다만, 양압기를 잘 사용할 수 있어야 하겠지요. 진희 씨의 경우처럼 양압기에 트라우마가 생긴 분이라도 다시 양압기를 사용할 수 있는 길은 여전히 열려 있습니다.

양압기 임대점을 바꾸는 절차는 매우 간단합니다

코로나 시태가 지나고 이제 불경기의 시대가 도래했습니다. 온 세상이 다 먹고살기조차 힘들다고 아우성이지요. 그런 와중에 병원들 역시 환자 유치에 많이 힘들어하는 것 같습니다. 유튜브에 그렇게 많은 의사들이 직접 나서서 양압기 홍보에 열을 올리는 것을 보면서 저는 그렇게 생각합니다.

그런데 조금 이상하지 않나요? 왜 의사들만 나서서 양압기 홍보에 열을 올리고 정작 양압기를 임대해서 수입을 얻는 임대점들은 아예 잠잠한 것일까요? 똑같이 양압기로 수익을 창출한다는 점에서는 병의원이나 임대점이나 다 마찬가지인데 말이지요. 도대체 왜 그럴까요?

제 생각은 이렇습니다.

우리나라 양압기 시장은 코골이 수면무호흡증 환자가 병의원을 찾아서 수면다원검사를 받은 후 처방전을 발부받고 (병의원이 암암리에 지정하는) 임대점에서 양압기를 임대받는 원파이프(one pipe) 구조라고 할 수 있습니다. 임대점의 입장에서는 전적으로 병의원에 의존해서 환자를 공급받고 있으니 자기네가 굳이 환자 유치에 나설 아무런 이유가 없다고 할 수 있겠습니다.

하지만 바로 이런 원파이프 환자 공급 구조로 말미암아서 정작 그 불이

익은 고스란히 양압기 사용의 당사자, 즉 환자들에게 떠넘겨집니다. 양압기 사용이 그렇게 힘들어도 실력 없는 임대점들은 그런 환자들에게 별다른 신경을 쓰지 않기 때문입니다.

그러면 이제 제가 단도직입적으로 그 허점에 대해서 말씀드리겠습니다.

여러분, 정말로 양압기 사용이 너무 힘드신가요? 그렇게 모든 어려움을 참고 양압기를 사용하고 있음에도 불구하고 앞의 제4장에서 설명해 드렸던 것과 같은 양압기 사용 효과를 제대로 누리지 못하고 계시는가요? 그러면 양압기 임대점을 바꾸도록 하십시오. 임대점 바꾸기의 절차는 의외로 간단합니다.

지금 사용하고 있는 양압기의 임대점에 전화를 거십시오. 그래서 양압기 임대를 종료하고 싶다고 그냥 말씀하십시오. 이유는 아무래도 좋습니다. 양압기 사용이 너무 힘들어서 그만두겠다고 해도 좋겠지요. 그리고 그동안 사용하던 양압기를 택배로 임대점에 보내기만 하면 그것으로 끝입니다. 저는 그렇게 깨끗하게 전 임대점과의 관계를 청산하고 저를 찾는 환자들을 종종 맞고 있습니다.

양압기 임대점에 임대 종료를 통보하기 이전에 새로 양압기를 임대하고자 하는 임대점을 먼저 찾아두는 것도 좋겠네요. 새 임대점에 전화해서 양압기를 새로 임대하고자 하는 의향을 전하면 더욱 좋겠습니다. 새 임대점은 당연히 여러분의 임대점 바꾸기를 크게 환영할 것입니다.

이럴 경우 보통은 구 임대점과 새 임대점 사이에 한두 번 전화 교환을 하는 것이 보통입니다. 건강보험공단에 환자 등록을 새로 하기 위한 자료가 구 임대점에서 새 임대점에 넘겨져야 하기 때문입니다. 하지만 그 절차와 방법은 아주 간단합니다.

임대점 바꾸기와 관련해서 가끔 이렇게 질문하는 환자들이 있습니다.

먼저, 임대점을 바꾸려고 하는데 정작 병원에서 온갖 이유를 다 끌어다 대면서 그렇게 하지 말라고 종용한다. 이럴 때 어떻게 해야 하느냐고 묻습니다. 해답은 의외로 간단합니다. 저는 이렇게 일러드리지요. "그러면 심평원(건강보험심사평가원)에 전화에서 해당 병의원이 양압기 임대점을 바꾸지 말라고 종용한다는 사실을 알리겠다고 의사나 간호사에게 말씀하시라. 의사가 양압기 임대점을 직접 지정해 주는 것은 엄연히 의료법 위반이기에 쉽게 의지를 꺾기 마련이다."라고.

다음으로, 의사의 말을 듣지 않고 환자가 임의로 다른 임대점을 선택했을 때 예전 병원을 다시 찾기가 어렵지 않겠느냐는 질문을 환자들로부터 받는 때도 있습니다. 하지만 전혀 염려할 것이 없지요. 순응 통과 이후의 양압기 재처방전 발급은 꼭 처음에 처방전을 발행했던 병의원이 아닌 다른 병원을 통해서도 얼마든지 가능하기 때문입니다. 더욱이 지난 2023년까지는 양압기 재처방전을 3개월마다 발급받아야 했지만 2024년부터는 1년에 한 번씩 발급받는 것으로 건강보험 규정이 바뀌었습니다. 이제는 한 병의원에만 집착할 필요가 전혀 없다고 해도 좋겠습니다.

마지막으로, 그러면 이렇게 양압기 임대점을 바꿨을 때 환자가 얻을 수 있는 효과에는 어떤 것들이 있을까요?

첫째로, 새 임대점은 제 발로 걸어들어온 새 환자에게 기존 환자들보다 더 신경을 쓸 것이 당연하지 않을까요? 임대점에서 제공할 수 있는 여러 서비스들을 더 풍부하게, 더 자주 받을 수 있겠습니다.

둘째로, 만약 많은 양압기 임대 환자들이 자주 임대점을 바꾼다면 결국은 양압기 임대점들 사이에서 치열한 서비스 경쟁이 빚어지지 않을까요? 그렇게 해서 환자 서비스의 품질이 향상되면 그 혜택은 고스란히 전체 양압기 임대 환자들의 몫이 될 것이 틀림없다고 하겠습니다.

거듭 말씀드리겠습니다. 전국의 양압기 임대 환자 여러분. 만약 당신이 양압기 사용에 너무나도 힘이 든다면 양압기 임대점을 바꾸십시오. 여러분의 양압기 사용이 한결 쉬워지고 그 사용 효과도 한결 풍성해질 것입니다.

양압기 임대 후 한 달 이내에 임대점을 바꾸면 더욱 좋습니다

그러면 환자의 입장에서 볼 때 언제 양압기 임대점을 바꾸는 것이 가장 유리할까요?

이 질문에 대해서 가장 합리적인 대답을 구하기 위해서는 여러분이 양압기를 임대하고 난 후 언제가 가장 힘들 때인지를 먼저 생각해 보아야 합니다. 아직 양압기를 사용해 보지도 않았는데 그때가 언제인지 어떻게 미리 알 수 있느냐고요?

통계가 알려주고 있습니다. 양압기 임대 환자의 거의 절반이 처음 3개월 이내에 사용을 포기한다고 이미 여러 차례 제가 말씀드렸습니다. 그러니까 50% 탈락의 위험성을 본인이 직접 경험하기 이전에 미리 양압기 임대점을 바꾸어서 대비하면 좋겠습니다.

만약 3개월 순응에서 제대로 통과하지 못하고 탈락한다면 자동적으로 건강보험 임대지원이 종료됩니다. 그리고 앞으로 6개월 동안은 양압기 임대를 새로 할 수 없습니다. 건강보험공단 규정이 그렇지요. 금전적인 피해가 발생하는 것은 물론 환자 자신이 양압기 없는 6개월 동안 수면무호흡증의 피해를 고스란히 감수해야 할 수밖에 없겠습니다.

따라서 양압기 사용자의 입장에서 본다면 임대점 바꾸기의 적기는 임대 후 처음 한두 주일, 길어서 한 달 정도 양압기를 사용해 보았는데 너무 힘들어서 도저히 사용하지 못하겠다, 그만두고 싶다는 생각이 들 때 바로 그때입니다.

하지만 현실에서는 대부분 초짜 양압기 임대자들이 이런 것도 모르고 양압기와 연일 씨름하느라 끙끙거리면서 소중한 순응 기간 3개월을 탕진해 버리고 맙니다. 그래서 결국 임대점으로부터 순응 탈락을 통고받고 망연자실해 하는 것이 보통이지요.

그런데 여러분이 양압기 사용 후 한두 달 이내에 양압기 임대점을 바꾼다면 상황이 극적으로 바뀔 수 있습니다. 만약 좋은 양압기 임대점을 만난다면, 그래서 그곳에서 양압기 사용법을 제대로 배울 수 있다면 여러분은 남은 순응 기간에 무난히 순응에 통과할 수 있을 것이기 때문입니다. 순응 통과 기준은 최초 양압기 사용 기간 3개월 중 어느 한 기간 30일을 잡아서 그 1개월 동안 4시간 이상 양압기 사용일이 21일 이상이어야 합니다. 여러분이 순응 기간 한중간에서 임대점 바꾸기를 해야 하는 이유는 남은 잔여일 중에서 그 30일을 확실히 확보할 수 있어야 하기 때문입니다.

우리나라 모든 코골이 환자가
쾌적한 숙면을 즐기는 그날까지

제가 이 책에서 전국의 모든 코골이 수면무호흡증 환자들에게 드리고자 하는 핵심 메시지는 다음과 같이 몇 가지로 간단히 정리할 수 있겠습니다.

가장 먼저, 우리 사회에는 아직도 코골이 수면무호흡증의 심각성에 대해서 제대로 알지 못하는 분들이 너무도 많습니다. 이 병을 심하게 앓고 있으면서도 그런 사실조차 몰라서 치료에 나서지 못하는 환자들도 여전히 많지요. 이런 분들에게 코골이 수면무호흡증의 실제적인 위험성을 보다 확실히 전달해서 하루속히 치료에 나서도록 독려하고자 하는 것이 그 주된 목표 중의 하나이겠습니다.

다음으로, 코골이 수면무호흡증의 국제적인 표준치료법은 양압기 사용입니다. 1990년대 초엽부터 본격적으로 시장에 도입된 양압기는 한번 시작하면 환자의 남은 인생을 늘 함께하게 된다는 점에서 마치 안경과 같은 의료기기라고 해도 좋습니다. 하지만 안경이 단지 눈을 밝게 하는 역할에 그치는 데에 반해서 양압기는 사용자의 건강을 증진하고 각종 성인병을 예방하는 등 안경과는 비교조차 할 수 없는 커다란 효과를 가져올 수 있습니다. 최근에는 심한 코골이 환자가 40대부터 양압기를 사용할 때 남은 수명을 최대 10년 내지 20년이나 연장할 수 있다는 연구 결과들도 쏟아지고 있지요.

이런 양압기 보급의 필요성이 인정되어 2018년 양압기 임대지원 제도가 시행되어 벌써 5년여의 세월이 흘렀습니다. 이 제도의 혜택으로 양압기 사용자가 급증하고 있으며 앞으로도 양압기 임대 환자 증가는 상당 기간 지속될 것이 분명하다고 하겠습니다.

하지만 그 이면에는 아무도 거론하지 않는 개탄할 만한 현실이 숨어 있습니다. 양압기 사용자의 거의 절반이 3개월 이내에 임대를 포기하고, 1년이 지난 후까지 양압기를 지속해서 사용하는 환자는 전체 임대자의 겨우 20%에 불과하다는 사실입니다. 이런 양압기 포기의 원인을 밝히고 개인 차원에서는 물론 정책적인 차원에서 더 근원적인 해결책을 찾아보고자 하는 것이 이 책을 집필한 다른 한 중요한 목표라고 하겠습니다.

더 안타까운 사실도 있습니다. 그렇게 많은 환자의 양압기 포기 이유가 양압기 사용에 너무 힘들어하기 때문이라고 합니다. 그러면 정말로 양압기 사용이 그렇게 어려울까요? 절대 그렇지 않습니다. 다만 의사도, 양압기 임대점도 아직은 양압기를 잘 몰라서 환자들에게 그 사용 방법을 제대로 일러주지 못하고 있기에 그렇습니다.

만약 여러분이 현재 양압기 사용에 어려움을 겪고 있다면 이 책에서 제시하는 방법을 제대로 따라 하기만 해도 양압기 사용이 한결 편해질 수 있겠습니다. 양압기 사용자라면 누구나 할 수 있는 그런 실질적인 양압기 사용법을 알려드리고자 하는 것이 이 책 발간의 다른 한 중요한 목표입니다.

그럼에도 책 한 권의 정보 제공만으로 모든 양압기 사용자가 다 만족스럽게 양압기를 사용할 수는 없겠지요. 어떤 기질과 성격의 코골이 수면무호흡증 환자들은 다른 보통 환자들에 비교해서 유난히 더 쉽게 양압기를 포기하곤 합니다. 또 남들보다 더 양압기를 절실히 필요로 하는 특별한 성격과 직업군의 사람들도 있습니다. 이 책의 부록에서는 그런 사람들에 대해서도 논의하였습니다.

현재의 양압기 사용자 중에는 그 사용이 너무나 힘든 나머지 지금이라도 양압기를 포기하고 싶은 독자들도 분명히 있겠습니다. 이 책에서는 그런 분들에게 유용한 실질적인 해결책을 일러드리기도 합니다.

건강보험공단이 양압기 임대지원 제도에 그렇게 막대한 재정을 투입하고 있는 주된 이유는 전국의 코골이 수면무호흡증 환자들이 항상 편안한 숙면을 하도록 해서 그들의 건강을 회복하고 성인병 발생을 예방하고자 하는 데에 있습니다. 하지만 현실에서는 너무나도 많은 양압기 임대 환자들이 일찌감치 포기하고 있기에 그 기본 취지는 슬그머니 사라지고 지금은 이 제도에 편승한 병의원들과 임대점들만 호황을 누리고 있습니다.

저는 이 제도 시행 5년이 지난 현재의 시점이 바로 그런 허술하고 방만한 양압기 임대지원 제도를 본격적으로 손볼 때라고 생각합니다. 과감한 제도의 개혁 없이는 양압기 임대지원에 지출되는 엄청난 건강보험 요양비 지출을 절대로 감축할 수 없기 때문입니다. 환자가 그렇게 힘들어하지 않고 양압기를 보다 편안하게 사용할 수 있도록 하는 데에 현행의 제도가 오히려 걸림돌이 되고 있기 때문이기도 합니다. 여러분은 이 책의 곳곳에서 그런 제도 개혁에 대한 제 생각을 엿볼 수 있겠습니다.

이제 마지막으로 우리나라 모든 코골이 수면무호흡증 환자 여러분에게 제가 간곡히 부탁을 드리고자 합니다.

가장 먼저, 만약 여러분이 자신의 코골이 수면무호흡증이 이미 심각한 상태라는 점을 알고 있다면 하루속히 병원을 찾아서 수면다원검사부터 받도록 하십시오. 양압기는 되도록 빨리 사용하면 할수록 그 효과가 커지기 때문입니다.

그리고 좋은 임대점을 찾아서 양압기를 임대하십시오. 양압기 사용법은 절대로 어렵지 않습니다. 하지만 임대자의 80%가 1년 이내에 사용을 포기하고 있는 것도 엄연한 현실입니다. 좋은 양압기 임대점을 만나면 여러분은 양압기 사용 첫날부터 이제까지 경험하지 못했던 편안한 숙면의 밤을 보낼 수 있습니다.

인터넷과 유튜브에는 수면무호흡증과 양압기 사용에 대해서 수많은 정보가 떠돌고 있습니다. 하지만 양압기 사용이 별로 어렵지 않다든지, 쉽게 사용할 수 있는 방법이 있다든지, 아니면 하루 두세 시간만 사용해도 충분하다든지 하는 대부분 정보는 지나치게 과장되었거나 현실 사정을 전혀 반영하지 못하는 왜곡된 정보입니다. 양압기를 잘 사용하는 유일한 방법은 양압기 전문가에게 그 사용법을 제대로 잘 배우는 것입니다.

이 책의 모든 독자분이 코골이 수면무호흡증 없는 숙면의 밤을 보내실 수 있기를 바라 마지않습니다.